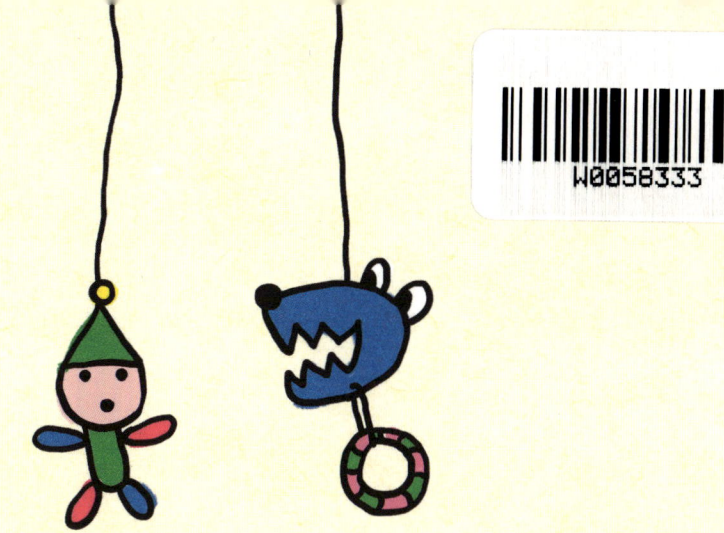

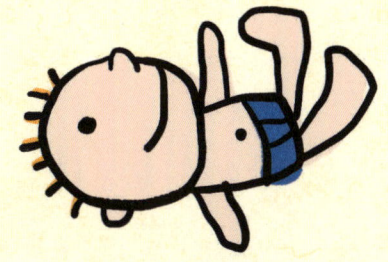

CORNELIA NITSCH | PROF. DR. DR. HARTMUT KASTEN

Wie unsere Kinder die Welt sehen

Das Wunder der ersten Jahre:
Entwicklung verstehen
und unterstützen

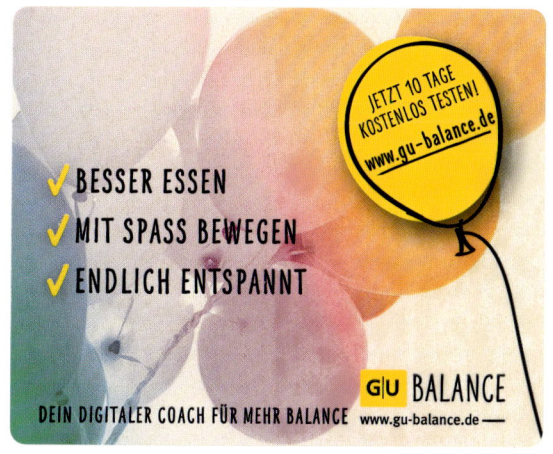

JETZT 10 TAGE
KOSTENLOS TESTEN!
www.gu-balance.de

✓ BESSER ESSEN
✓ MIT SPASS BEWEGEN
✓ ENDLICH ENTSPANNT

DEIN DIGITALER COACH FÜR MEHR BALANCE   www.gu-balance.de

GU BALANCE

INHALT

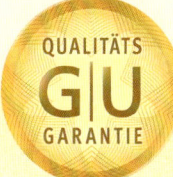

DIE GU-QUALITÄTS-GARANTIE

Wir möchten Ihnen mit den Informationen und Anregungen in diesem Buch das Leben erleichtern und Sie inspirieren, Neues auszuprobieren. Bei jedem unserer Produkte achten wir auf Aktualität und stellen höchste Ansprüche an Inhalt, Optik und Ausstattung. Alle Informationen werden von unseren Autoren und unserer Fachredaktion sorgfältig ausgewählt und mehrfach geprüft. Deshalb bieten wir Ihnen eine 100 %ige Qualitätsgarantie.

Darauf können Sie sich verlassen:
Wir bieten Ihnen alle wichtigen Informationen sowie praktischen Rat – damit können Sie dafür sorgen, dass Ihre Kinder glücklich und gesund aufwachsen. Wir garantieren, dass:
- alle Übungen und Anleitungen mehrfach in der Praxis geprüft und
- unsere Autoren echte Experten mit langjähriger Erfahrung sind.

Wir möchten für Sie immer besser werden:
Sollten wir mit diesem Buch Ihre Erwartungen nicht erfüllen, lassen Sie es uns bitte wissen! Nehmen Sie einfach Kontakt zu unserem Leserservice auf. Sie erhalten von uns kostenlos einen Ratgeber zum gleichen oder ähnlichen Thema. Die Kontaktdaten unseres Leserservice finden Sie am Ende dieses Buches.

GRÄFE UND UNZER VERLAG
Der erste Ratgeberverlag – seit 1722.

PF

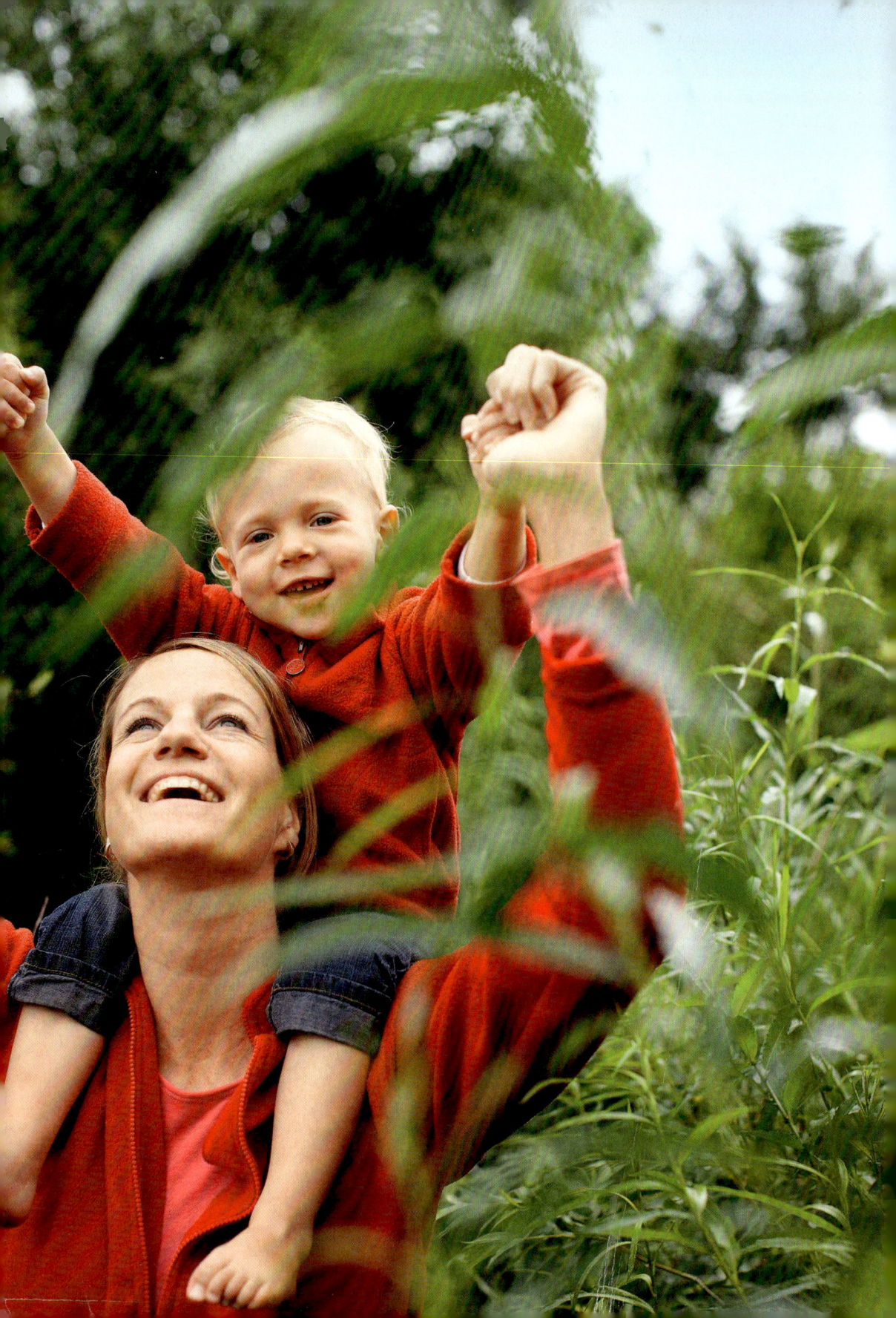

VORWORT

Wie nimmt Ihr Baby, Ihr Kleinkind oder Kindergartenkind die Welt wahr? Wie kommt es an sein Wissen und Können, und wie unterstützen Sie es in seiner Entwicklung? Wie stärken Sie seine Neugier und seine Motivation voranzukommen – und geben ihm gleichzeitig Halt, Zuversicht und Selbstvertrauen? Kleine und auch größere Kinder sehen die Welt anders als wir Erwachsenen. Wir möchten daher nachempfinden, wie sich die Wahrnehmung unserer Kinder entwickelt, statt die kindliche Entwicklung nur mit unseren eigenen Maßstäben zu messen.

Die ersten Lebensjahre eines Kindes sind prägend, sie bilden das Fundament für späteres Können, für Zuversicht, Erfolg und Glück. Wenn Sie die Besonderheiten Ihres Kindes erkennen und schätzen, sich auf seine spezielle Sichtweise einlassen und versuchen, die Welt mal mit seinen Augen zu betrachten, können Sie sich auf seine Bedürfnisse einstellen. Je besser Sie über wichtige Entwicklungsphasen Bescheid wissen, desto mehr können Sie Ihr Kind bestaunen und bewundern – und ihm den Raum lassen, den es braucht, um sich gut zu entwickeln. Sie erfüllen dann seine Grundbedürfnisse ebenso wie seine Lust, Neues zu lernen.

Dieses Buch hilft Ihnen, eine feinere Wahrnehmung für Ihr Kind zu entwickeln und ihm so im Alltag besser gerecht zu werden. Es hilft Ihnen kindliche Signale zu erkennen, richtig zu deuten und kompetent darauf zu reagieren. Sie erfahren Spannendes und Hilfreiches aus der Neurobiologie, der Entwicklungspsychologie und der Frühpädagogik.

Zu Wort kommt bei jedem Entwicklungsthema immer zuerst das Baby, das Kleinkind, das Kind im Kindergartenalter. Es erzählt von seinen Erfahrungen, Wahrnehmungen, Gefühlen, Gedanken und Entdeckungen. Unterhaltsam erklärt es seine Sicht der Dinge. So erleben Sie hautnah mit, wie es langsam seine Welt erobert.

Auf die »Gedanken« unseres fiktiven Kindes antworten wir sodann auf der Basis wissenschaftlicher Erkenntnisse, vertiefen und ergänzen, was das Kind uns erzählt hat. So erfahren Sie etwa, wie Ihr Baby erste Grundlagen der Physik begreift und Sprachen zu unterscheiden weiß. Wie es sogar schon Lebewesen kategorisiert und später jede Menge Fantasie entwickelt, die es einsetzt, um die Welt zu verstehen. Abgerundet wird dieses »Zwiegespräch« durch Tippkästen mit praktischen Ratschlägen, die Ihnen in vielen Alltagssituationen weiterhelfen können.

Cornelia Nitsch   _Heidrun Kiehl_

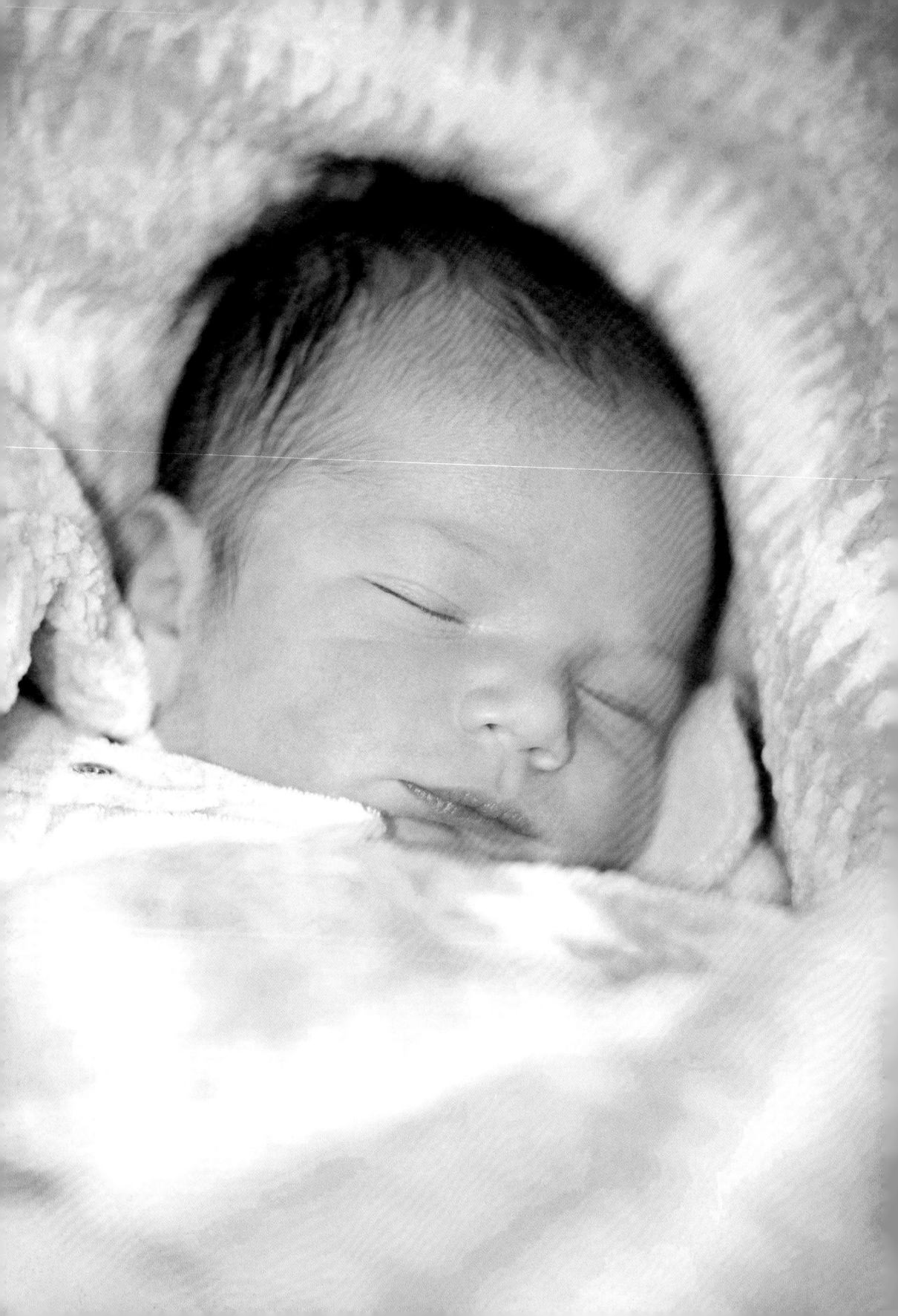

WILLKOMMEN IM LEBEN

DIE AUFREGENDE ZEIT RUND UM DIE GEBURT

Wie erleben Babys die Welt kurz vor und nach der Geburt? Was bekommen sie am Anfang von der Welt mit?

ICH BEREITE MICH
AUF MEIN LEBEN VOR

Liebe Mami, nach fast vierzig Wochen in deinem Bauch mache ich mich langsam fertig. Übe, was ich im Leben brauche: Hören, Riechen, Schmecken, Fühlen ...

Noch bin ich eins mit dir. Was du erlebst, das erlebe ich mit. Bestimmt merkst du, wenn ich mich bewege oder wenn ich schlafe. Das sagt mir mein Gefühl. Du spürst, ob es mir gut oder nicht ganz so gut geht. Manchmal strample und trete ich heftig. Ich drücke mit Händen und Füßen und teile dir mit meinem ganzen Körper mit, wie sehr mich Lärm stört. Dagegen halte ich still, wenn ich sachte geschaukelt werde: Dann gehst du wahrscheinlich gerade spazieren! Das sanfte Wiegen liebe ich. Ich entspanne mich dabei und meistens schlafe ich ganz wohlig ein.

Ich spüre, was in dir vorgeht. Wenn du gestresst bist, werde ich zusammen mit dir zappelig. Wenn du aktiv bist, bin ich es auch. Wenn du entspannt bist, dann bin ich es auch, meistens jedenfalls. Ich passe mich immer besser an deinen Rhythmus an. Kannst du das spüren?

Ich nehme die Welt hier drinnen mit allen meinen Sinnen wahr, aber ich kriege auch schon einiges von dem mit, was da draußen vor sich geht.

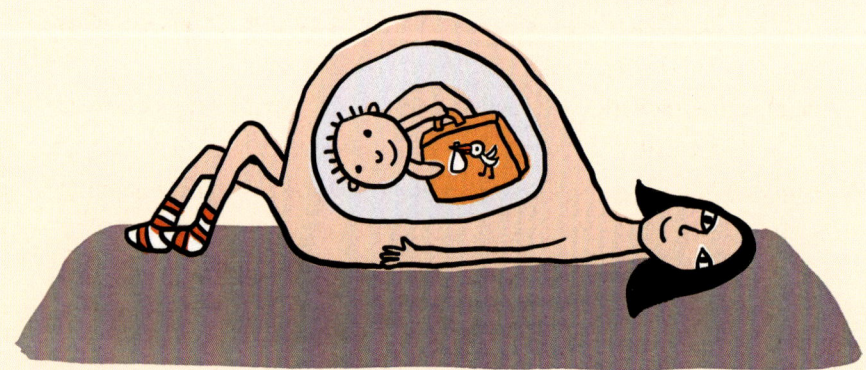

Glaub mir, ich bekomme langsam eine erste Ahnung vom Leben, denn ich kann inzwischen schon ziemlich viel: Ich höre. Ich fühle. Ich schmecke und ich rieche ...

Was ich sehen kann

Ich sehe noch nicht besonders viel. Das ist auch gar kein Wunder, denn es ist ziemlich dunkel hier drinnen, und deshalb gibt es nicht viel zu sehen. Also schließe ich meistens meine Augen. Wenn ich sie wieder aufmache, kann ich manchmal einen schummrigen, bläulich roten Lichtschein erkennen, der bis zu mir durchschimmert.

Was ich in deinem Bauch höre

Ich höre viel mehr, als ich sehe. Ich lausche deiner Stimme. Ich kann noch nicht richtig unterscheiden: Kommt sie von außen? Von hier drinnen? Gedämpft und leise klingt sie.

Deine Stimme und wie du sprichst, das erkenne ich - es ist eine vertraute Tonlage und Melodie für mich, die ich lieber als alles andere höre. Wenn du zärtlich mit mir redest, wenn du mir etwas vorsingst, dann bade ich in den sanften Klängen und Tönen. Außer deiner Stimme gibt es aber noch eine weitere Stimme, die ich oft höre. Die klingt anders als deine, ist ein bisschen dunkler, und trotzdem ist sie mir schon vertraut.

Außerdem höre ich noch vieles andere: Geräusche, Musik. Mal lauter, mal leiser. Dazu kommt ein sanftes Klopfen, das immer da ist und das mich beruhigt, außerdem noch ein Rauschen, manchmal auch ein lautes Grummeln und Grollen. Das stört mich aber nicht weiter. Kenne ich ja.

Ich fühle mich richtig wohl und sicher in dem Konzert der Stimmen und Geräusche, von dem ich umgeben bin. Mal ist was los, mal ist es ganz ruhig, immer gibt es Abwechslung. Genau richtig für mich!

KLÄNGE WAHRNEHMEN

Etwa in der 20. Schwangerschaftswoche beginnt Ihr Baby Ihre Stimme zu hören. Jedes Ihrer Worte ist für Ihr Kind eine Streicheleinheit: ein Auftakt zu enger Bindung. Viele Wörter: ein sanfter Regen aus Satzmelodien, unterschiedlichen Rhythmen und Tonlagen, alles zusammen sind Hörübungen. Deshalb ist es gut, wenn Sie schon während der Schwangerschaft viel mit Ihrem Kind reden, wenn Sie ihm beim Spaziergang erzählen, was Sie sehen, oder ihm etwas vorsingen. Ob sanfte Musik – zum Beispiel von Mozart – ein ungeborenes Baby wirklich zum Hinhören animiert, ist inzwischen umstritten. Aber wenn Sie gerne Musik hören, wird Ihr Baby auch gerne Musik hören.

Was ich taste

Wenn ich mich bewege, spüre ich weiche Wände, die mich umgeben. Eine warme Flüssigkeit, in der ich mich ganz unbeschwert bewegen kann. Auch mich selbst fühle ich: Mit meinen Händen berühre ich mein Gesicht und taste meinen Körper ab. Wenn du dich bewegst, dann bewege ich mich gleich mit und stoße wieder an die Wände, die mich umgeben. Je enger es in meiner Höhle wird, desto mehr spüre ich die Berührung. Manchmal nuckle ich sogar an meinem Daumen. Ich fühle eine Menge.

Was ich schmecke und rieche

Aus Erfahrung weiß ich inzwischen, was du gerne riechst und isst, denn das Fruchtwasser schmeckt und riecht immer wieder anders. Ich schmecke und rieche mit: dein Essen. Deine Lieblingsspeisen. Dein Trinken. Manchmal mag ich das, was bei mir ankommt, und manchmal nicht. Ich liebe vor allem Süßes. Wenn das Wasser, in dem ich mich bewege, nach »Süßem« schmeckt, nehme ich einen ordentlichen Extraschluck.

Da kommt was auf uns zu!

Eine bewegte Zeit habe ich hinter mir, aber ich komme klar. Ich spüre, dass ich über mich selbst hinauswachsen kann. Das muss ich auch, denn bald kommt einiges auf mich zu. Ich wachse und wachse. Weil ich immer größer und schwerer werde, wird es mit der Zeit eng und enger in deinem Bauch. Kein Platz mehr zum Räkeln, Recken und Strecken. Kaum noch Raum zum Spielen und Turnen. Deshalb strample ich inzwischen seltener. So dicht, so nah, so eng verbunden mit dir, umschlossen von dir: Das kann nicht ewig so bleiben, spüre ich.

BABY SCHMECKT MIT!

Schon ab der zehnten Woche entwickeln sich im Mund des Ungeborenen Geschmackszellen. Etwa ab der 15. Woche beginnt es, vom Fruchtwasser zu kosten. Ab der 28. Woche nimmt es Gerüche wahr, einen Monat später reagiert es auf Geschmacksveränderungen im Fruchtwasser.

Das Fruchtwasser enthält Geruchs- und Geschmacksstoffe. Je nachdem, wie Sie als werdende Mutter sich ernähren, was Sie den Tag über essen und trinken, verändern sich für Ihr Baby der Geschmack und der Geruch des Fruchtwassers. Auf diese Weise stimulieren Sie früh seinen Geschmacks- und Geruchssinn. Es entwickelt deshalb – schon lange vor seiner Geburt – bestimmte Vorlieben und Abneigungen. Forschungen haben ergeben, dass sich Neugeborene zum Beispiel Anisgeruch zuwenden, wenn ihre Mutter während der Schwangerschaft häufiger mit Anis gewürzte Speisen gegessen hat.

Bevor Ihr Baby auf die Welt kommt, hat es also schon eine erste Ahnung von Pizza oder Sauerbraten, von Zitronen und Ananas, vom Thymian und Kümmel, von Kaffee und Mandelkeksen … Welche Eindrücke und Geschmackserlebnisse geben Sie Ihrem Baby mit? Bekommt Ihr Ungeborenes häufiger süße Schokolade oder stark gewürzte Kartoffelchips zu riechen und zu schmecken? Oder erlebt es Ihren Genuss mit beim Verspeisen von frischen Himbeeren und reifen Tomaten? Denken Sie daran: Was Sie schmecken, schmeckt Ihr Baby mit.

Wer im Bauch der Mutter vielfältige Geschmackserlebnisse macht, lässt sich später vielleicht eher auf eine unbekannte Speise ein. Wer schon während seiner Zeit im Bauch gesund ernährt wurde, greift eventuell später eher zu gesundem Essen. Und wenn Sie während der Schwangerschaft öfter Karottenbrei essen, freundet sich Ihr Baby später möglicherweise schneller damit an. In der epigenetischen Forschung (vereinfacht gesagt der Wissenschaft über genetisch weitergegebene Erfahrungen) werden zudem immer häufiger Belege zutage gefördert, dass Ernährungsvorlieben vererbt werden (siehe Seite 13).

ERSTE GRUNDLEGENDE ERFAHRUNGEN

Noch im Bauch sammelt Ihr Baby unglaublich viele sinnliche Lebenserfahrungen, lauter Minierlebnisse, die zusammen ein erstes Bild von der Welt vermitteln.

Manche Sinnesorgane des ungeborenen Kindes funktionieren schon gut, andere kommen erst nach der Geburt und mit Training richtig in Schwung. Aber bereits jetzt nehmen die Sinne Nahrung auf. Gegen Ende der Schwangerschaft sind die Sinnesorgane dann so weit entwickelt, dass die Reifung des Gehirns zunehmend durch äußere Faktoren beeinflusst wird. Wahrnehmend und lernend nimmt Ihr Baby in den Wochen vor seiner Geburt schon am Leben »draußen« teil, es intensiviert den Kontakt zu Ihnen: »Merkt ihr, wie ich turne, boxe, trete?«

Umgekehrt knüpfen auch Sie früh eine Beziehung zu Ihrem Kind: Sie geben ihm Kosenamen, streicheln über den Bauch, reden mit Ihrem Baby und singen ihm etwas vor. Schauen sich mit dem Vater in spe Ultraschallbilder an …

Alles bereit: Sämtliche Sinne auf Empfang geschaltet

Babys sind schon lange vor ihrer Geburt sinnliche Wesen. Ihre Sinne sind auf Empfang geschaltet. So hat man beispielsweise in Versuchen festgestellt, dass das Ungeborene auf Geräusche und Klänge von außen reagiert: So sinkt etwa seine Herzfrequenz beim Klang der mütterlichen Stimme. Wie genau es Stimmen neben den mütterlichen Körpergeräuschen wahrnimmt, das ist schwer zu sagen. Fest steht aber, dass es Stimme und Sprachmelodie nach der Geburt wiedererkennt. Die Qualität einer sinnlichen Wahrnehmung hängt ab von …

> der Anzahl der Nervenzellen,
> der Reife des betreffenden Sinnesorgans,
> dem Zusammenspiel verschiedener Sinnesorgane – intersensorische Integration nennen das die Fachleute,
> der Geschwindigkeit, mit der Sinnesreize an das Gehirn weitergeleitet und im Gehirn verarbeitet werden.

Knüpfen neue sinnliche Erfahrungen an vorhandene an, so steigert das die Qualität der Wahrnehmung. Denn beim Verarbeiten neuer Erfahrungen werden neue Synapsen (Verknüpfungen zwischen den Nervenzellen) ausgebildet, und so entsteht im Gehirn ein immer intensiver und feiner verzweigtes Netzwerk. Später gibt es »Datenautobahnen« für oft benutzte Vorgänge, wenig benutzte Verknüpfungen werden wieder abgebaut. Doch beim Baby ist im Gehirn noch alles offen für Neues.

Epigenetische Prozesse – Erfahrungen werden vererbt

Äußere Einflüsse aller Art, zum Beispiel Sport, Klimafaktoren, Stress und Entspannung, starke Gefühle oder die Ernährungsweise, auch ständige Über- oder Unterernährung, können unsere Körperzellen epigenetisch programmieren und ihre Funktionsweise dauerhaft verändern. Einmal programmiert, leiten diese Zellen durch sogenannte epigenetische Vermittlungsprozesse Informationen an ihre Tochterzellen weiter und so fort. Auf diese Weise können früh erworbene Vorlieben nicht nur bis ins hohe Alter erhalten bleiben, sondern über die Keimzellen sogar an die nächste Generation weitergegeben werden, wie der promovierte Molekulargenetiker und Wissenschaftsjournalist Peter Spork in seinem Buch »Der zweite Code« überzeugend darstellt. Das besonders Faszinierende an seiner Darstellung ist, dass wir offenbar unseren Genen keineswegs so hilflos ausgeliefert sind, wie wir bisher dachten, sondern dass wir den »genetischen Schalter« durch unsere Erfahrungen und Gewohnheiten selbst umlegen können. Ebenso können bereits die werdenden Eltern ihrem Kind prägende Erfahrungen mitgeben.

WAS HÄNSCHEN FRÜH LERNT, VERGISST HANS NICHT MEHR

Besonders sensibel auf Einflüsse von außen reagieren sowohl der Fötus in Phasen der Organreifung, also bereits Kinder im Mutterleib, wie auch Säuglinge nach der Geburt und in ihren ersten Lebensmonaten. Durch Umweltfaktoren beeinflusst, finden schon im Mutterleib Lernprozesse statt, die strukturelle Veränderungen im Gehirn und in der Wirksamkeit von Erbanlagen in Gang bringen können, indem diese unterdrückt beziehungsweise aktiviert werden.

Plötzlich wieder da: die eigene Kindheit

Was hat mich bereichert? Was nicht? Welche meiner Erfahrungen von früher könnten eine Bedeutung für mein Kind haben? Bevor ihr Baby auf die Welt kommt, denken viele Mütter und viele Väter ausgiebig an die eigene Kindheit zurück. Das ist nicht immer einfach, vor allem dann nicht, wenn schmerzhafte Erinnerungen hochkommen. Es ist aber lohnend, denn von dieser Selbstbesinnung profitieren Eltern im Umgang mit ihrem Kind. Das betrifft grundsätzliche Überlegungen: Ein-Kind-

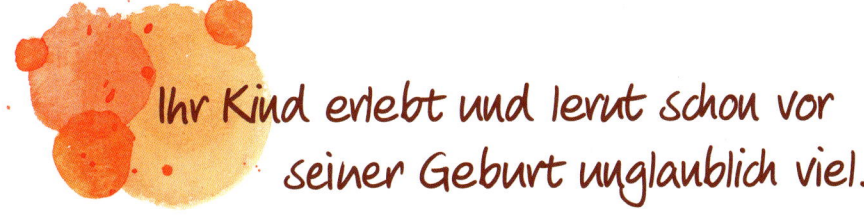

Ihr Kind erlebt und lernt schon vor seiner Geburt unglaublich viel.

Familie oder Aufwachsen mit Geschwistern? Leben auf dem Land oder in der Stadt? Es betrifft aber auch Überlegungen für den Familienalltag: Welche Familientraditionen, welche Erfahrungen will ich meinem Kind weitergeben? Was ist mir bei den täglichen Abläufen wichtig? Nicht zuletzt geht es auch um die generellen Lebenseinstellungen: Wie viel Optimismus und Tatendrang, wie viel Vorsicht, welche Ängste bringen wir aus unserer eigenen Kindheit mit?

Beim Erinnern und Nachdenken stoßen werdende Eltern auf das, was sie geprägt hat, und ziehen ihre Schlüsse daraus: Gut für mein Kind. Nicht so gut.

In der ersten, oft stressigen Zeit mit Baby geraten Vorsätze oft aus dem Blickfeld, die frischgebackenen Eltern greifen dann eher auf vertraute Verhaltenweisen zurück. Nutzen Sie deshalb die Zeit vor der Geburt Ihres Kindes, um sich in Ruhe über die für Sie wichtigsten Themen klar zu werden und Absprachen zu treffen.

Es geht los: Hormone bringen die Geburt in Gang

Nun ist es bald so weit: Ihr Baby kommt auf die Welt. Obwohl die Schwangerschaft heute sehr gründlich erforscht ist, stellt sich nach wie vor die Frage: Was setzt die Geburt eigentlich in Gang? Vor allem Hormone seien daran beteiligt, sagt die Forschung. Die Hormone des Babys. Die Hormone der Mutter. Einiges spricht dafür, dass es Botenstoffe sind, die das Baby zu produzieren beginnt, wenn seine Lungen vollständig ausgereift sind. Auf diese Botenstoffe reagieren die mütterlichen, Wehen auslösenden Hormone.

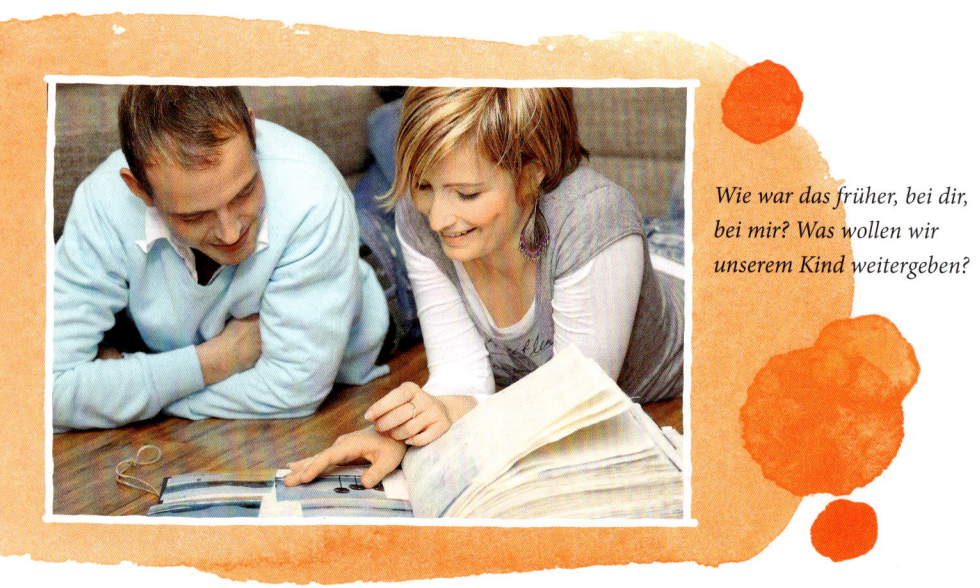

Wie war das früher, bei dir, bei mir? Was wollen wir unserem Kind weitergeben?

ANGEKOMMEN IM LEBEN

Liebe Mami, ich komme auf die Welt. Nicht zu fassen, was mit mir geschieht. Nichts ist mehr, wie es war! Ich bin von dir getrennt – und dir doch nahe.

Starke Kräfte drängen mich, zwingen mich, die Höhle in deinem Bauch zu verlassen. Kopf voran mache ich mich auf den Weg. Mit aller Energie und mächtigem Druck, der immer heftiger wird, werde ich durch einen engen Gang geschoben, gedrückt, gequetscht und gepresst. Ich muss mithelfen, mitmachen, mitdrücken, mitschieben. Und du musst ebenfalls mithelfen, und zwar ziemlich heftig. Vorwärtskommen muss ich – Zentimeter um Zentimeter. Anstrengend. Schwerstarbeit.

Dann bin ich draußen – wir haben es geschafft! Aber ich fühle mich gar nicht mehr gut aufgehoben und geschützt. Statt Enge unendliche Weite. Nach Dunkelheit plötzlich Helligkeit. Nach Leichtigkeit auf einmal Schwere. Und kalt ist es hier draußen! Meine Schulter tut weh. Keine Grenzen mehr, dafür Sehnsucht nach Geborgenheit. Aber zurück? Nein! Ich spüre gleichzeitig eine riesige Kraft in mir! Ich will diese neue Welt entdecken.

Ich bin da. Bin auf die Welt gekommen.

Wir beide sind jetzt getrennt. Aus eins sind zwei geworden. Keine Schutzhülle mehr um mich herum. Nun muss ich selber trinken. Selber atmen. Toll: Das klappt auf Anhieb. Ich kann nicht nur allein atmen, sondern auch schreien, richtig laut sogar. Ich brauche Unterstützung. Kommst du und hilfst mir? Ich muss mich an mein neues Leben gewöhnen. Ich fühle: Wer schafft, was ich gerade hinter mich gebracht habe, der schafft noch mehr. Ich beginne zu leben. Die neue Welt? Einfach überwältigend, fast zu groß für mich. Ein Strudel von Eindrücken. Alles anders als bisher. Vieles kann ich nicht einordnen. Was wird aus mir? Wie soll ich mich zurechtfinden? Ohne dich geht nichts. Ich brauche dich. Deine Wärme. Deine Zärtlichkeit und Vertrautheit. Du wirst mir helfen, mein neues Leben anzugehen.

EINE WELT VOLLER FRAGEZEICHEN

Eine der ersten Fragen junger Eltern: Was bekommt solch ein winziges Baby eigentlich mit von der Welt, in die es hineingeboren ist?

Ihr Baby ist geboren. Das Wichtigste für alle Eltern: die große Erleichterung. Alles gut gegangen. Nach der Geburt findet ein großer Umbau im kleinen Körper statt: Das Baby muss plötzlich aus eigener Kraft atmen, es muss Herz, Kreislauf, Blutdruck und Körpertemperatur regulieren, erste Nahrung (die Vormilch) zu sich nehmen und verdauen, den Bewegungsapparat an die neuen Bedingungen anpassen. Dass eine Geburt auch Stress bedeutet, sehen Sie Ihrem Kind an: Durch die Wehen sind Kopf und Körper leicht zusammengedrückt. Obwohl sich der Stress nach der Geburt bald legt, sind die ersten zwei Stunden auf der Welt kritisch: die Phase, in der sich ein Neugeborenes ans Leben anpasst. Erstaunlicherweise überstehen die meisten Babys die Strapazen recht entspannt und sind eine Zeit lang sogar noch besonders aufnahmefähig und ansprechbar. Denn durch Hormone und Wehen bedingter Geburtsstress, sagen einige Wissenschaftler, stimuliert das Nervensystem.

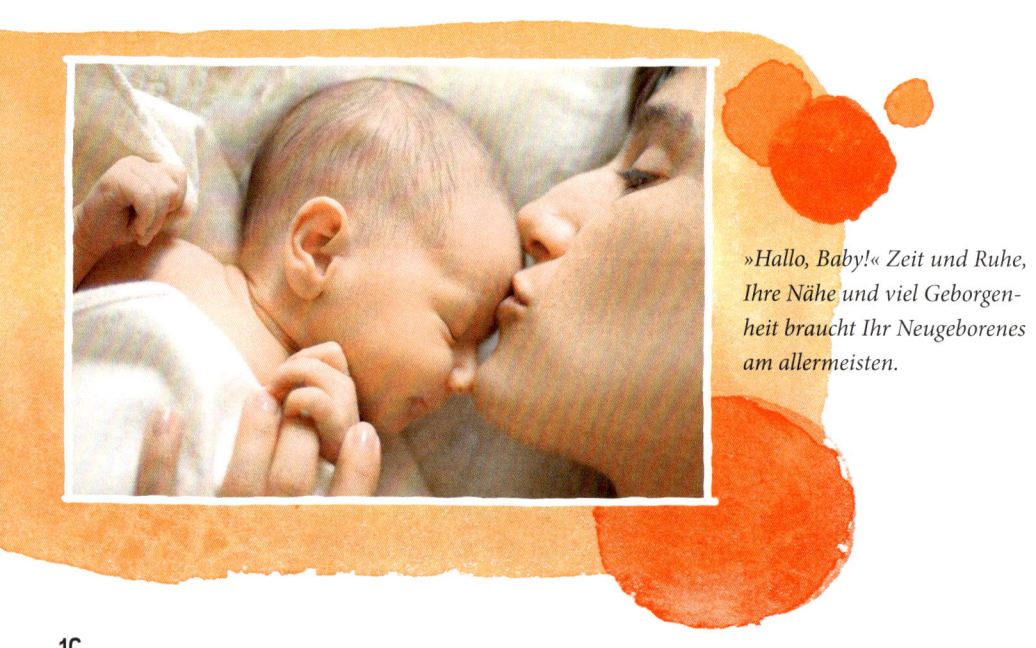

»Hallo, Baby!« Zeit und Ruhe, Ihre Nähe und viel Geborgenheit braucht Ihr Neugeborenes am allermeisten.

Ihr Baby lernt Sie und das Leben kennen. Am besten langsam, nach und nach.

Die Welt ist die große Unbekannte, die auf das neugeborene Kind wartet, das noch nicht ahnt, wie bunt unsere Welt ist und wie schnell sie sich dreht. Eins ist gewiss: Es will nicht überrollt werden, nicht ertrinken in Ungewissheiten, sondern langsam, langsam, behutsam und Schritt für Schritt an das Leben herangeführt werden.

Neugeborene sind Persönlichkeiten

Auf die Trennung von der Mutter, auf die radikalen Veränderungen in seinem Körper, auf diese große Wende reagiert jedes Baby auf seine Weise. Guckt das eine mit großen Augen gleich forsch und fordernd in die Welt, schaut das andere eher nachdenklich. Vergleichen Sie neugeborene Babys miteinander, sehen Sie auf den ersten Blick: Von wegen, alle sind am Anfang gleich, wie oft behauptet. Ein Ammenmärchen. Stimmt einfach nicht. Jedes Kind ist von Anfang an eine Persönlichkeit mit eigenem Köpfchen und eigenem Blick aufs Leben, wesentlich bestimmt durch seine Gene und durch seine Erfahrungen während der Schwangerschaft. Neben aller Unterschiedlichkeit ähneln sich neugeborene Babys natürlich in anderen Bereichen.
Wie sich die Persönlichkeit entwickelt, wann und auf welche Weise Ihr Kind seine Identität findet, hat wesentlich mit der Beziehung zwischen Eltern und Kind zu tun. Äußere Einflüsse, vererbte Eigenschaften und Ihr Kind selbst wirken dabei zusammen und beeinflussen sich gegenseitig.

ENTWICKLUNG UNTERSTÜTZEN

DER INTUITION VERTRAUEN

Das eine Kind wirkt ganz entspannt im Hier und Jetzt, das andere ziemlich angespannt. Ein Baby kann laut schreien oder nur leise wimmern, es kann kraftvoll strampeln oder nur vorsichtig zappeln, aktiv die Umwelt erobern oder gleich schlafen ... Wenn Sie Ihr Kind beobachten, werden Sie es schnell immer besser kennenlernen. Sie werden schon bald wissen, was es gerade braucht und wie Sie am besten auf seine Eigenarten und auf sein Befinden reagieren. Sie erkennen, wann Ihr Baby »plaudern« will, wann es Hunger hat, wann es müde ist ... und können Ihr Verhalten darauf abstimmen.
Von Natur aus sind Erwachsene und auch ältere Kinder darauf vorbereitet, einem Neugeborenen zu geben, was es braucht: Sie nehmen intuitiv den optimalen Abstand ein, sie sprechen automatisch mit hoher Stimme, sie können die Signale des Babys meist richtig deuten. Eltern verfügen über intuitives Wissen. Das ist ihr Trumpf. Trauen Sie Ihrer Intuition und seien Sie aufmerksam für die Signale Ihres Kindes.

ICH BRAUCHE DICH ZUM ÜBERLEBEN

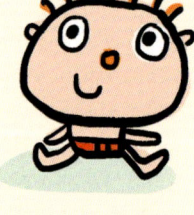

Liebe Mami, ich bin nicht allein in der Unendlichkeit!
Du hältst mich fest. Als du mich in Empfang nimmst
und auf deinen warmen Körper legst, atme ich auf.

Ich liege auf deiner weichen warmen Brust, geschützt durch deine Arme, die
du wie einen Wall um mich legst, und genieße deine Nähe. Wenn du mir
über die Wange streichelst, merke ich, dass deine Hand warm ist. Gut
fühlt sich das an. Irgendwie ahne ich: Haut, Wärme, Stimme, Streicheln –
alles das zusammen bist du. Ich bin erst ein paar Minuten auf der Welt,
aber ich spüre schon: Du bist für mich alles. Du bist diejenige, auf die es
ankommt. Ein beruhigendes Gefühl für mich, dass du da bist. Dich kenne
ich. Wenn ich bei dir liege, bin ich nicht mehr allein in dieser weiten Welt. Ich
fühle mich gut aufgehoben, fast so geborgen wie vorher in meiner Höhle.
Endlich kann ich mich wieder entspannen.

Seitdem ich auf der Welt bin, habe ich dich im Blick. Mein Vertrauen in
dich hilft mir, die vielen neuen Eindrücke, die in jeder Sekunde auf mich
einprasseln, zu bewältigen. Und ganz wichtig: Du nimmst mich genau so
an, wie ich bin. Mein Aussehen, mein ganz eigenes Temperament, meine
Stimme, meinen Geruch. Du magst mich.

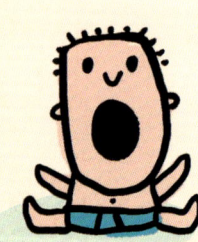

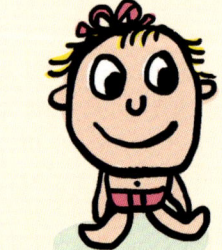

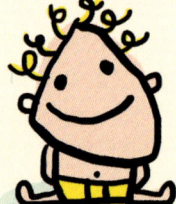

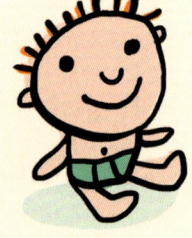

EINE ERSTE LIEBESERKLÄRUNG

Sie sind für Ihr Baby die Welt, wissen alles vom Leben, das ihm noch fehlt. Die Bindung an Sie ist sein Modell dafür, wie die Welt funktioniert.

Rund vierzig Wochen Einssein und totale Abhängigkeit sind Vergangenheit. Gerade erst auf der Welt, sperrt Ihr Baby mit rührender Kraftanstrengung seine Augen auf, versenkt sich in Ihr Gesicht. Fragend: Wo bin ich? Suchend: Bist du für mich da? Ihr Kind schaut Sie an und spricht mit seinen großen Augen zu Ihnen. Diesen Blicken kann keiner widerstehen. Eine Mutter nicht und ein Vater auch nicht. Weil Ihnen viele aufmerksame, staunende, betörende und vor allem sprechende Blicke geschenkt werden, lächeln Sie. Bitte weiterlächeln, immer weiterlächeln, sagen die Babyaugen, die Sie dahinschmelzen lassen. Magische Momente.

Der Zauber des »Kindchenschemas«

Was macht diesen ersten Blick aus den Kinderaugen so besonders anziehend? Neben dem staunenden Blick sind es die erweiterten Pupillen, was durch Hormone bedingt ist. Die Babyaugen wirken damit noch größer, dunkler, geheimnisvoller. Dazu die gewölbte Stirn über den großen Augen, die kleine Nase, die runden Wangen – das sogenannte Kindchenschema laut dem Verhaltensforscher Konrad Lorenz, das es bei Menschen ebenso wie bei Tieren gibt. Alles zusammen verstärkt die magische Anziehungskraft und weckt bei Ihnen als Eltern den Wunsch, für Ihr Baby da zu sein. Ein für alle Mal und für immer und ewig. Es vor Unbill zu schützen. Es mit allem zu versorgen, was es zum Leben braucht. Es zu lieben. Liebe auf den ersten Blick ist das. Diese große Liebe beruht auf einer tiefen emotionalen, auch genetisch und hormonell fundierten Bindungsbereitschaft, die nach der Geburt geweckt wird. Sie ist durch bedingungsloses Vertrauen geprägt, das verstärkt wird durch die baldige Erfahrung Ihres Babys, dass Sie immer prompt da sind, wenn es weint. Wenn es Hunger hat. Wenn es Ihre Nähe dringend braucht. Verläuft alles normal, werden Sie überschwemmt, überwältigt von Glücks- und Verantwortungsgefühl. Sie fühlen sich zuständig für Ihr Kind und seinen Start ins Leben, stehen für Zuwendung, Fürsorge, Nähe und Wärme. Auf Sie ist Verlass.

Diese Bindung wird über sehr viele Jahre bestehen bleiben, wenn sie sich auch mit der Zeit verändert. Zuerst zeigen Sie Ihrem Kind die Welt, später zieht es allein los. Normalerweise gibt es keinen Menschen, mit dem Ihr Kind eine so lange, so intensive Geschichte verbinden wird wie mit Ihnen.

Eine sichere Basis

Die Welt erkunden heißt neugierig sein. Die Bindung zwischen Eltern und Baby ist das Fundament für eine gute Entwicklung. Sie ist Voraussetzung dafür, dass ein Baby von Anfang an Neues aufnehmen kann, ausprobieren mag und die gesammelten Erfahrungen speichern kann. Aber die Bindung ist nicht von Anfang an einfach da. Sie will aufgebaut werden. Das Beste für ein Baby: Eltern, die es behutsam an die Welt heranführen, die ihm Sicherheit und Vertrauen bieten. Die ein feines Gespür für die Bedürfnisse ihres Kindes mitbringen, auf seine Signale spontan und angemessen reagieren. Die der rote Faden sind, an den sich ihr Kind halten kann. Die sein Vorbild sind.

Wenn die Liebe auf sich warten lässt

Was, wenn sich die große Liebe, die Bindung an das Baby, nicht gleich nach der Geburt einstellen mag und erst einmal nichts wird aus dem »Wir schauen gemeinsam die Welt an«? Bis in die achtziger Jahre des vergangenen Jahrhunderts glaubten Wissenschaftler, die ersten ein, zwei Stunden nach der Geburt seien entscheidend für das Entstehen einer engen Bindung zwischen Eltern und Kind. Man sprach von der Bonding-Phase, der magischen ersten Stunde. Anscheinend hat die Natur es bei einer normal verlaufenden Geburt so eingerichtet, dass das Neugeborene trotz aller gerade erlebten Strapazen noch für eine gewisse Zeit besonders wach

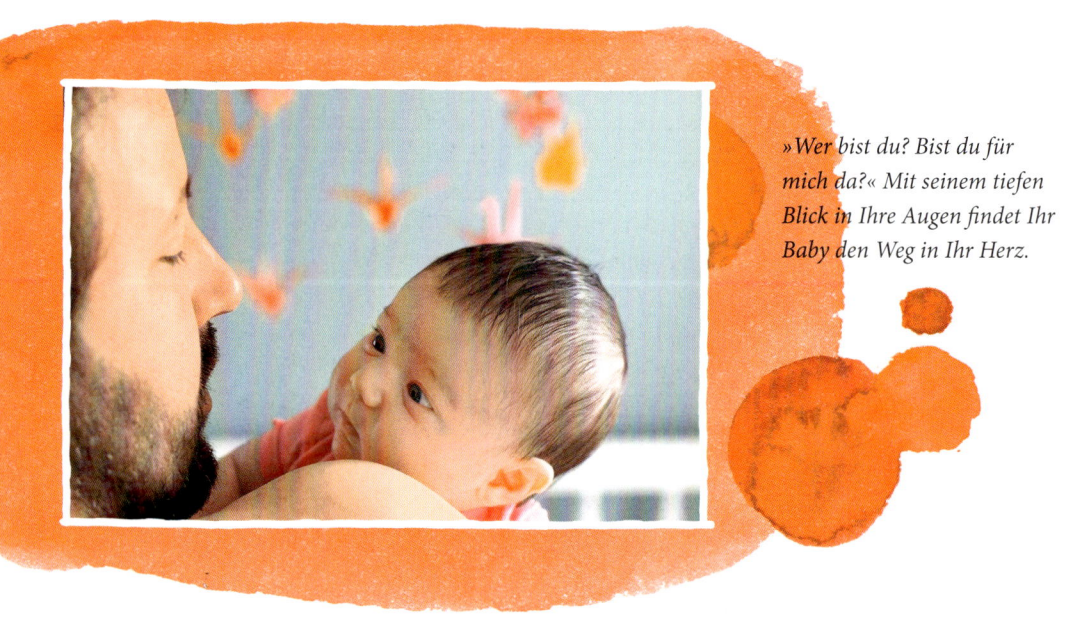

»Wer bist du? Bist du für mich da?« Mit seinem tiefen Blick in Ihre Augen findet Ihr Baby den Weg in Ihr Herz.

und ansprechbar bleibt. Diese erste ausgeprägte Wachphase des Neugeborenen betrachten viele Entwicklungspsychologen als sensiblen Zeitraum, in dem die Mutter- (und Vater-)Bindung instinktiv ausgelöst und die Bindungsbereitschaft der Eltern an das Kind auf den Weg gebracht wird, vorausgesetzt die Eltern nutzen diese magische Stunde für die ersten intensiven Kontaktaufnahmen mit ihrem Baby.

Heute wird die Bonding-Phase für eine gedeihliche kindliche Entwicklung nicht mehr so hoch gewichtet. Natürlich ist es gut, wenn ein Baby gleich nach der Geburt Haut an Haut bei seiner Mutter liegen kann. Umgekehrt tut der enge Kontakt auch jungen Eltern gut, gibt ihnen Sicherheit. Aber es tut sich kein größeres Problem auf, wenn diese Nähe eine Weile auf sich warten lässt. Dann kommt die Liebe, die Nähe eben ein wenig später, sagt die amerikanische Neurobiologin Lise Eliot. Die Liebe braucht manchmal Zeit. Hauptsache, sie kommt.

Langfristig Nähe aufbauen

Trösten und beruhigen Eltern zu selten oder nur hin und wieder, wenn ihr Kind Trost und Beruhigung dringend braucht, entsteht eine unsichere Bindung, die für das Baby Stress mit sich bringt, selbst wenn man ihm diesen Stress auf den ersten Blick gar nicht ansieht. Auch Wechselbäder in puncto Zuwendung – heute intensiv, morgen eher lau – machen einem kleinen Kind zu schaffen. Studien zeigen, dass sich eine gestörte Eltern-Kind-Bindung langfristig ungünstig auswirkt, denn aus den betroffenen Babys werden nicht selten Kinder, deren soziales Verhalten und deren emotionale Entwicklung später zu wünschen übrig lassen. Ihre natürliche Neugier auf das Leben – »Ich will was sehen von der Welt!« – bekommt frühzeitig einen beträchtlichen Dämpfer. Das Bedürfnis nach Bindung ist tief verwurzelt, vermutlich genetisch verankert. Für Fachleute ist der Wunsch nach enger Bindung so wichtig wie der nach Essen und Schlafen – ein Bedürfnis, das nie verloren geht und das befriedigt werden muss.

ENTWICKLUNG UNTERSTÜTZEN

ELTERN SORGEN FÜR ANREGUNGEN

Sie öffnen Ihrem Baby das Tor zur Welt. »Das solltest du dir anschauen und jenes musst du wissen!« – oft nehmen Eltern diese Aufgabe zu ernst, gerade in Zeiten von immer früherer gezielter »Förderung«. Bleiben Sie gelassen und üben Sie jetzt schon diese Gelassenheit: Der Alltag bietet genug Möglichkeiten, um Entwicklungsanreize zu schaffen. Beim Stillen, Wickeln, Spielen, Reden geben Sie Ihrem Baby, was es braucht. So finden Sie vielleicht bald heraus, dass Ihr Kind gerne in der »Fliegerposition« bäuchlings auf Ihrem Unterarm liegt. Sie wissen intuitiv, wann Wiegen und Aufnehmen, wann Streicheln das Richtige für Ihr Baby ist. Kuscheln Sie viel mit Ihrem Kind. Reden, singen Sie mit ihm. Strahlen Sie es an. Streicheln, massieren Sie es – aber nur dann, wenn es wirklich aufnahmebereit ist. Sie müssen nicht perfekt sein, auch nicht beim Welterklären und Anreizeschaffen. Ihr Baby signalisiert von sich aus meist recht deutlich, wonach sein Sinn steht.

ICH WILL WAS ERLEBEN!

Liebe Mami, in jeder Sekunde, in der ich wach bin, sammle ich neue Eindrücke. Das macht müde. Deshalb muss ich viel schlafen.

Ich habe viel zu tun: Ich höre, was du sagst. Schaue dir ins Gesicht oder schaue weg. Schmecke die Milch, die ich von dir bekomme. Ich fühle deine große Hand, in die mein ganzer Kopf passt. Die Welt ist voller Wunder für mich. Ich bin hellwach! Ich kann unterscheiden zwischen mir, dir und anderen Menschen, die um uns herum sind.

Jetzt, wo ich hier auf der Welt bin, will ich sie auch entdecken. Und am liebsten möchte ich sofort damit loslegen. Ich will sehen, hören, riechen, schmecken, fühlen. Das ist unglaublich aufregend und anstrengend für mich, deshalb werde ich nach einer Weile müde. Dann will ich abschalten und erst einmal keine neuen Eindrücke mehr aufnehmen. Ich »mache die Schotten dicht« und ich ruhe mich aus. Danach lege ich gleich wieder los: Alle Kraft voraus. Du zeigst mir, was ich auf der neuen, unbekannten Welt so alles an Spannendem, Schönem und Interessantem erleben kann. Ich kann gar nicht genug davon bekommen!

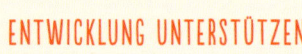

ENTWICKLUNG UNTERSTÜTZEN

ERSTE SIGNALE

Wimmert Ihr Baby, ist es unruhig, wissen Sie, dass sanftes Streicheln, ein beruhigendes »Ist ja gut!« wahrscheinlich helfen werden. Schreit es laut, klagend, überfordert, ballt es dazu seine Fäuste? Wenn Sie Ihr Kind auf den Arm nehmen, den richtigen Tonfall finden, die richtigen Gesten, um es zu trösten, dann entspannt es sich meistens.

In den ersten Minuten, Stunden, Tagen, Wochen schulen Sie Ihren Blick, Ihr Gehör, Ihre Reaktionsfähigkeit und lernen so, ruhig, konzentriert auf Ihr Baby einzugehen. Hilfreich für Sie und Ihr Kind.

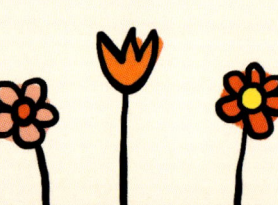

DIE WELT ERKUNDEN

Ihr Baby zeigt gleich nach seiner Geburt ein aus-
geprägtes Bedürfnis, sich mit der neuen, noch
ganz unbekannten Welt vertraut zu machen.

Neugeborene sind keineswegs ausschließlich mit Schlafen, Nuckeln, Trinken, Pin-
keln beschäftigt. Sie sind auch nicht in ihrer Entwicklung völlig abhängig von den
Erwachsenen, die ihnen erst die Augen öffnen müssten für die Reize unserer Welt
(eine Meinung, die lange galt). Seit einiger Zeit weist die Wissenschaft vielmehr
darauf hin, wie sensibel bereits Neugeborene auf die Welt reagieren – gerade,
wenn sie eher inaktiv wirken, sind ihre Antennen auf Empfang, auf intensives Lernen geschaltet, und das heißt: »Ich bin ganz Auge und Ohr.« Neugeborene nehmen ihr Leben also in Angriff, schauen sich um. So klein Ihr neugeborenes Baby
noch ist, es lässt seine ersten Lebenserfahrungen nicht einfach über sich ergehen,
sondern es muss gleich mitbestimmen, wie sein Leben verläuft. Wenn Sie Ihr Kind
selbst bestimmen lassen, wann es aufnahmebereit ist und wann nicht, kann sich
seine angeborene Neugier gut entfalten.

Der französische Biologe und Psychologe Jean Piaget, ein Pionier der Kleinkindfor-
schung, sah in Kindern von Beginn an »Konstrukteure der Wirklichkeit«, die ihre
Entwicklung willensstark vorantreiben. Jedes Kind will wachsen, will sich Fähigkeiten und Fertigkeiten aneignen. Deshalb ist sein Antrieb: vorankommen, mitgestal-
ten. Die Kräfte, die es antreiben, heißen: angeborene Neugier und Orientierungs-
fähigkeit – Talente, die bald ausgebaut werden, um sich immer besser im Leben
zurechtzufinden. Noch weiß es nicht, dass diese ersten, sich tief einprägenden
Erfahrungen sein Leben mitbestimmen werden.

Durchblick von Anfang an

Gerade erst ist Ihr Baby auf der Welt, da staunen Sie darüber, wie früh es bereits
einen gewissen Durchblick hat, zum Beispiel darauf aus ist zu lernen, was den
Unterschied ausmacht zwischen möglich und unmöglich, was geht und was nicht.
Dass viele Dinge des Lebens zusammenhängen, also das Prinzip von Ursache und
Wirkung, erahnt es ebenfalls frühzeitig. Zudem kann es bereits zwischen sich und
seiner Umwelt unterscheiden. Deshalb sprechen wir heute vom kompetenten
Säugling, der vom ersten Moment an mit der neuen Welt zurande kommen will.
Gewiss ist, dass Ihr Baby genau so viel erleben und von der Welt sehen will, wie es
ihm in seiner jeweiligen Lebensphase möglich und gut für seine Entwicklung ist.

Ihr Neugeborenes bringt viel Zuversicht, Mut und vor allem Vertrauen in die Welt mit – und dazu die instinktive Fähigkeit, bei Ihnen das Verhalten abzurufen, das es braucht, um seine Entwicklung voranzutreiben.

Mit allen Sinnen in der Welt

Gerade erst geboren, sammelt Ihr Kind zahlreiche sinnliche Erfahrungen. Seine Sinnesorgane, bereits funktionsfähige, wenn auch noch nicht ausgereifte Wahrnehmungsinstrumente, und angeborene Verhaltensweisen helfen Ihrem Neugeborenen, die Welt zu erkunden. Seine Augen sehen. Seine Ohren hören und sein Innenohr sorgt fürs Gleichgewicht. Seine Zunge schmeckt, sein Mund tastet. Seine Nase riecht. Seine Haut fühlt. Sie als seine Eltern sehen, hören, schmecken, riechen und tasten mit. Über die Sinne verständigen Sie sich miteinander.

Das Gehirn Ihres Kindes muss noch reifen: Erst wenn dort die entsprechenden Nervenzellen miteinander verknüpft sind, können die Sinnesorgane richtig arbeiten. Entscheidend für jede sinnliche Entwicklung sind drei Faktoren im Gehirn: die Anzahl der Nervenzellen, ihre Vernetzung miteinander sowie ihre Ummantelung mit einer schützenden Fettschicht (Myelinisierung), wodurch die optimale Leitungsgeschwindigkeit erreicht wird. Erst nach Abschluss dieses Prozesses können die Nervenzellen Impulse schnell weiterleiten. Von diesen Faktoren hängt es ab, wie empfindlich und genau jedes Sinnesorgan arbeitet und wie gut die verschiedenen Sinnesorgane zusammenarbeiten. Ebenfalls entwickeln muss sich die Weiterleitung der Sinnesreize über die peripheren Nerven an das Gehirn und ihre Verarbeitung dort.

Was nimmt also ein Neugeborenes überhaupt wahr? Diese Frage beschäftigt alle Babyforscher. Manche Reize nimmt es schon erstaunlich genau auf, andere weit weniger genau. Zwei später dominante Sinne brauchen beispielsweise noch reichlich Entwicklungszeit: der Hörsinn, der allerdings von Anfang an weitgehend funktionsfähig ist, sowie der Sehsinn, im Vergleich dazu weit weniger gut ausgebildet. Der Tastsinn, der jetzt schon erstaunlich gut funktioniert, muss sich ebenfalls noch weiterentwickeln.

ENTWICKLUNG UNTERSTÜTZEN

NAHRUNG FÜRS GEHIRN

Jedes Streicheln, jedes Geräusch, jedes Bild, jeder Geruch, jeder Geschmack sind »Futter« für das Gehirn. Ihr Baby sollte deshalb frühzeitig mit gesunder, ansprechender »Kost« versorgt werden: mit Kaffeeduft aus der Küche, Musik aus dem Radio, Liedern, die Sie ihm vorsingen, Gesprächen der Eltern, die es miterlebt. Bald kommt seine Hand dazu zum Begreifen und Befühlen. Sinnliche Reize findet ein Baby überall. Direkt vor seiner Nase, vor seinen Augen, vor seinen Ohren. Da ein Neugeborenes Reize noch nicht ordnen kann, bieten Sie ihm bitte nicht zu viel des Guten. Das bringt nichts, denn bei zu vielen Reizen, die es nicht verarbeiten kann, macht es erst mal die Schotten dicht – schläft ein oder weint sogar.

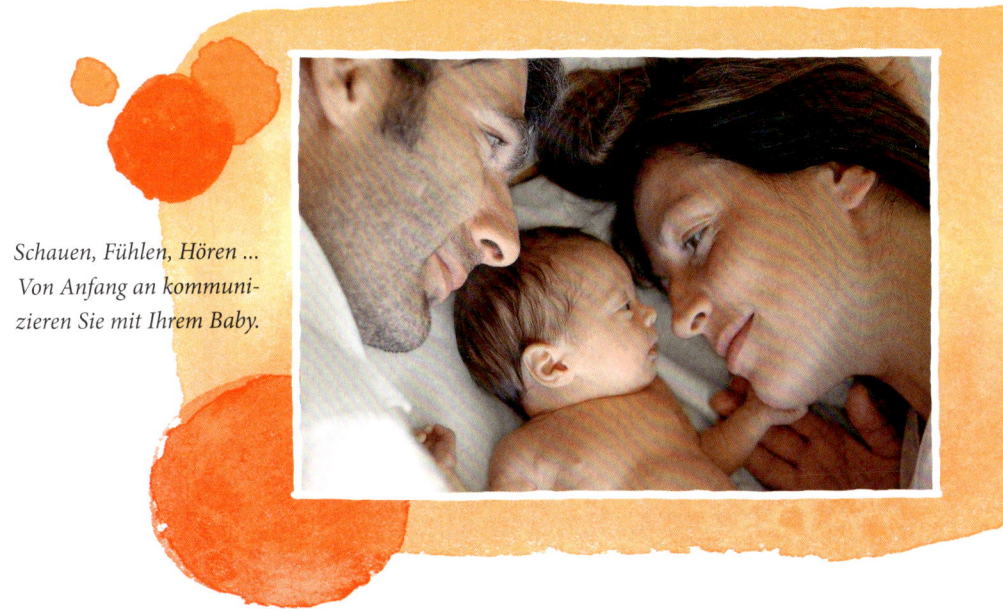

*Schauen, Fühlen, Hören ...
Von Anfang an kommuni-
zieren Sie mit Ihrem Baby.*

Lauter neue Sinneserfahrungen

Knüpfen neue sinnliche Erfahrungen an bereits vorhandene an, steigert das die Qualität der Wahrnehmung. Ihr Kind hat wie alle Babys viel Freude an sinnlichen Erlebnissen: Türenklappern, Weckerklingeln, Kitzeln – jedes Kind hat seine Vorlieben. Gleichermaßen sind allen Babys die etwas intensiveren Erfahrungen lieber als die lauen. Ein wenig Aufregung darf also ruhig sein, sollte sogar sein, denn genau die bringt Ihr Kind in seiner Entwicklung weiter. Manche Kinder mögen es dabei etwas intensiver, manche etwas temperierter – aber gleichgültig, was es zu sehen, zu hören, zu riechen, zu fühlen gibt, ein wenig elektrisierend sollten die Eindrücke sein und im Nervensystem ein kleines Kribbeln auslösen.

In den kommenden Monaten werden sich die sinnlichen Fähigkeiten langsam und Schritt für Schritt weiter entfalten, verfeinern, stabilisieren und so die Voraussetzungen schaffen für weiteres Lernen. Mit jedem neuen Erlebnis wird das Nervensystem leistungsfähiger, das Gehirn komplexer: Die Arbeit der Sinnesorgane wirkt sich positiv auf die Entwicklung des Gehirns aus. Die Arbeit des Gehirns wirkt sich positiv auf die Entwicklung der Sinnesorgane aus. Beides bedingt einander.

Mal wird vor allem der Hörsinn beansprucht, mal der Geruchssinn. Immer ergänzen sich die einzelnen Sinne gegenseitig: Zeigen Sie Ihrem Baby ein Kuscheltier, nimmt es nicht nur die Farbe wahr, sondern fühlt auch das weiche Fell, nimmt den vertrauten Geruch wahr. Nuckelt ein etwas älteres Baby eine Weile an einem Schnuller mit Noppen, erkennt es ihn unter anderen Schnullern wieder.

Immer wenn sinnliche Erfahrungen verschiedener Qualität und Intensität im Gehirn Ihres Babys miteinander verknüpft werden, erweitert das seinen Horizont. Die Arbeit seiner Sinnesorgane öffnet Ihrem Kind Stück für Stück das Tor zur Welt.

ICH KANN GUT HÖREN

Liebe Mami, dass ich von Beginn an schon recht gut hören kann, hilft mir, mich gleich einigermaßen gut in der Welt zurechtzufinden.

Das »Mithören« und »Hinhören« habe ich schon in deinem Bauch geübt. Deshalb kenne ich deine Stimme. Selbst wenn sie jetzt hier draußen anders klingt als vorher drinnen, erkenne ich sie. Wenn du mit mir sprichst, hat deine Stimme einen besonderen Klang, eine besondere Melodie – längst vertraute »Musik« in meinen Ohren und viel interessanter als alle anderen Geräusche und Töne. Ich höre dir gerne zu, wenn du mich bewunderst. Natürlich verstehe ich kein Wort von dem, was du mir sagst. Ich spüre aber, dass du es gut mit mir meinst und mich so magst, wie ich bin, wenn du etwas über meinen kleinen runden Bauch sagst, über meine winzigen Finger, meine wohlgeformten Ohren und meine dünnen Beine. Am wichtigsten ist mir: Du bleibst bei mir und redest weiter. Leise und sanft sprichst du mit mir, und diese zärtliche Tonlage liebe und verstehe ich. Dein Reden beruhigt mich – und macht mich gleichzeitig wach und neugierig, wie das Lied, das du mir vorsingst. Wie deine Hand, die über meine Haut streicht. Und wenn ich etwas nicht richtig deutlich mitbekomme, strenge ich mich besonders an, höre extra genau hin.

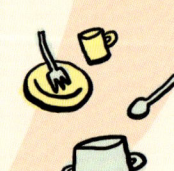
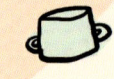

Ich erkenne aber nicht nur deine Stimme wieder, sondern sogar das, was du mir erzählst. Was ich während der Schwangerschaft oft gehört habe, etwa die Reime und Lieder, die du mir vorgesagt oder vorgesungen hast, höre ich jetzt viel lieber als Unbekanntes.

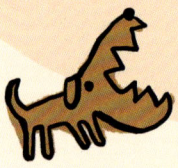

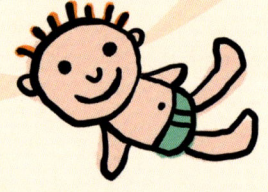

HÖREN: TRAINING IST ALLES

Das Hören klappt zu Lebensbeginn weit besser als das Sehen. Ihr Kind hat es schließlich in der zweiten Hälfte der Schwangerschaft schon üben können.

Obwohl es schon geübt ist im Hören, muss Ihr Baby nach der Geburt seine Hörfähigkeit weiter trainieren, damit sie sich voll entfalten kann. Übung ist »Humus« für den Hörsinn und denjenigen Bereich des Gehirns, der die neuen Eindrücke verarbeitet. Forscher stufen die besondere Hörfähigkeit eines Neugeborenen nicht nur als brauchbare Orientierungshilfe ein, sondern auch als ein Ergebnis vorgeburtlichen Lernens. Hinweise darauf: Ihr neugeborenes Baby hört seine Muttersprache lieber als Fremdsprachen. Trotzdem ist es jetzt in der Lage, jede Sprache der Welt perfekt und makellos zu erlernen. Zwei sprachbezogene Unterscheidungsmerkmale, die es jetzt bereits wahrnimmt: die Betonung von Wörtern, die Pausen zwischen den Wörtern. Ein neugeborenes Baby gibt in seinen ersten Lauten bereits die Melodie seiner Muttersprache wieder. Ein Beispiel: Französische Babys produzieren aufsteigende Lautreihen, deutsche eher fallende, das entspricht jeweils ihrer Muttersprache.

Sinnliche Erfahrungen wie das Hören und Sehen werden im Nervensystem miteinander verknüpft, aber separat abgespeichert. Selbst ein Neugeborenes bringt das, was es hört, mit dem, was es sieht, in Verbindung. So weiß es, dass die Laute, die es hört, zu dem Gesicht gehören, das es sieht. Wenn Sie mit ihm sprechen, wird Ihr Baby schon bald an Ihrem Tonfall erkennen, wie Sie gelaunt sind, ob Sie müde oder munter sind, entspannt und locker oder eher angespannt und unsicher. Babys sind früh Meister darin, mitschwingende Zwischentöne herauszuhören. Die Gefühle, die Sie ausdrücken, und Ihre Haltung sind der Kompass für Ihr Baby. Ihre Stimmungslage ist seine, denn es hört, sieht die Welt zuerst mit Ihren Ohren und Augen.

ENTWICKLUNG UNTERSTÜTZEN

DEN HÖRSINN FÖRDERN

Mit Gefühl fördern Sie intuitiv den Hörsinn Ihres Babys: Sie reden mit weicher Stimme. Sie pfeifen sanft oder auch schrill. Sie flöten in den höchsten Tönen. Sie singen mal laut, mal leise, mal mit weicher, mal mit härterer Stimme ... Egal ob »Hänschen klein« oder »Summ, summ, summ«, noch spielt es keine Rolle, was und wie Sie singen, die ganz unterschiedlichen Töne machen die Musik. Singen Sie einfach drauflos.

Es macht Spaß, alte Kinderlieder neu zu entdecken. Gelingt es Ihnen, die Neugier Ihres Babys auf weitere Geräusche und Töne zu wecken? Oder ist seine Aufmerksamkeit schnell dahin (was übrigens ganz normal bei einem kleinen Baby ist)?

ICH SEHE DICH, WENN AUCH VERSCHWOMMEN!

Liebe Mami, was ich zuerst sehe? Wenig. Mein erster Eindruck von der Welt: ziemlich verschwommen, das Ganze.

Was ich sehe, ist unscharf, noch nicht sehr klar und deutlich. Das stört mich aber nicht besonders. Auch dein Gesicht verschwimmt vor meinen Blicken. Am liebsten taste ich mit meinen Augen den Rand deines Gesichts ab: vor allem die Linie zwischen deiner Stirn und deinen Haaren, die ich schon gut erkenne. Wenn du mich anschaust und mich anlächelst, ahne ich das. Ich spüre es und freue mich darüber, aber richtig sehen kann ich es noch nicht.

Ich kriege es aber mit, wenn du dein Gesicht verziehst, damit ich bei der Sache bleibe. Wenn du mit den Augenbrauen wackelst, deinen Mund ganz breit machst oder deine Augen weit aufreißt. Dann schauen wir uns manchmal ganz tief in die Augen.

Was ich außer deinem Gesicht gerne anschaue? Ich mag auch aufgemalte Gesichter aus zwei dicken Punkten für die Augen und einem großen Punkt für den Mund. Sachen mit Mustern und ganz verschiedenen leuchtenden Farben schaue ich lieber an als Einfarbiges oder Grau-in-Graues. Etwas Rundes schaue ich lieber an als etwas Gerades. Und einem Ding, das sich bewegt, folge ich gern mit den Augen, etwas Unbewegtes interessiert mich dagegen nicht so sehr.

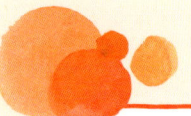

ENTWICKLUNG UNTERSTÜTZEN

GESICHTER SIND DAS GRÖSSTE

Ihr Baby schaut Gesichter lieber an als Muster oder alle anderen optischen Reize. Von Anfang an kann es offenbar zwischen belebten und unbelebten Objekten unterscheiden. Wenn es vertraute Erwachsene anguckt, belohnen diese es intuitiv mit einem »Grußgesicht«, sagen die Babyforscher und Buchautoren Mechthild und Hanus Papousek. Die Erwachsenen reißen die Augen auf, machen einen »A«- oder »O«-Mund und ziehen die Augenbrauen hoch.

Probieren Sie aus: Wie reagiert Ihr Neugeborenes auf ein echtes Gesicht, wie auf ein gemaltes Gesicht? Was weckt sein Interesse, was lässt es eher kalt?

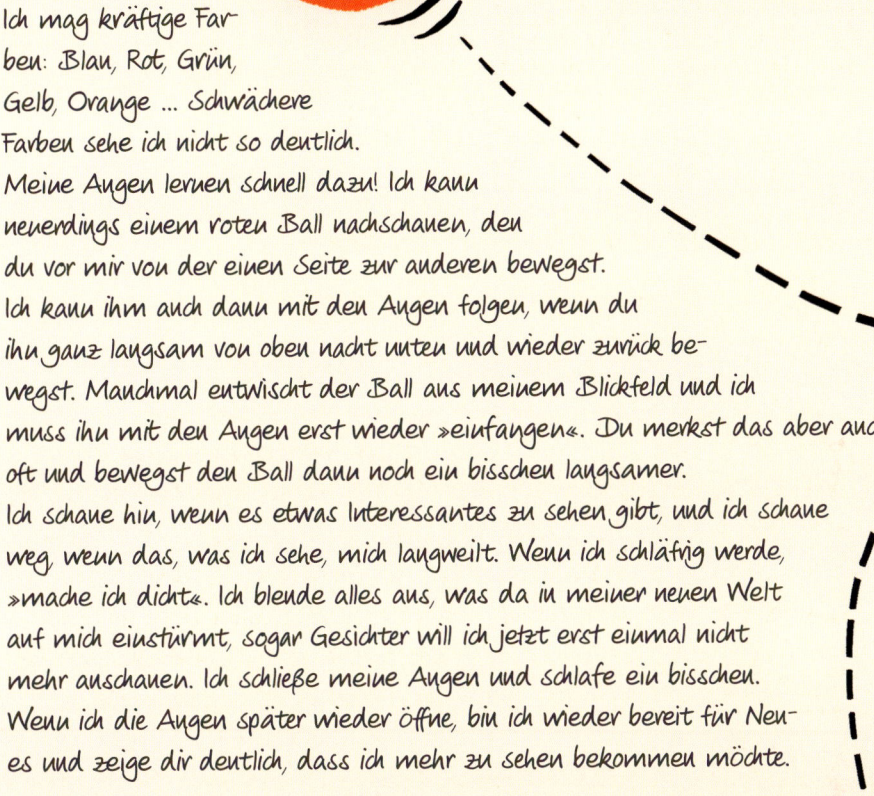

Ich mag kräftige Far-
ben: Blau, Rot, Grün,
Gelb, Orange ... Schwächere
Farben sehe ich nicht so deutlich.
Meine Augen lernen schnell dazu! Ich kann
neuerdings einem roten Ball nachschauen, den
du vor mir von der einen Seite zur anderen bewegst.
Ich kann ihm auch dann mit den Augen folgen, wenn du
ihn ganz langsam von oben nacht unten und wieder zurück bewegst. Manchmal entwischt der Ball aus meinem Blickfeld und ich
muss ihn mit den Augen erst wieder »einfangen«. Du merkst das aber auch
oft und bewegst den Ball dann noch ein bisschen langsamer.
Ich schaue hin, wenn es etwas Interessantes zu sehen gibt, und ich schaue
weg, wenn das, was ich sehe, mich langweilt. Wenn ich schläfrig werde,
»mache ich dicht«. Ich blende alles aus, was da in meiner neuen Welt
auf mich einstürmt, sogar Gesichter will ich jetzt erst einmal nicht
mehr anschauen. Ich schließe meine Augen und schlafe ein bisschen.
Wenn ich die Augen später wieder öffne, bin ich wieder bereit für Neues und zeige dir deutlich, dass ich mehr zu sehen bekommen möchte.

**»Jeden Tag sehen meine
Augen mehr von der Welt!«**

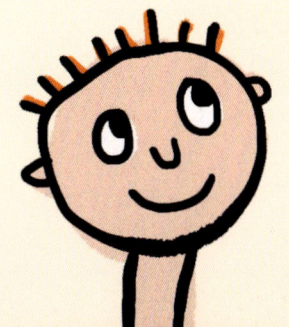

SEHEN: ÜBUNG MACHT DEN MEISTER!

Wenn ihr neugeborenes Baby sie anschaut, wenn sein Blick ihren Blick erwidert, fragen sich alle Eltern: Was sehen diese großen Augen?

Bereits im Mutterleib bilden sich erste Verbindungen – die Synapsen – zwischen Nervenzellen im Gehirn, auch in der Sehrinde, dem sogenannten visuellen Cortex. Dies ist derjenige Teil der Großhirnrinde, der für das Sehen zuständig ist. Nach der Geburt entstehen mit jedem optischen Reiz, den Ihr Baby aufnimmt, neue Verbindungen: unglaubliche zehn Milliarden (10000000000!) pro Tag. In den ersten Lebenswochen sind diese neuen Verknüpfungen im Netz der Nervenzellen besonders leistungsfähig, um den nicht abreißenden Strom optischer Sinneseindrücke, die das Neugeborene begierig aufsaugt, verarbeiten zu können.

Noch verschwimmt die Welt vor den Augen Ihres Babys und das Sehen spielt sich zudem in einem begrenzten Radius ab. Ihr Kind ist sozusagen gleichzeitig kurzsichtig und weitsichtig. Gut so: Sähe es sein Umfeld bereits gestochen scharf, würden daraus bald Reizüberflutung und Überforderung entstehen.

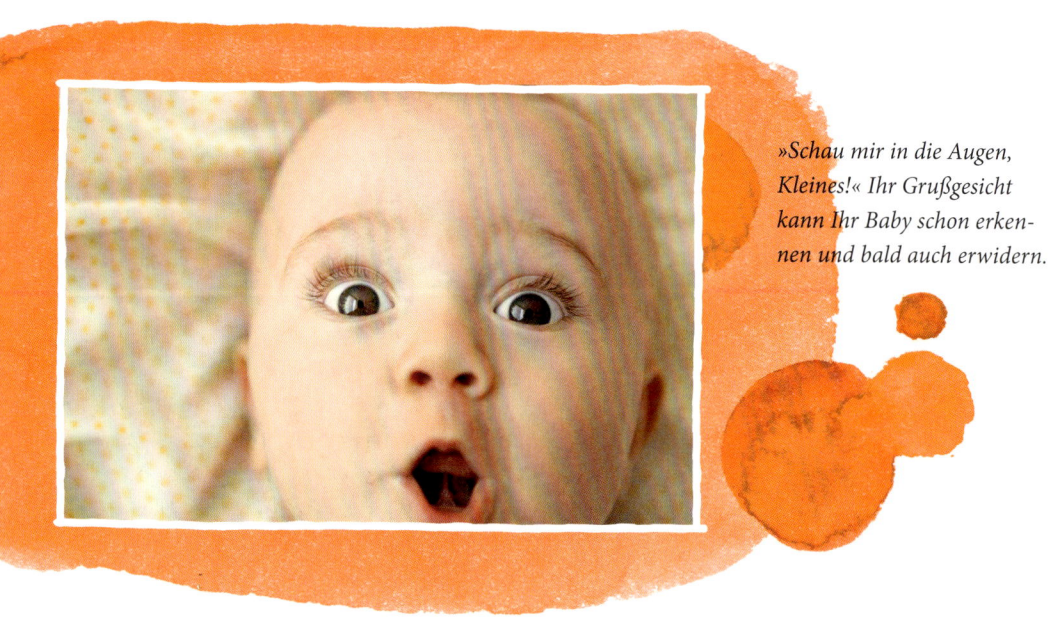

»Schau mir in die Augen, Kleines!« Ihr Grußgesicht kann Ihr Baby schon erkennen und bald auch erwidern.

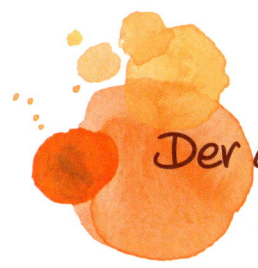

Der anfangs noch begrenzte »Horizont« schützt Ihr Baby vor zu vielen Eindrücken.

Wie gut sieht Ihr Baby?

Jahrzehntelang glaubte man, ein Baby sähe zumindest das Gesicht seiner Mutter beim Stillen einigermaßen scharf, das sei von der Natur genial so eingerichtet. Stimmt nicht, sagen heute manche Forscher, inzwischen wisse man, dass ein Neugeborenes generell unscharf sehe. Andere Forscher meinen dagegen nach wie vor, ein Neugeborenes sehe das Gesicht seiner Mutter im Abstand von 20 bis 25 Zentimetern einigermaßen deutlich. Deshalb würden sich Erwachsene intuitiv in diesem Abstand dem Gesicht des Babys zuneigen. Einiges spricht dafür, dass in den ersten Tagen nach der Geburt der Ziliarmuskel noch nicht vollständig funktionstüchtig ist. Dieser Muskel verändert die Brechkraft der Augenlinse und ist damit für das »Scharfstellen« auf Objekte in nahem und in weiterem Abstand verantwortlich.

ES GIBT SO VIEL ZU SEHEN

Zu Beginn nimmt Ihr Kind seine Umwelt also möglicherweise eher schemenhaft wahr und kann das, was es sieht, noch nicht mit seinem Blick festhalten. Um voll auszureifen, muss sein Sehsinn ausgiebig stimuliert werden. Das geschieht automatisch, denn es gibt immer viel zu sehen auf der Welt: Mamas Gesicht. Papas Gesicht. Eine Spieluhr. Einen roten Luftballon …

Die Nervenzellen in Auge und Gehirn, die fürs Sehen benötigt werden, sind anfangs noch unreif und noch nicht innig verschaltet. Erst wenn aus ihnen komplexere neurologische Netzwerke werden, kann Ihr Baby die ganze Fülle optischer Reize und Signale allmählich immer besser verarbeiten. Bei der Vorsorgeuntersuchung U3 in der vierten bis sechsten Lebenswoche prüft der Kinderarzt auch, ob diese Entwicklung gut verläuft.

ENTWICKLUNG UNTERSTÜTZEN

DIE KONTROLLE DER AUGENMUSKELN

Die Augen Ihres Neugeborenen können sich nur langsam und ruckartig bewegen. Auch das räumliche Sehen und weitere Funktionen des Auges müssen sich weiterentwickeln. Wenn Sie eine Rassel oder ein anderes Spielzeug vor dem Gesicht eines Neugeborenen hin- und herschwenken, bemüht sich das Kind zwar angestrengt, dem Spielzeug mit seinen Augen zu folgen, aber zunächst vergeblich. Es dauert noch eine Weile, bis es dem Spielzeug mit den Augen folgen kann. Überfordern Sie Ihr Baby nicht, lassen Sie ihm Zeit. Übrigens dauert es nicht lange, bis sich die meisten Babys für ein Mobile interessieren, das über ihrem Wickeltisch oder Bett sachte hin- und herschwingt.

DAS RICHTIGE ZUSAMMENSPIEL

Überall Bilder. Im Fernsehen. Am Computer. Auf Werbetafeln. Bilder sind heute wichtiger und zahlreicher denn je. Um sie zu verarbeiten, ist der Sehsinn gefragt. Wer genau und geduldig hinschaut, dabei seine Wahrnehmungsfähigkeit – und damit auch seine Denkfähigkeit – übt, lernt Schritt für Schritt, sich selbst ein Urteil zu bilden über das, was er sieht. Bei ihren Spaziergängen mit den Augen üben Kinder dies von Anfang an.

Die perfekte »Teamarbeit« der Augen eines Babys muss sich ebenfalls noch entwickeln, deshalb wirken die Babys in den ersten Wochen und Monaten manchmal so, als ob sie schielen. Das ist in der Regel kein Grund zur Beunruhigung, wenn die Augenstellung ansonsten nicht auffällig ist. Erst wenn etwa ab dem sechsten Lebensmonat das Schielen noch nicht abgelegt wurde, sollte der Kinderarzt um Rat gefragt werden.

Auch äußerlich verändern sich Augen noch

Die Augen Ihres Neugeborenen brauchen noch etwas Zeit, um die Strapazen der Geburt zu verarbeiten und sich an die neuen Umstände »draußen« anzupassen. Durch den starken Druck im Geburtskanal ist das empfindliche Gewebe um die Augen herum noch angeschwollen, was sich aber meist innerhalb einiger Stunden nach der Geburt normalisiert.

Außerdem blinzeln Neugeborene sehr häufig, weil sie die ausgeprägten Hautfalten in den inneren Augenwinkeln spüren. (Später dann blinzeln Babys seltener als Erwachsene: etwa viermal in der Minute.)

HABEN ALLE BABYS BLAUE AUGEN?

In Europa und Nordamerika haben tatsächlich die meisten Neugeborenen, bis auf wenige Ausnahmen, eine blaue Augenfarbe. Das hängt damit zusammen, dass die Regenbogenhaut noch nicht so stark pigmentiert ist wie später: Die Produktion des Farbpigments Melanin wird erst kurz vor der Geburt gestartet. Die endgültige Farbe entwickelt sich noch und diese Entwicklung ist in der Regel zwischen dem ersten und zweiten Lebensjahr abgeschlossen.

Viele aufregende Augen-Blicke lassen die Sehfähigkeit Ihres Babys reifen.

WIE RIECHT UND SCHMECKT DAS LEBEN?

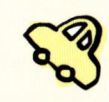

Liebe Mami, vom ersten Tag an kann ich schon sehr gut riechen und schmecken. Beides habe ich in deinem Bauch geübt.

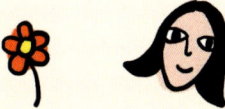

Wenn ich an deiner Brust liege, gehe ich meiner Nase nach und komme da an, wo es am intensivsten nach dir riecht: Ich finde deine Brust- warze und sauge daran, schmecke die süße Milch. Ich kenne deinen Geruch gut. Du riechst so, wie das Wasser gerochen hat, in dem ich mich vor meiner Geburt bewegt habe. Wozu Brustwarzen da sind, weiß ich genau: Das Nuckeln und Saugen habe ich schließlich wochenlang geübt, als ich noch in deinem Bauch war. Ich versuche es. Sauge kurz. Höre auf zu saugen. Sauge wieder. Saugen und trinken, das kann ich auf Anhieb. Vor mich hin nuckeln, deine warmen, weichen Hände spüren, die mich dabei halten und streicheln, das alles zusammen heißt Wohlfühlen.

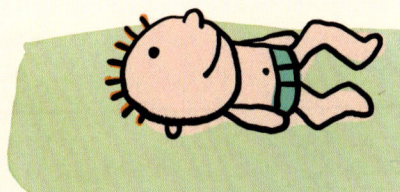

Den süßen Geschmack und den Geruch der Milch, die ich trinke, liebe ich. Sie schmeckt ebenfalls nach dir – schmeckt wie das Wasser, das ich vor meiner Geburt getrunken habe. Du fragst dich, ob ich nebenbei und gleich- zeitig mit dem Saugen höre und sehe, was um mich herum geschieht? Eher nicht. Mir reicht eine Beschäftigung auf einmal, und ganz besonders diese. Deshalb schließe ich beim Trinken meine Augen und mache gar nichts an- deres als saugen und schlucken, riechen und schmecken.

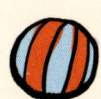

RIECHEN, SCHMECKEN:
ALLES NEU, ALLES ANDERS?

Gleich nach seiner Geburt zeigt Ihnen Ihr Baby bereits ganz deutlich, dass es längst weiß, was gut riecht oder gut schmeckt – und was eher nicht.

Woran erkennen Sie die Vorlieben und Abneigungen Ihres Babys? Auf einen angenehmen Geruch und Geschmack reagiert es entspannt, auf Unangenehmes genervt, schneidet vielleicht sogar eine entsprechende Grimasse. Bitteres ist zum Beispiel nicht nach dem Gusto eines Neugeborenen, Süßes dagegen sehr. Alle Kinder kommen also mit einer Vorliebe für Süßes auf die Welt (dies schützte die Kinder in früheren Zeiten auch vor Vergiftungen mit wilden Beeren oder anderen Pflanzenteilen, denn nichts Giftiges in der Natur schmeckt süß). Muttermilch ruft bei Ihrem Kind Glücksgefühle hervor. Es beginnt zu saugen, entspannt sich zusehends und sein Puls wird langsamer. Die süße Muttermilch und die Nähe zu seiner Mutter machen ein Kind ruhig und zufrieden.

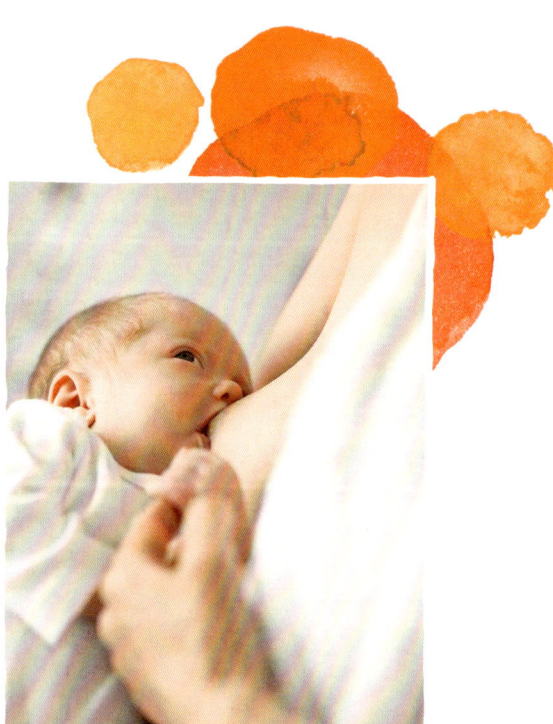

Hier ist die Welt Ihres Babys in Ordnung und es »tankt« reichlich Urvertrauen.

Unvergessliche Sinneseindrücke

Geruchs- und Geschmackserlebnisse werden direkt von der Nase in den Bereich des Gehirns weitergeleitet, der für Erinnerungen und Gefühle zuständig ist. Das heißt: Gute Gerüche und Geschmackseindrücke gleich gute Gefühle und Erinnerungen. Vielleicht kennen Sie das: Ein lang vergessener Geruch bringt die Situation von damals noch lebendiger und unmittelbarer zurück als zum Beispiel ein Lied, das Sie zu dieser Zeit oft gehört haben.

Kein Instinkt, sondern Erfahrung

Weil ein Baby die ihm aus der Zeit der Schwangerschaft bekannten Geruchs- und Geschmacksstoffe wiederentdeckt und nicht etwa weil es seinem Instinkt folgt, findet Ihr Neugeborenes gleich nach seiner Geburt die mütterliche Brustwarze, um daran zu saugen. Sobald seine Lippen die Brustwarze fassen, beginnt es zu saugen und zu schlucken: Saugreflex und Schluckreflex sind zwei komplexe motorische Abläufe, die sofort funktionieren, um das Überleben zu sichern.

Unterscheiden lernen und Neues entdecken

Kurze Zeit nach ihrer Geburt können Kinder zwar bereits den Geruch ihrer Mutter von dem anderer Frauen unterscheiden, aber ihr Geruchssinn und Geschmackssinn lassen noch zu wünschen übrig und brauchen weitere Entwicklungszeit.

ENTWICKLUNG UNTERSTÜTZEN

SCHNUPPER-EXPERIMENT
Befestigen Sie einmal zwei kleine Halstücher seitlich am Kopfteil des Babybetts: rechts eines, das Sie selbst getragen haben (ohne einen intensiven Parfümgeruch!), und links eines, das jemand anders getragen hat. Beobachten Sie Ihr Baby: Ist es an Ihrem Tuch besonders interessiert und wendet sich ihm zu? Vielleicht hat es aber auch gerade etwas anderes im Sinn. Nicht vergessen: Nehmen Sie die Tücher danach gleich wieder ab, denn im und am Babybett sollte sich aus Sicherheitsgründen nichts Überflüssiges befinden.

Übrigens: Kleine Mädchen reagieren sensibler auf den Geruch ihrer stillenden Mütter als kleine Jungen, sagt die amerikanische Neurobiologin und Bestsellerautorin Lise Eliot (siehe Buchtipp Seite 186). Mädchen können auch bereits in den ersten Lebenstagen Gerüche sehr viel besser wiedererkennen als Jungen. Die »besseren Nasen« bleiben Frauen lebenslang. Es wird angenommen, dass Geschlechtshormone für diese Unterschiede verantwortlich sind.

Ihr Baby ist intensiv damit beschäftigt, neue Eindrücke von der Welt aufzunehmen. Aus den zahllosen einzelnen Eindrücken und Wahrnehmungen aller Sinnesorgane, auch dem Riechen und Schmecken, setzt sich schließlich ein Gesamtbild von sich und der Welt zusammen, und damit ist ein erster, entscheidender Schritt zum komplexeren Denken getan. Aber das kommt später.

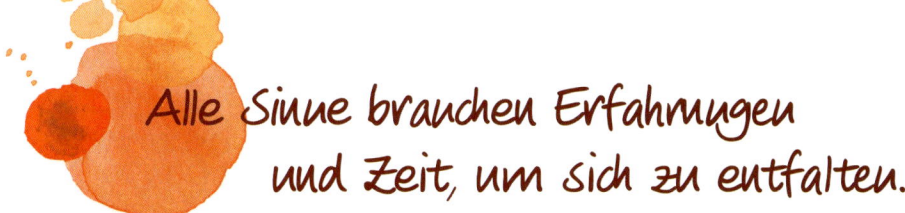

Alle Sinne brauchen Erfahrungen und Zeit, um sich zu entfalten.

ICH TASTE MICH INS LEBEN

Liebe Mami, ich liege gerne auf deinem Bauch, an deiner Brust: Haut an Haut. Ich will alles fühlen, auskosten. Ich will in das Leben eintauchen.

Schön warm und weich ist es bei dir. Ich spüre deine Arme, die mich sicher halten, und deine Hand, die wie eine große warme Decke auf meinem Bauch liegt. Später massierst du mich sachte und ich lasse mich gerne berühren, genieße den vorsichtigen Druck und entspanne mich. Wenn du mich küsst und sanft knuddelst, geht es mir richtig gut, wenn du mich streichelst und an dich drückst und mit mir schmust, hilft mir das beim Wachsen und Großwerden. Nach einer Weile bin ich »satt« und ich zeige dir das, indem ich meinen Kopf abwende. Du verstehst auch ohne Worte, dass ich für den Moment genug erlebt habe.

Angenehme Berührungen und Sinneswahrnehmungen merke ich mir, unangenehmere sind meistens schnell vergessen. Berühren und berührt werden – ob das unser Lieblingsspiel wird?

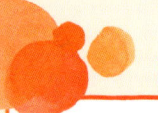

ENTWICKLUNG UNTERSTÜTZEN

KINDHEIT IST STÄNDIG NEU ...

... sie ist manchmal laut, manchmal still, oft farbig und bildhaft, zuweilen riesig oder winzig und fühlt sich ständig neu an, anders als vorher. Jeder Geruch, jeder Geschmack, jedes Bild, jedes Geräusch ist an entsprechende Empfindungen gekoppelt, die wiederum Gefühle auslösen: Freude, Furcht, Lust, Staunen ... Klare Gefühle und gemischte Gefühle. Sie können sich dafür einsetzen, dass die Kindheit Ihres Babys ein Paradies für seine Sinne ist und bleibt: neu, aufregend, entdeckenswert, ungewöhnlich, spannend.

Und wie? Lassen Sie Ihr Baby schon bald Regen schnuppern, Wind erleben, Kälte (Eiswürfel, Schneeball) spüren, frisch gebackenen Kuchen riechen, glatte Fliesen und feuchte Waschlappen fühlen – wohin Sie auch schauen, überall finden Sie in Ihrer Umgebung Spielmaterial für seine Sinne.

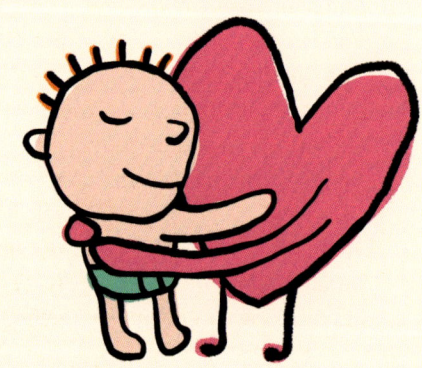

TASTEN: EINE BESONDERE WAHRNEHMUNG

Die Haut ist die Grenze zwischen innen und außen, schützt vor Kälte und Nässe. Sie kann noch mehr: Ihr Kind nimmt tastend mit der Welt Kontakt auf.

Kalt, warm, rau, glatt, weich, hart – die Haut liefert uns andauernd Informationen über unser Umfeld. Und dies von Anfang an: Millionen von winzigsten Hautsensoren bringt Ihr Baby mit auf die Welt. So liegen in einem Quadratzentimeter Fingerkuppe Nervenbahnen, die aneinandergelegt mehrere Meter lang wären.

Mithilfe feinster »Fühler« in der Haut nimmt Ihr Kind Berührungen und Empfindungen wahr. Diese Wahrnehmungen werden an das Gehirn weitergeleitet und dort verarbeitet. Bei der Geburt ist der Tastsinn zwar noch nicht perfekt, aber doch schon besser ausgebildet als andere Sinne, etwa das Sehen. Das bedeutet: Ihr gerade geborenes Baby nimmt Ihr Streicheln von Beginn an feinfühlig über seinen Tastsinn wahr, spürt die Arme, die es halten. Die Hand, die seinen Kopf umfasst. Das Pusten, das seinen Nacken kitzelt. Die Finger, die ihm durchs Haar fahren. Zum anderen steht Körperkontakt für Nähe, Wärme, Geborgenheit und für die Liebe zwischen Eltern und Kind, wie schon beim Thema »Bindung« angesprochen. Körperkontakt gibt Geborgenheit und Zärtlichkeit. Gut fürs Selbstvertrauen!

Innen und außen

Die Haut ist sozusagen die Trennwand zwischen innen und außen. Sie ist das erste Sinnesorgan, von dem Ihr Baby schon im Mutterleib Gebrauch macht, und sie ist und bleibt das größte Sinnesorgan des Körpers. Berührung liefert dem Gehirn eine Vorstellung vom eigenen Körper: Wo liegt die Grenze zwischen außen und innen? Das Gehirn lernt, Bewegungen effektiver zu steuern und Berührungsreize miteinander zu verknüpfen. Auf diese Weise entwickelt sich eine immer genauere, vollständigere Vorstellung vom eigenen Körper und von der Umwelt.

Selbst in diesem frühen Lebensalter scheinen Babys bereits vage zu ahnen, was von dem, das sie fühlen können, Teil ihrer selbst ist: meine Hand. Mein Daumen. Wenn ich mich selbst berühre, fühlt sich das anders an, als wenn mich andere berühren. Mit diesen ersten Körpererfahrungen wird der Grundstein gelegt für die Entwicklung einer eigenen persönlichen Identität.

DAS ENGELSLÄCHELN

Schon in den ersten Lebenstagen huscht öfter ein Lächeln über das Gesicht Ihres Babys, oft kurz vor dem Einschlafen, im Schlaf oder beim Aufwachen. Ein noch unfertiges, aber ein gekonntes, wunderschönes Lächeln. Ein Baby kann sogar mit geschlossenen Augen lächeln. Für Eltern ist das kein Reflex, wie manche Fachleute dazu sagen, sondern ein Wunder, das sie beglückt und das sie bestaunen.

Je reifer das Gehirn des Kindes wird, desto seltener ist dieses erste, betörende, rührende Lächeln. Auf das »richtige« Lächeln, das passend von Fachleuten »soziales Lächeln« genannt wird, müssen Eltern etwa bis zur sechsten, achten Lebenswoche warten. Für sie ist aber jedes Babylächeln eine Bestätigung, dass es ihrem Kind gut geht: Alles im Lot in Geist und Seele. Gerade in den ersten Monaten können sie dieses Echo gut gebrauchen. Es verschafft ihnen Sicherheit.

Eine anspruchsvolle Entwicklung

Eine Lektion, die Ihr Baby nicht jetzt, sondern erst später lernt: Wie werde ich gestreichelt, ganz zart oder eher fest, mit der ganzen Hand oder nur mit einem Finger? – Solche Feinheiten kann es noch nicht unterscheiden.

Neben dem Wie findet Ihr Neugeborenes auch auf das Wo keine genaue Antwort: Werde ich gerade auf dem Fuß gestreichelt oder unter dem Fuß? Es dauert noch eine Weile, bis Ihr Kind das orten kann. Bis es so weit ist, geben Sie ihm viele Anreize, sich weiterzuentwickeln.

Der Tastsinn entwickelt sich übrigens von oben nach unten, also vom Kopf in Richtung Fuß, ebenso wie zum Beispiel auch die motorischen Fähigkeiten (siehe Seite 40). Also ist es nicht erstaunlich, dass ein Neugeborenes am besten mit seinem Mund fühlt. Dadurch kann es unter anderem die Bewegung von Mund und Zunge ziemlich perfekt der Brustwarze anpassen.

Streicheln – lieber viel als zu wenig

Man hat herausgefunden, dass Frühgeborene, die an jedem Tag mehrere Stunden lang Zärtlichkeit spüren, etwa indem sie bei Mutter oder Vater auf der Brust liegen dürfen, sich schneller im Leben zurechtfinden als andere frühgeborene Kinder, die weniger Zärtlichkeit erleben.

Am schönsten ist es für Ihr Baby, nackt auf Mamas oder Papas Haut zu liegen.

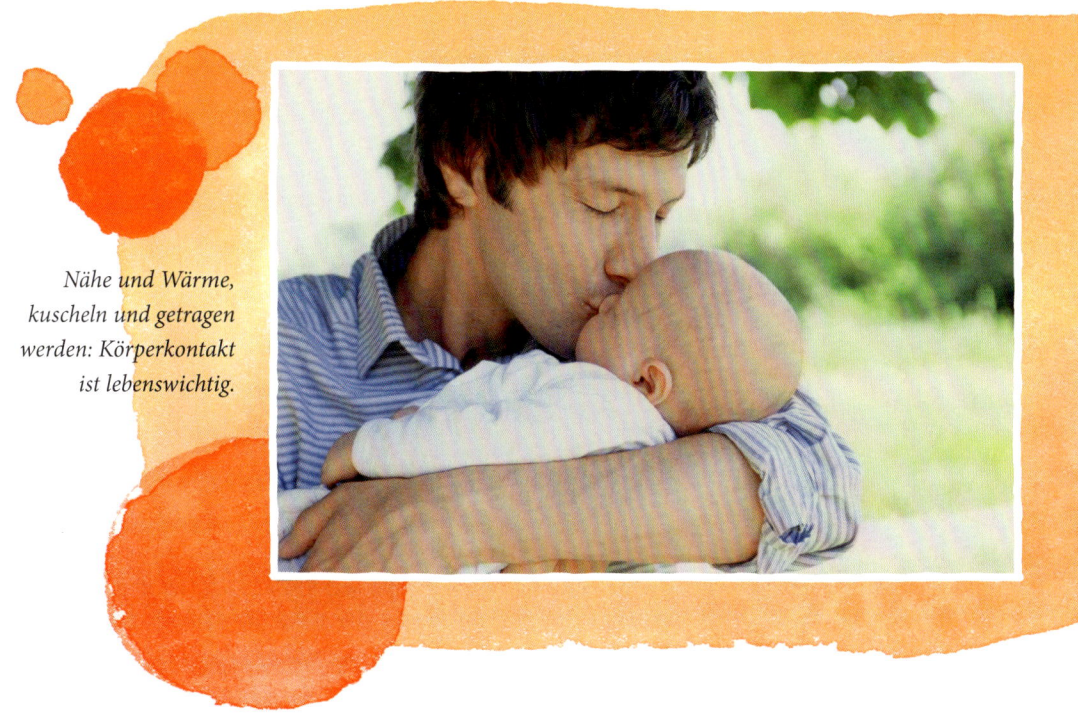

Nähe und Wärme, kuscheln und getragen werden: Körperkontakt ist lebenswichtig.

Streicheln kann beruhigen oder aktivieren – immer vorausgesetzt, das Baby ist gerade aufnahmebereit. Aufnahmebereite Babys wollen gleichmäßiges Streicheln, das ihnen nicht nur gut tut, sondern dazu auch ihre Entwicklung anregt, indem es zum Beispiel die Sensibilität ihrer Haut zu entfalten hilft. Nicht aufnahmebereite Babys mögen dagegen weder geherzt noch massiert noch getragen werden. Sie lassen sich schwer durch Zärtlichkeit beruhigen oder aktivieren. Aus einem angenehmen Streicheln kann also ein unangenehmes werden: unangenehm, wenn das Streicheln als zu intensiv, zu kontrastreich empfunden wird – Bauch und Bein werden zum Beispiel massiert, die Arme dagegen nur zart berührt. Unangenehm ist es auch, wenn aus dem Streicheln eine Dauerberieselung mit Zärtlichkeiten wird. Wenn die Erwachsenen – ob es die Eltern sind oder andere – die Signale des Babys nicht wahrnehmen oder sie nicht respektieren. Dann igelt sich das Baby schnell ein oder es wird nervös und weint oder schreit überreizt.

Ein Mindestmaß an Hautkontakt ist für die gesunde Entwicklung eines jeden Kindes unentbehrlich – am besten ist dabei ein gutes, ausgewogenes Maß, das den Bedürfnissen des kleinen Menschen möglichst gerecht wird. Bleiben Sie deshalb aufmerksam für die Signale Ihres Kindes! Viele Babys verlangen übrigens vor allem dann von sich aus nach Berührung und Kuscheln, Nähe und Wärme, wenn sie gestresst, mit der Welt nicht ganz einverstanden sind.

ICH BEWEGE MICH!

*Liebe Mami, ich bewege mich schon in alle Richtungen.
Das geht noch leicht ruckartig und nicht immer genau
so, wie ich es will, aber ich übe und übe!*

So klein ich bin, kann ich doch schon so einiges: mich recken und strecken,
mich räkeln und winden – so gut kann ich das, als hätte ich es ewig trainiert. Ich habe all das in deinem Bauch geübt, als noch genung Platz war.
Ausdauernd habe ich geübt. Immer wieder.

Am liebsten habe ich es, wenn du mich nach dem Baden nackt unter die
Lampe mit ihrem warmen Licht auf den Wickeltisch legst und mich streichelst. Ich liege gerne auf dem Rücken, strample und zapple ein bisschen.
Das gefällt mir. Vielleicht strample und zapple ich so gerne, weil ich froh bin,
jetzt mehr Spielraum für meine Turnübungen zu haben.

Nach einer Weile drehst du mich um. Du legst mich auf den Bauch und
ich staune, weil ich die Welt nun aus einer anderen Perspektive sehe. Auf
dem Bauch liegend tue ich so, als könnte ich kriechen. Auf dem Bauch zu
liegen ist aber auch ungewohnt und vielleicht deshalb nicht gerade angenehm
für mich. Ich meckere ein bisschen und du weißt, was ich will, nimmst mich
hoch und legst mich wieder auf den Rücken.

Soll ich dir zeigen, was ich außerdem kann? Ich kann zum Beispiel meine
Hand in den Mund stecken. Nach deinem Finger greifen und ihn festhalten.
Ich habe schon viel Kraft. Das gefällt mir.

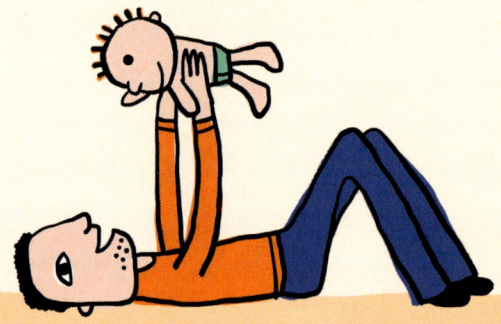

DIE MOTORIK KOMMT IN SCHWUNG

Mithilfe seiner Motorik sammelt Ihr Baby weitere Lebenserfahrungen: Jede Bewegung ein Plus für die zuständigen Bereiche im Gehirn.

Mit seinem ganzen Körper, mit Fingern, Händen und Füßen will Ihr Kind das Leben erkunden und die Welt erfassen. Anfangs stehen Kopf- und Augenbewegungen im Vordergrund. Ihr Baby stößt mit Armen und Beinen, windet sich, bewegt sich aber noch nicht zielgerichtet. Bei seinen ersten Übungen bemüht es sich, seine Bewegungen an das Leben »draußen« anzupassen, etwa an die Wirkung von Schwerkraft und Luft. Von Beginn an reagiert es auf Reize: Es greift zu. Es kriecht. Schreitet in der Luft, macht Schwimmbewegungen. Es wendet den Kopf bei Berührung.

Die Bewegungsmuster sind am Anfang begrenzt. Je mehr Ihr Baby erreicht, je mehr ihm gelingt, desto deutlicher verfeinern sie sich. Einige sind eher Reflexe, Vorstufen, die später vorübergehend verschwinden, um irgendwann als gezielte Bewegungen wieder aufzutauchen. Andere werden früh variiert.

Besonders interessant: das frühe Greifen. Automatisch greift Ihr Baby zu, wenn Sie seine Handfläche innen berühren, und hält fest, was ihm in die Hände gerät. Mal hält es Mamas Finger fest, mal Papas und merkt: Der eine fühlt sich anders an als der andere. Es kann seine Hand dem jeweiligen Objekt anpassen, öffnet sie mal mehr, mal weniger. Was »langweilig« bedeutet, scheint es schon zu ahnen: Gibt man ihm den gleichen Ring mehrfach in die Hand, greift es schließlich nicht mehr lange und fest zu. Wechselt der Gegenstand, greift es wieder intensiver zu. Jedes Kind bewegt sich anders. Das eine geschmeidiger als das andere. Das eine mehr, das andere weniger. Die gesammelten Erfahrungen werden gespeichert.

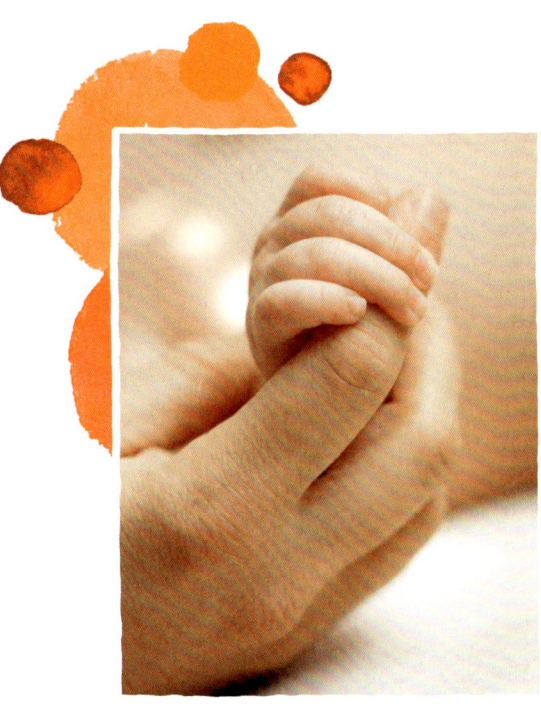

Die kindlichen Reflexe wie das Greifen werden bei den Vorsorgeuntersuchungen geprüft.

IN MEINEM KOPF IST WAS LOS!

Obwohl ich noch klitzeklein bin, ist schon ganz schön viel los in meinem Kopf. Mit den unterschiedlichsten Gefühlen habe ich bereits zu tun.

Du kennst mich inzwischen besser und weißt, dass ich mal gut und mal schlecht gelaunt bin. Ich muss jetzt ein paar Tropfen Medizin schlucken. Bitter und kalt schmecken die Tropfen. Scheußlich! Ich wehre mich und schreie. Du nimmst mich in deine Arme und stillst mich. Milch schmeckt besser als Medizin. Gut so. Schon fühle ich mich wieder wohl und freue mich meines Lebens. Aber nach einer Weile legst du mich auf den Wickeltisch und ziehst mich aus. Hose weg. Body weg. Windel weg. Obwohl mir warm ist, fühle ich mich unwohl. Mir ist heute einfach nicht nach Ausziehen. Deshalb weine ich. Du tröstest mich, deckst mich mit einem weichen Handtuch zu, trägst mich ins Badezimmer und legst mich ins Badewasser. Gerettet. Das Wasser ist herrlich warm. Hier fühle ich mich zu Hause. Ich strample ein bisschen und genieße das Leben.

ENTWICKLUNG UNTERSTÜTZEN

LAUTER NEUE GEFÜHLE

Zu den ersten und frühen Empfindungen wie angenehm oder unangenehm kommen bald Gefühle wie Überraschung, Neugier, Freude, Trauer, Ärger, Furcht. Die zeigen sich vor allem in der Mimik. Sie lernen nicht nur das Schreien Ihres Babys zu deuten, sondern auch seinen Gesichtsausdruck: Ein entspanntes Gesicht heißt eindeutig: alles gut. Ein unmerkliches Zögern, an den Augen abzulesen, bedeutet wahrscheinlich Überraschung. Ihr Baby zeigt seine Gefühle auf seine eigene Weise und Sie lernen bald, diese speziellen Zeichen zu deuten, wenn Sie sich auf sie einlassen, sie geduldig und unvoreingenommen studieren.

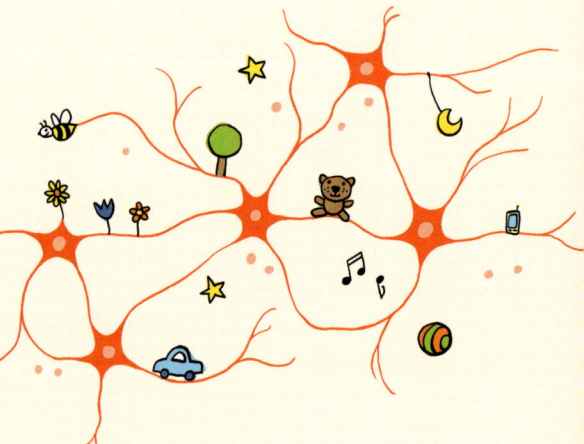

GEFÜHLE: EIN KOMPASS, DER DIE RICHTUNG VORGIBT

Im Kopf eines Neugeborenen tut sich nicht viel? Großer Irrtum, meinen Forscher und weisen auf die besonderen Fähigkeiten eines Babys hin.

Kennt ein Neugeborenes wirklich schon Gefühle? Die dafür zuständigen Netzwerke im Gehirn – das sogenannte limbische System – funktionieren jedenfalls schon vor der Geburt. Die rechte Gehirnhälfte ist geprägt durch früheste Erfahrungen mit Bindung und Vertrauen. Dieser Bereich des Gehirns ist zuständig für die Gefühle: zum einen für die Gefühle, mit denen uns andere begegnen und die uns oft unbewusst beeinflussen, zum anderen für die Gefühle, die uns beschäftigen und die wir weitergeben. Die meisten Wissenschaftler glauben, schon ein Neugeborenes habe eine Ahnung von Gefühlen, kenne wenigstens innere Aufregung. Die sehen Sie Ihrem Kind jedenfalls an, denn es teilt seinen Seelenzustand mithilfe von Gestik und Mimik mit. Geballte Faust heißt zum Beispiel: »Stress! Mir wird das hier zu viel.« Räkeln und Strecken heißt: »Ich fühle mich wohl.«

Das Innenleben entwickelt sich

Erste Empfindungen, die Ihr Baby bei Berührung wahrnimmt – rau, hart, weich, kalt –, werden von Beginn an als angenehm oder unangenehm bewertet und legen damit die Basis für Gefühle wie »Mir geht es gut« oder »Mir ist mies zumute!«. Angenehme Gefühle vermitteln Sicherheit und ermutigen: Weiter so. Ungute verunsichern eher, verursachen vielleicht sogar Angst: Du bist auf einem Irrweg.

John Bowlby und Donald W. Winnicott, erfahrene Babyforscher, haben schon vor mehr als einem halben Jahrhundert erkannt, dass Babys nicht nur unbestimmte Emotionen empfinden, sondern von Beginn an ein Innenleben entwickeln, bereits geprägt durch die Erfahrungen in ihrem Umfeld. Die Gefühle eines kleinen Babys haben allerdings noch keine Struktur, sondern gehen ineinander über. Sie sind eine Art Urzustand, also nicht zu vergleichen mit denen eines Kleinkindes, die bereits durch erste Lebenserfahrungen beeinflusst sind.

Gefühle sind ein unverzichtbarer Kompass, der Orientierung ermöglicht und sagt, wo's langgeht auf der Welt. Der empfiehlt, was man sich näher ansehen sollte und was nicht. Sie helfen beim Navigieren durchs Leben.

DAS GLÜCK WEITERGEBEN

Wer sieht, wie vollkommen ein Neugeborenes ist, dem fällt es nicht schwer, es zu bewundern, ernst zu nehmen, behutsam und positiv auf es einzugehen. Ihr Baby atmet die Freude ein, die Sie an ihm haben. Es schneidet sich eine Scheibe von dem Glück ab, das Sie empfinden, wenn Sie es im Arm halten. Es nimmt jedes Gramm Zuwendung wahr, das es erfährt. Die Bindungserfahrungen, die es jetzt macht, haben lebenslange Auswirkungen auf seine späteren Beziehungen. Deshalb ist es unverzichtbar, dass Sie für einen guten Start sorgen mit viel Verständnis, Liebe, Zärtlichkeit, Geduld, sicht- und fühlbarer Freude an Ihrem Baby.

Angeborene Basisemotionen

Vieles spricht dafür, dass es so etwas wie eine genetisch verankerte emotionale Grundausstattung des Neugeborenen gibt. Von Anfang an können Babys nämlich Gefühle wie Ärger, Angst, Trauer, Freude, Ekel, Überraschung empfinden und ausdrücken. Wissenschaftler vermuten, dies hinge damit zusammen, dass sich dies im Verlaufe der Evolution als nützlich erwiesen hat. Das limbische System im Gehirn (siehe Seite 43) verarbeitet von außen kommende Eindrücke, bewertet sie und aktiviert nötigenfalls angemessene körperliche Reaktionen (wie Schwitzen, Frösteln oder die Erhöhung des Herzschlags). Babys lernen sehr schnell, auf Gefühle auslösende Reize angemessen zu reagieren.

Alles Neue ist interessant

Das »dumme Vierteljahr« wurden die ersten Lebensmonate früher von vielen genannt. Davon ist keine Rede mehr. Heute weiß man, dass ein Neugeborenes keineswegs ein nur von Reflexen gesteuertes Wesen ist, sondern dass es von Beginn an erstaunlich aktiv ist. Aus Sicht der Biologen ist es intensiv damit beschäftigt, zwei vorrangige Aufgaben zu bewältigen: zu wachsen und sein Gehirn weiterzuentwickeln.

DER »TAKTGEBER« FÜR NEUE REIZE

Schon sehr früh finden reflexartige Orientierungsreaktionen statt. Diese haben neurobiologische Wurzeln: Der Münchener Psychophysiologe Ernst Pöppel konnte belegen, dass unser Gehirn alle drei Sekunden ein neues Zeitfenster öffnet, in dem festgestellt wird, was es Neues auf der Welt gibt. Gesteuert von diesem Taktgeber wenden sich schon wenige Wochen alte Säuglinge, wenn sie wach und aufnahmefähig sind, reflexartig allen neuen Außenreizen zu und unterbrechen dabei gegebenenfalls das Saugen oder eine andere Tätigkeit, mit der sie gerade beschäftigt sind. Ihre Orientierung zu den neuen Reizen hin kann kürzer oder länger dauern, je nachdem, wie komplex und neuartig diese ihm erscheinen. Unmittelbar an diese Orientierungsreaktion schließt sich meist eine Verarbeitungsphase an, während der die unterbrochene Tätigkeit wieder aufgenommen wird – so lange, bis der Reiz angemessen verarbeitet worden ist. Oft folgt dann wieder ein neuer, manchmal etwas kürzerer Zyklus aus Orientierungsreaktion und Reizverarbeitung. Indem also das kindliche Gehirn in der vertrauten Situation »Stillen« den neuen Reiz immer weiter verarbeitet, gewöhnt es sich an den Reiz. Psychologen betrachten diese Form der Gewöhnung als einfache Form des Lernens, bei der die Reaktion auf einen mehrfach wiederholten Reiz nach und nach schwächer wird.

Die beschriebenen Reaktionen lassen sich bereits in den ersten Tagen nach der Geburt beobachten. Säuglinge waren in Tests schon in der Lage, die von ihnen bevorzugte neue Reizkonstellation, etwa ein Bild oder eine Melodie, mit einem speziellen druckempfindlichen Schnuller »herbeizusaugen«.

Flößt einem Baby dagegen etwas Unbehagen oder Angst ein, weil es ihm zu laut oder zu chaotisch vorkommt, wendet es meist reflexartig den Blick von der Außenwelt ab und sucht nach Möglichkeit Schutz und Geborgenheit bei Mama oder Papa. Auch die besänftigende Stimme vertrauter Personen und die Herztöne der Mutter können eine beruhigende Wirkung auf den Säugling ausüben. Psychophysiologen vermuten, dass sich hier eine ebenfalls biologisch begründete Abwehrreaktion zeigt, welche den Gegenspieler der oben beschriebenen Orientierungsreaktion darstellt. Somit kann sich das Kind also auch an Unangenehmes gewöhnen.

Jede neue Erfahrung hat Folgen

Durch neue Erlebnisse und Eindrücke entstehen im Gehirn immer neue Verbindungen (Synapsen) zwischen den Nervenzellen, bereits in dieser frühen Phase der Hirnentwicklung. Erfahrungen, die sich oft wiederholen, von besonderem Interesse sind und/oder den Neigungen des Kindes entsprechen, sorgen für entsprechende stabile Vernetzungen im Gehirn. Oft Erlebtes und besonders Eindrucksvolles wird gespeichert, also gelernt. Seltener Wiederholtes und weniger Eindrucksvolles hinterlässt weniger stabile Spuren.

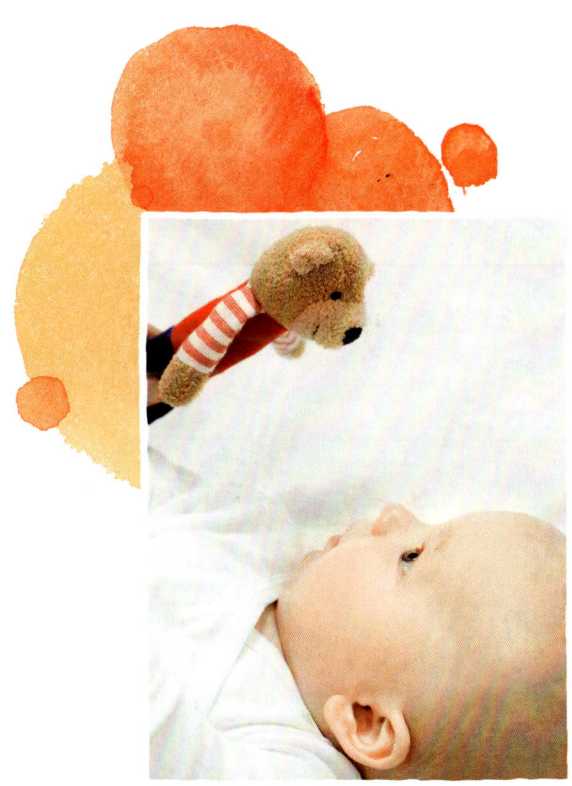

»Hey, wer bist denn du?« Jede neue Begegnung setzt im Babygehirn neue Verknüpfungen in Gang.

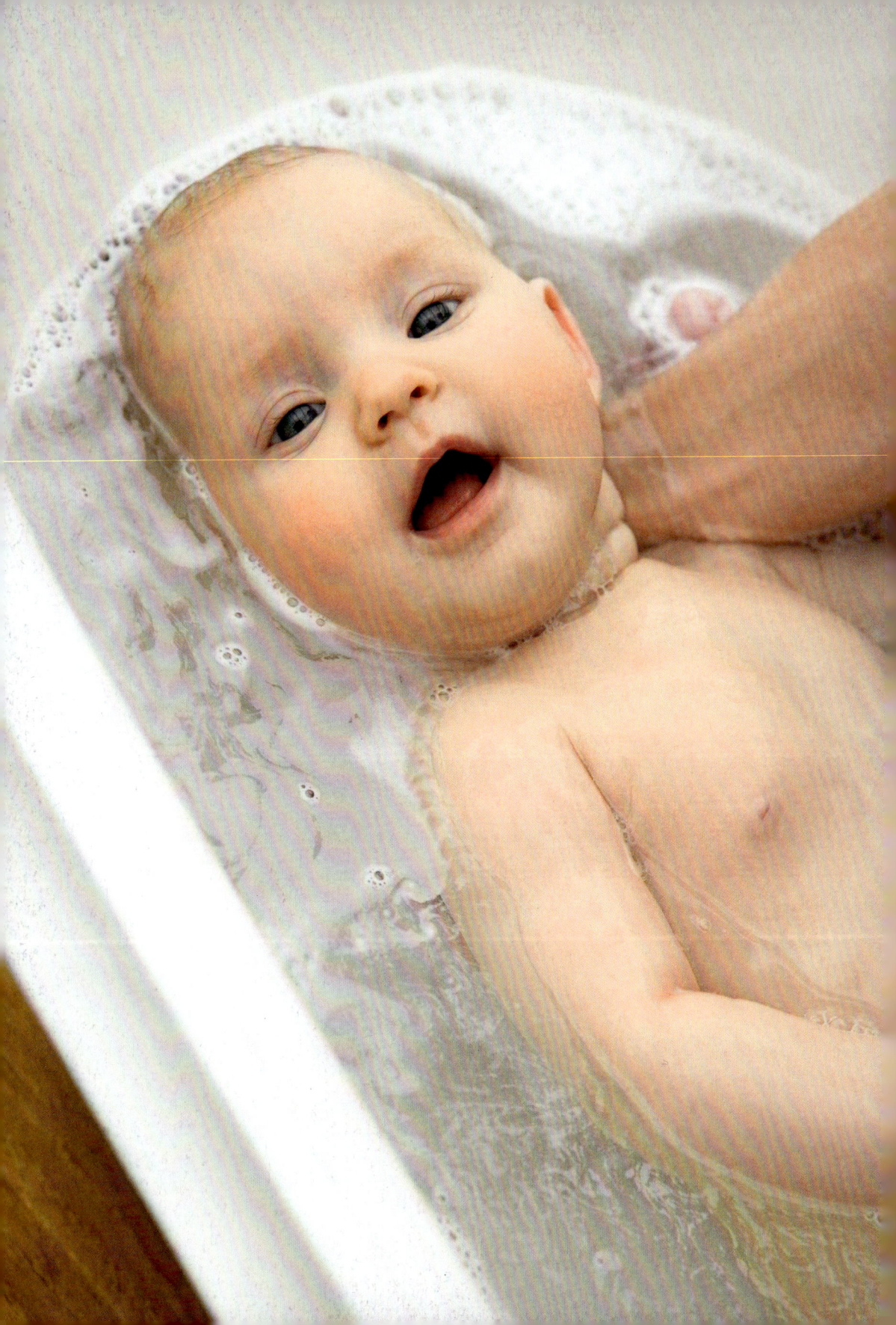

DAS ERSTE VIERTELJAHR

RAUSCHENDE UNTERHALTUNGEN PER BLICKKONTAKT

Der Start ist geschafft. Ihr Baby sammelt erste Lebenserfahrungen und Sie helfen ihm dabei. Das ist gut für seine weitere Entwicklung.

MEINE WELT: NOCH EIN GROSSES DURCHEINANDER?

Liebe Mami, mein Leben hat einen Rhythmus und die ganze Welt hat eine Ordnung. Das beginne ich jetzt langsam zu ahnen.

Ich schaffe es inzwischen, eine Zeit lang wach zu bleiben. Aber ich halte noch nicht sehr lange durch. Manchmal wache ich auf und alles um mich herum ist dunkel. Manchmal ist es hell. Nicht jedes Mal, wenn ich aufwache, bin ich gleich hellwach, oft bin ich eher halb wach. Dieses Hin und Her bringt mich durcheinander und strengt an. Hilfst du mir, das Durcheinander zu ordnen?

Auch Schlafen muss ich lernen

Die Welt ist ein spannendes Spiel für mich! Ununterbrochen gibt es etwas Neues zu sehen, zu hören, zu fühlen, zu riechen. Ich bin mittendrin in einem Meer neuer Erfahrungen. In einem Dschungel tausender Eindrücke, undurchschaubar, einfach nur riesig – trotz einiger klarer Formen, Linien und Flächen, die ich entdecke und wiedererkenne. Um mich herum piepst es, klingelt es, klopft es, rauscht es, klappert es ... keine Ahnung, was das ist und was das soll.
Noch dazu entdecke ich mich selbst: meine Finger, wie ich meine Beine bewegen kann, wann es mir gut geht, wann nicht so gut.

ENTWICKLUNG UNTERSTÜTZEN

DURCHSCHLAFEN

Tags wach sein und die Welt erkunden, nachts schlafen – dieser Rhythmus klappt nicht auf Anhieb. Babys müssen das Durchschlafen lernen. Unterstützen Sie diesen Gewöhnungs- und Lernprozess, indem Sie ...

> Ihrem Baby einen möglichst gleichförmigen Tagesrhythmus anbieten,
> die Vielzahl der Reize nach Möglichkeit reduzieren, zum Beispiel Lärm und grelles Licht vermeiden, nicht ständig den Fernseher oder das Radio laufen lassen und nicht zu viel Besuch einladen, der das Baby bewundern möchte,
> feste Rituale einführen, wie zum Beispiel einen Mittagsspaziergang jeden Tag zur etwa gleichen Zeit.

All das Neue verarbeiten zu müssen beunruhigt mich oft und macht mich müde. Deshalb muss ich viel schlafen, damit ich neue Kräfte tanken kann. Das gelingt mir aber nicht immer. Oft finde ich nicht richtig in den Schlaf oder werde bald wieder wach. Dann musst du mir helfen, wieder einzuschlafen. Du wiegst mich, streichelst mich, legst mich danach in mein Bett. Je öfter du das machst, umso mehr ahne ich: Das ist so. Das bleibt so. Schlafenszeit bedeutet, ab jetzt ist Ruhe. Kein Spielen mehr. Eins ist gewiss: Du kommst immer wieder zurück zu mir. Wenn ich Hunger habe, darf ich trinken. Wenn es dunkel ist, wird geschlafen, ausgeruht. Das begreife ich nach und nach.

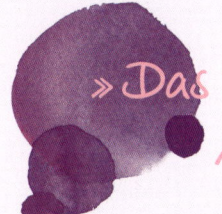

»Das Leben wahrzunehmen ist spannend. Aber ich brauche dafür auch viel Kraft.«

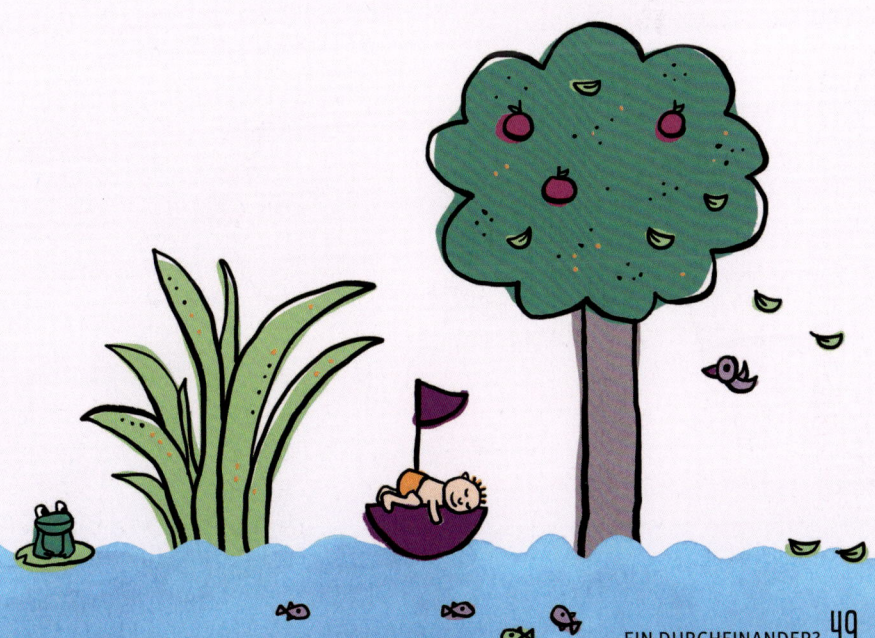

DAS WECHSELSPIEL AUS WACHSEIN UND SCHLAFEN

Ihr Baby übt, einen Rhythmus aus Wachen und Schlafen zu finden. Dabei hat jedes Kind ein anderes Temperament und damit unterschiedliche Bedürfnisse.

Von Kind zu Kind dauert der entsprechende Anpassungsprozess unterschiedlich lange. Der Wunsch aller Eltern ist verständlicherweise ein einigermaßen gleichmäßiger Tag-Nacht-Rhythmus ihres Babys. Aber es braucht seine Zeit, bis sich das System aus Wachsein und Schlafen eingependelt hat und ein regelmäßiger Rhythmus entsteht. Irgendwann kommt jedes Kind dahinter, dass es nachts ruhig ist und nichts zu sehen gibt. Dass auf Erden kein Riesendurcheinander herrscht und die Welt nicht von unendlicher Weite ist, sondern ihre Grenzen hat. Dass es tagsüber lauter ist und viel zu sehen gibt. Es spürt, dass der Tag eine Ordnung hat.

Im ersten Vierteljahr kann bei den meisten Kindern noch keine Rede von Regelmäßigkeit im Alltag sein. In 24 Stunden wechselt ein Baby etwa sechs- bis achtmal

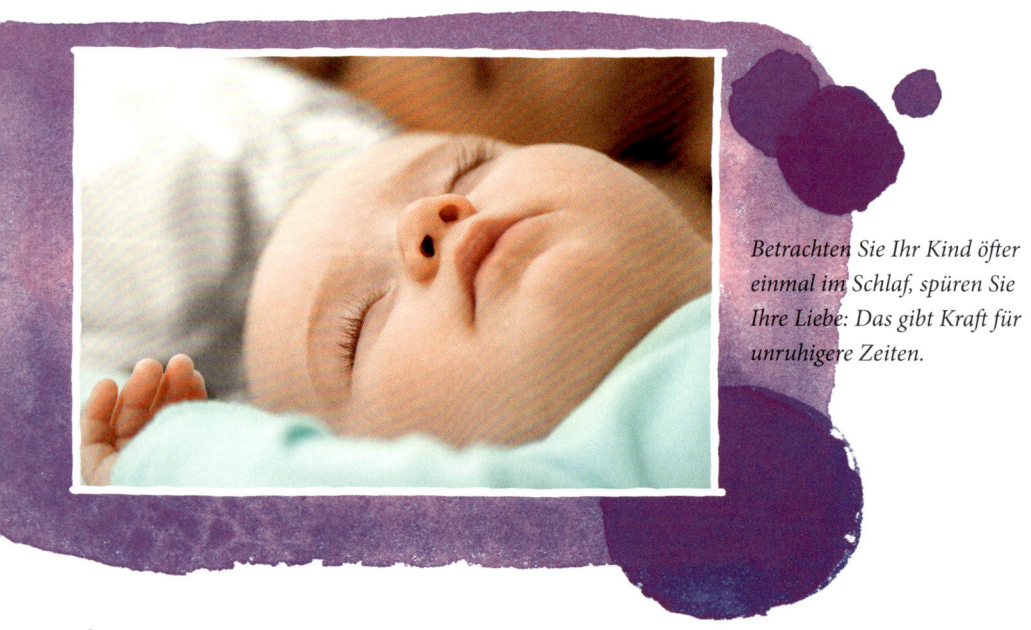

Betrachten Sie Ihr Kind öfter einmal im Schlaf, spüren Sie Ihre Liebe: Das gibt Kraft für unruhigere Zeiten.

zwischen Wachen und Schlafen. Sein Wachsein und Schlafen orientieren sich an seinem Nahrungsbedürfnis, dazu an den Lebensgewohnheiten seiner Eltern.

Der Organismus Ihres Kindes ist reichlich damit beschäftigt, sein Befinden und seinen jeweiligen Zustand zu regulieren. Zuerst fällt es Ihrem Baby schwer, den Übergang von einem Zustand in einen anderen zu meistern. Alle Eltern kennen das: Ein übermüdetes Baby kann einfach nicht in den Schlaf finden. Oder umgekehrt: Es ist aufgewacht, aber noch benommen, und findet nicht so recht in das Wachsein hinein.

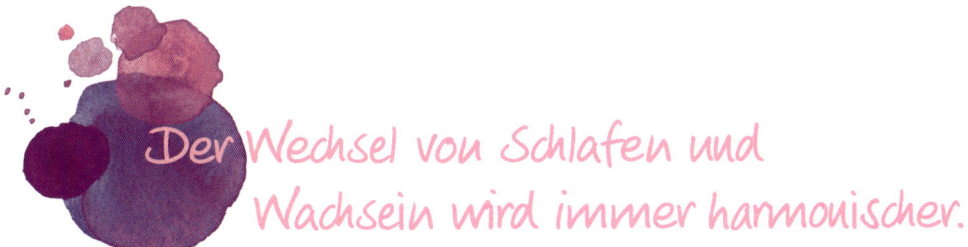

Der Wechsel von Schlafen und Wachsein wird immer harmonischer.

Unterschiedliche Zustände von Wachen und Schlafen

Die einzelnen Schlafphasen können von um die dreißig Minuten bis zu fünf Stunden dauern. In den ersten Wochen unterscheidet man überdies sechs Zustände im Schlaf-Wach-Verhalten, die sich regelmäßig wiederholen:

> ruhiger Schlaf
> REM-Phase im Schlaf
> Schläfrigkeit
> wach und inaktiv sein
> wach und aktiv sein
> schreien

RUHIGER SCHLAF

Das Baby ist tief entspannt, das Gehirn arbeitet wenig, das heißt in einem langsamen Rhythmus. Auch dieser Rhythmus muss sich einspielen und entwickeln, dafür braucht manches Kind viele Monate.

REM-PHASE IM SCHLAF

Der REM-Schlaf macht den Hauptanteil des Babyschlafs aus. In dieser Phase bewegen sich die Augen rasch hinter geschlossenen Lidern, was man manchmal sogar an einem leichten Flattern der Lider sehen kann. REM ist die Abkürzung für Rapid

Eye Movement (schnelle Bewegungen der Augen). Man vermutet, dass das Kind die vielen Eindrücke, die es vorher im Wachzustand gesammelt hat, jetzt verarbeitet. Sein Gehirn läuft dabei auf Hochtouren. Die REM-Schlafphase ist übrigens auch die Phase der Träume. Wovon Ihr Baby wohl träumt?

Die Dauer der REM-Phase verringert sich im Laufe des ersten Lebensjahres. Beim Baby nimmt sie etwa 50 Prozent der Schlafdauer ein. Um den ersten Geburtstag herum sind es noch 25 bis 30, beim Erwachsenen noch etwa 20 bis 25 Prozent.

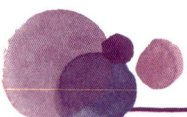

ENTWICKLUNG UNTERSTÜTZEN

DIE ÜBERGÄNGE ERLEICHTERN

So können Sie Ihrem Baby den Wechsel von einem Schlaf- oder Wachzustand in den anderen leichter machen:

> Ist es nach längerem Schlaf benommen, nehmen Sie Ihr Kind auf den Arm, sprechen zu ihm, tragen es sanft herum, bis es sich ans Wachsein gewöhnt hat.

> Liegt es nach ausgiebigem Strampeln erwartungsvoll um sich schauend auf seiner Spielmatte, versorgen Sie es mit einem Spielzeug und geben ihm Anregungen: Sie klappern mit der Rassel, klopfen Spielzeug aneinander, das etwa am Spielbogen über dem Baby hängt.

> Hat es genug Eindrücke getankt, immer mittendrin in der Familie, will es nichts mehr sehen von der Welt, will auch nicht mehr angeschaut und angeregt werden und lieber im Bett seine Ruhe haben. Es quengelt gereizt, wenn man es nicht lässt. Respektieren Sie sein Bedürfnis, abzuschalten und zu verarbeiten.

SCHLÄFRIGKEIT

Ihr Kind bewegt sich leicht, klappt vielleicht die Augen mal auf und dann wieder zu und gibt auch hin und wieder leise ein paar Laute von sich. Es kann aus diesem Zustand aufwachen und gleich wieder einschlafen.

WACH UND INAKTIV SEIN

Die Forschung sagt, ein Baby empfinde in dem Zustand »wach und inaktiv« am ehesten so etwas wie Neugier und sei jetzt besonders aufgeschlossen für Anregungen und neue Eindrücke. Seine Augen sind weit offen und schauen erwartungsvoll in die Welt. Zusammengerechnet dauert diese aufnahmebereite Phase etwa eine bis drei Stunden pro Tag.

WACH UND AKTIV SEIN

Das Baby bewegt sich mehr, reagiert aber nicht immer und prompt mit Blicken und Kopfwenden auf Reize. Oft ist es kurz davor zu schreien. Mit der Zeit wird es deutlich aktiver. Ist es älter als zwei Monate, reagiert es auf erhöhte Aufmerksamkeit mit Zappeln und Strampeln.

SCHREIEN

Schreien ist zuerst ein Hilferuf (siehe Seite 55). Immer steckt ein echtes Bedürfnis, eine echte Not des Kindes dahinter. Das Schreien zu deuten und die Ursachen zu finden gelingt Eltern mit der Zeit immer besser.

Aufnehmen und verarbeiten

In den Schlaf finden, strampeln, die Welt anschauen – tausend neue Eindrücke in kürzester Zeit auf die Reihe zu bekommen ist schwer. Das Nervensystem Ihres Kindes ist zwar permanent auf neue Reize aus, um sich weiterzuentwickeln und neue Nervenverbindungen zu knüpfen. Aber gleichzeitig ist es auch noch sehr beschäftigt damit, sich vor innerer und äußerer Reizüberflutung zu schützen. Ist ein Kind zu oft zu großem Trubel ausgesetzt und wird von seinen Körperfunktionen gebeutelt, gibt es daher oft Geschrei. Das kann zum Beispiel der Fall sein, wenn die Verwandtschaft zu Besuch kommt, um das Neugeborene zu begrüßen: All die unbekannten Stimmen, die vielen bunten Dinge! Faszinierend, aber auch anstrengend. Da kann ein Baby »unleidlich« werden und abends schlecht in den Schlaf finden.

GEMEINSAM ERLEBEN UND SICH AUSTAUSCHEN

Sie nehmen Ihr Baby auf den Arm und zeigen ihm den Sternenhimmel, weil Sie merken, dass es in diesem Moment in den Arm genommen werden möchte und aufnahmebereit ist für neue Eindrücke. Später legen Sie es wieder in sein Bett, weil Sie merken, dass es allein sein möchte. Auf diese Weise entwickelt Ihr Kind im Laufe der Zeit ein Gespür dafür, dass es im Austausch mit anderen existiert und dass unsere Existenz sowie unser Zusammenleben aus unendlich vielen Kontakten bestehen. Es spürt außerdem, dass Sie seine Gefühle respektieren.

Ihr Baby möchte die Dinge der Welt in seinem Tempo entdecken, und am liebsten schön eins nach dem anderen!

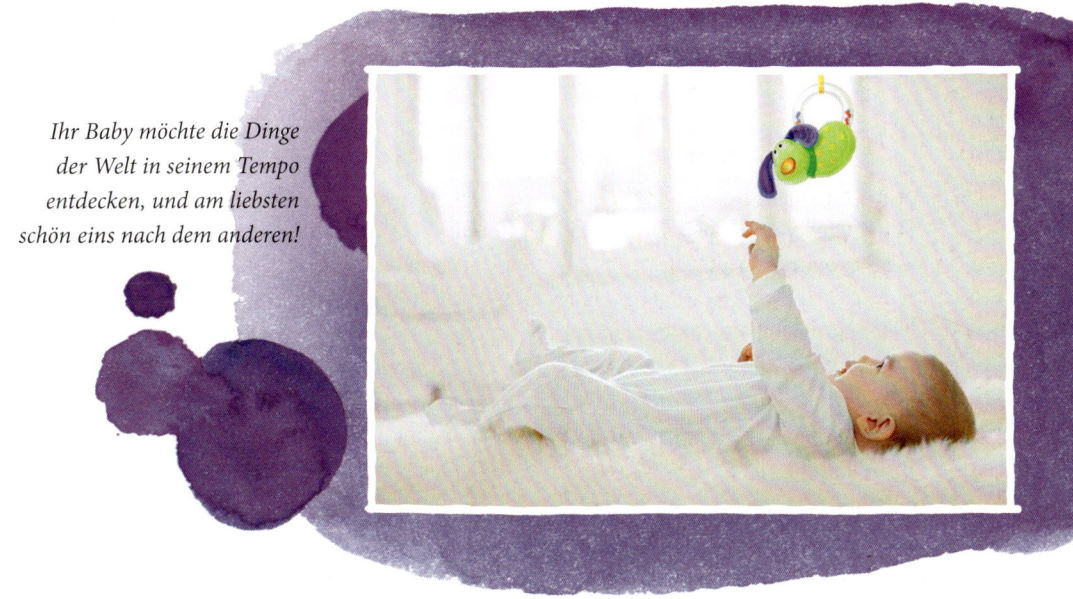

Austausch mit Ihnen und anderen: Das zählt für Ihr Baby.

Diese Kommunikation mit Ihnen, mit anderen Menschen – das ist die Welt Ihres Babys. Es lernt: Wenn ich Kontakt aufnehme, Signale sende, werde ich verstanden. Dank dieses intensiven Austauschs und der sich daraus ergebenden positiven Erfahrungen weiß ein Baby bald: Die Welt will mich. Ich bin willkommen. Ich werde wirklich geliebt. Darauf ist Verlass. Meine Blicke, mein Schreien – alles, was ich mache und tue oder lasse, wird wahrgenommen und oft auch richtig verstanden. Die frühen Interaktionen, die zwischen Ihnen und Ihrem Baby laufen, liefern ihm, wenn sie gut gelingen, ein Modell darüber, wie die Welt im besten Fall funktioniert. Liebevolle, einfühlsame Eltern merken dann schnell: Wir kommen mit unserer neuen Verantwortung zurecht. Wir sorgen gut für unser Kind. Diese Erkenntnis macht froh und stärkt das Selbstbewusstsein.

ENTWICKLUNG UNTERSTÜTZEN

WAS IST DIE WELT?

Sie ist jedenfalls kein Chaos. Forscher vermuten, dass ein Baby schon frühzeitig dazu in der Lage ist, erste Formen und Strukturen wahrzunehmen. Es entdeckt Unterschiede zwischen ...

> verschiedenen geformten Gebilden wie Kreis, Viereck, Dreieck,
> scharf wahrgenommenen Dingen im Vordergrund und verschwommen zu sehenden Dingen im Hintergrund,
> bewegten und unbewegten Dingen.

Kontraste, Konturen, Bewegung, Linien dienen als erste Orientierungsmuster für die Strukturen im Alltag. Bieten Sie Ihrem neugierig in die Welt schauenden Baby verschiedene Muster an, die ihm zeigen, dass die Welt Konturen hat – zum Beispiel Rituale, die seinen Tag strukturieren, wie etwa:

> ein Mobile über dem Wickeltisch, das bei jedem Wickeln zuverlässig in Schwung versetzt wird,
> ein Stillkissen, das beim Stillen unbedingt immer dabei ist,
> ein Lied, das Sie ihm beim Gute-Nacht-Ritual immer singen ...

ICH SCHREIE LAUT,
UND DAS HEISST: HILFE!

Liebe Mami, inzwischen schreie ich richtig laut und kräftig, wenn es sein muss, damit du mich auch wirklich hörst, wenn ich dich brauche.

Manchmal wird aus meinem Geschrei ein Riesengeschrei. Ich schreie, wenn ich aufgeregt bin. Wenn ich mich einsam und verlassen fühle, wenn ich Halt brauche in dieser riesigen Welt. Wenn ich müde bin. Wenn ich schlecht gelaunt, richtig von der Rolle bin. Wenn mir was weh tut. Oft komme ich einfach nicht zur Ruhe und schaffe es nicht, mich zu entspannen, meine Augen einfach zuzuklappen und mich auszuklinken aus dem Geschehen um mich herum. Ich schreie nicht nur, ich schreie nach dir. Du oder Papa, ihr sollt mir helfen. Zum Glück verstehst du mich, guckst nach mir. Längst siehst du mir an der Nasenspitze an und erkennst an meiner Tonlage, warum ich schreie. Je älter ich werde, desto eher erkenne ich an deinen Augen, an deinem Lächeln, dass du mich gleich in deine Arme nehmen, ordentlich festhalten und drücken wirst. Du machst genau das, was ich jetzt brauche. Und deshalb gebe ich Ruhe. Kein Geschrei mehr.

Allerdings ist die Ruhe öfter gleich wieder dahin. Ich schreie erneut und diesmal vor Hunger. Hunger! Hunger! Hunger! Wenn du mich stillst oder fütterst, ist gleich wieder Ruhe. Alles ist in Ordnung. Nach meinem Bäuerchen und dem Wickeln bin ich dann wieder bereit zu neuen Abenteuern: Welt, ich komme!

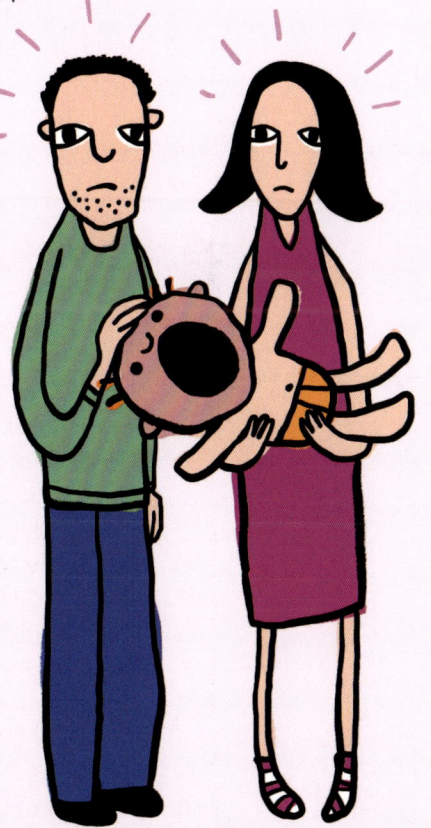

SCHREIEN IST IMMER EIN HILFERUF

Ihr Baby ist nun schon erstaunlich kräftig. Das werden Sie auch daran erkennen, wie ausdauernd, laut und durchdringend es schreien kann.

Meistens bedeutet das Geschrei: Hunger. Müdigkeit. Nasse Windel. Oder: Lass mich nicht allein. Schmerzensschreie, etwa bei Bauchweh, klingen dagegen intensiver – schrill wie eine Alarmanlage. Auch am Babygesicht, das dann zu einer Grimasse wird, lässt sich der Schmerz ablesen. Das Schreien, dieser Hilferuf der Babys, klingt übrigens rund um den Globus gleich und wird überall verstanden.

Dauergeschrei

Ihr Kind schreit und schreit. Die Welt sehen? Völlig uninteressant in diesem Augenblick. Nichts hilft. Kein Wiegen, kein Wickeln, Stillen oder Streicheln. Eltern geraten jetzt schnell in Angst: Ist mein Baby ein Schreibaby? Längst nicht alle Kinder, die als Schreibabys bezeichnet werden, sind auch welche.

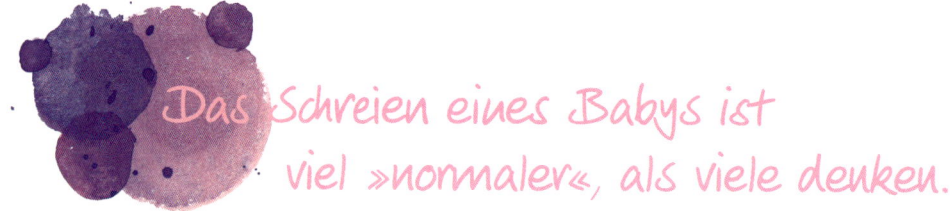

Das Schreien eines Babys ist viel »normaler«, als viele denken.

Es ist normal, dass Kinder in der ersten Lebensphase ein bis zwei Stunden am Tag schreien, besonders oft tun sie das in der Zeit zwischen 17 und 22 Uhr. Manche Eltern erleben dieses Schreien bereits als maßlos und exzessiv.

Ist das Baby sechs bis acht Wochen alt, erreicht das Schreien oft einen Höhepunkt, wegen der Umbauprozesse im Gehirn, wird vermutet. »Echte« Schreikinder schreien jedoch weit mehr: nach der verbreiteten Definition über einen Zeitraum von mehr als drei Wochen an mindestens drei Tagen in der Woche jeweils mehr als drei Stunden. Ursache und Auslöser für solch ein Dauerschreien sehen die Fachleute in Ängsten und Stress, welche die Mutter während der Schwangerschaft erlebt hat

DER EIGENEN INTUITION VERTRAUEN

Ihre Intuition ist Ihr Verbündeter. Sie zeigt Ihnen, wo's langgeht. Sie lehrt Sie, genau hinzuschauen, hinzuhören, hinzufühlen, und hilft Ihnen, das Babygeschrei richtig zu deuten und richtig darauf zu reagieren. Die meisten Eltern verfügen über dieses intuitive Wissen, müssen sich aber zwischendurch immer einmal wieder vergegenwärtigen, darauf zurückzugreifen.

Eins ist gewiss, wenn Ihr Baby schreit: Es ist gestresst und in Not. Geschrei ist immer ein Hilferuf, in ihm drückt sich ein echtes vitales Bedürfnis aus.

> Deshalb verwöhnen Sie Ihr Kind auch nicht, wenn Sie auf sein Schreien sofort reagieren! Die meisten Eltern wissen das und versuchen ihrem Kind umgehend zu helfen.

> Gönnen Sie Ihrem Baby Pausen. Es will nicht rund um die Uhr beschäftigt werden, sondern braucht Erholungsphasen, in denen es abschalten kann und Sie es einfach nur im Auge haben.

> Bisweilen will ein Baby für sich sein und spielen. Es will und muss sich manchmal in einen geschützten Raum zurückziehen, damit sich in entspannter Atmosphäre seine Fähigkeiten, seine Anlagen entfalten können. Ein Kind wird natürlich nicht nur von seinen Genen bestimmt, sondern wesentlich auch durch die Erfahrungen, die es sammelt. Dafür, dass es möglichst viele gute Erfahrungen sammelt, sind Sie zuständig.

und die auf das Baby übergehen können. Auch eine schwierige Geburt wird als Auslöser in Betracht gezogen. Die Forscher glauben an eine Regulationsstörung, denn die Schreibabys reagieren außerordentlich sensibel auf Umweltreize.

80 Prozent der Schreikinder werden übrigens etwa ab dem vierten Lebensmonat unauffällig und werden von unabhängigen Beobachtern auch so erlebt, aber nicht unbedingt von ihren Eltern.

Ganz und gar hilflos?

Kleine Babys sind auf Gedeih und Verderb auf die Hilfe anderer angewiesen? Trifft nicht auf alle Lebensbereiche zu. Ein Beispiel: Die Außentemperatur stimmt nicht. Zwar kann ihr Organismus gravierendere Temperaturschwankungen noch nicht ausgleichen, weil Babys zu wenig Fett auf den Rippen haben und nicht richtig schwitzen können. Dennoch werden sie aktiv: Bei zu großer Kälte hilft Bewegung. Das Baby versucht, sich warm zu strampeln. Ein anderes Beispiel: Bei zu intensiver Wärme streckt es Arme und Beine aus, damit die Wärme abziehen kann.

ICH KANN VIEL MEHR ALS NUR SCHREIEN

Ich kann dir und Papa nicht nur durch mein Geschrei zeigen, was ich will. Und du staunst darüber, dass ich immer öfter genau weiß, was ich will.

Ich genieße es, gemeinsam mit dir die Welt zu entdecken beim Strampeln, beim Spielen, beim Lächeln und Blick-Austauschen, und das zeige ich dir mit meinen Augen, mit meinem ganzen Körper. Meistens verstehst du meine »Sprache« und manchmal verstehen wir uns auch nicht. Du magst das Mobile mit den Vögeln besonders gerne, das über dem Wickeltisch schaukelt. Ich finde es heute mal nicht so spannend. Du stößt das Mobile immer wieder an. Hör auf damit! So interessant ist das Wackeln und Wippen der Mobilevögel nicht. Ich schau weg.

> »Manchmal verstehen wir uns, manchmal auch nicht.«

Du willst nicht verstehen, was ich damit sagen will, und spielst einfach weiter mit dem Mobile. Dass du mich nicht verstehst, macht mich ganz zappelig. Bitte nicht mehr zeigen und erklären! Irgendwann lässt du das Mobile einfach Mobile sein und streichelst mich. Deine Hand kenne ich. Was glänzt an deiner Hand? Das Glänzende am Finger schaue ich mir näher an! Halte still! Lass mich anschauen! Du lässt mich gucken. Ich sehe mir deine Hand an. Deine Finger. Das Glänzende an deinem Finger. Nach einer Weile habe ich genug vom Gucken und schlafe wieder eine Runde. Nach dem Aufwachen geht das Weltentdecken weiter.

BABYS GEBEN SIGNALE

Zwischen Eltern und Kind spielen sich Signale ein, die den Austausch zwischen Groß und Klein, die Kommunikation zwischen ihnen regeln.

Ihr Baby wird immer aktiver und sucht immer häufiger das »Gespräch« mit Ihnen. Wichtige Babysignale und was sie bedeuten:

> Kopf wegdrehen: »Ich brauche Ruhe.«
> Kopf hindrehen: »Ich bin aufnahmebereit.«
> Schnell und hastig saugen: »Ich habe einen Riesenhunger – nach Nahrung, aber auch nach Zuwendung.«
> Langsam saugen, dabei eventuell etwas dösig wirken: »Gleich bin ich satt und zufrieden.«
> Hingucken: »Das interessiert mich.«
> Weggucken: »Das interessiert mich (jetzt) nicht.«

Mütter und Väter sind darauf geeicht, in den Babyaugen zu erkennen, ob ihr Kind auf den Arm oder lieber ins Bett will. Ob es spielen oder seine Ruhe haben möchte. Meistens verstehen sie, was ihr Kind meint, und reagieren richtig darauf. Sie lernen nicht nur seine Laute, sondern auch Körperhaltung und Mimik zu deuten.

Kleine Gespräche und große Gesten

Ist ein Baby bester Laune, reckt und streckt es sich wohlig – so intensiv, als hätte es das bereits ein Leben lang geübt – und teilt auf seine Weise mit: Mir geht es bestens! Alles ist gut. Guckt es vor sich hin, strampelt und brabbelt es vor sich hin, kommt eine Mutter automatisch und »unterhält« sich mit ihm: schaut es lange an, ihr Blick umhüllt das Kind wie eine wärmende Decke. Das Baby guckt zurück und damit beginnt die nächste Lächel-Laut-Runde.

Nach ein paar Minuten haben beide genug vom Lächeln und Brabbeln. Das Kind hat neue Eindrücke gesammelt, beendet das »Gespräch«, lässt seinen Blick abschweifen oder dreht seinen Kopf zur Seite, und Mama weiß Bescheid: Es hat will nicht mehr. Dann ist erst einmal Pause.

Ein anderes Beispiel: Wird Ihr Kind gebadet, mag aber nicht gebadet werden, ballt es seine Hände zu Fäusten – ein Signal, das Anspannung bedeutet. Das Zeichen wird verstanden. Genießt es dagegen das Planschen, sieht das Ganze anders aus: Es öffnet seine Fäuste. Sie lassen es daraufhin vielleicht ein paar Minuten länger unter Ihrer Aufsicht im Wasser spielen.

Auch Mama und Papa geben ihrem Baby Signale

BEI JUNGEN GENAUER HINSCHAUEN?

Mütter nehmen die Signale kleiner Jungen offenbar ein wenig sensibler wahr als die kleiner Mädchen. Die Forschung ist sich nicht einig darüber, warum dies so sein könnte: Liegt es daran, dass Jungen scheinbar irritierbarer sind als Mädchen? Oder manifestieren sich hier Geschlechtsstereotype, die von Mädchen weniger Ansprüche erwarten als von Jungen? Man weiß es nicht. Aber Sie können im Umgang mit Ihrem Baby Ihr Verhalten unter die Lupe nehmen.

Auch Sie als Eltern setzen Signale, die Ihr Kind versteht. Schweift beispielsweise Ihr Blick ab, dann weiß Ihr Baby: »Zwischen uns läuft im Moment nichts.« Daraufhin verliert es wahrscheinlich ebenfalls das Interesse an einer Unterhaltung, einem Austausch mit Ihnen. Ein andermal bringen die Mutter oder der Vater (und alle anderen Vertrauten) mit dem Baby, inzwischen auch mithilfe von Blicken und Blinzeln, »rauschende Unterhaltungen« zustande.

IHR BABY ERKENNT IHRE MIMIK

Eltern schneiden beim Reden mit ihrem Kind automatisch Gesichter – warum? Weil ein Baby mit ausdrucksvollen Gesichtern viel mehr anfangen kann als mit emotionslosen. Ein Experiment hat gezeigt: Wenn eine Mutter ihr Kind liebevoll ansieht und dann plötzlich ihren Gesichtsausdruck verändert, zum Beispiel wie versteinert schaut, versucht das Baby mit allen Mitteln, mithilfe von Tönen, Gestik und Mimik, seine Mutter aus der Reserve zu locken. Gelingt ihm das nicht, reagiert es verzweifelt. Hält der Zustand an, wird resignierte Apathie daraus. Das zeigt, wie emotional Babys auf die Mimik ihrer Vertrauten reagieren. Sie sind aber nicht nur bei Mami und Papi, sondern generell mehr an Gesichtern interessiert, die Emotionalität zum Ausdruck bringen.

Wenden sich diese Vertrauten anderen Menschen zu, lässt sich ein Baby davon übrigens weder besonders stören, noch zeigt es besonderes Interesse. Das heißt: Selbst sehr junge Babys unterscheiden schon zwischen verschiedenen Kontexten und Situationen, verschiedenen Beziehungen von Menschen untereinander.

WELLEN DER KOMMUNIKATION

Mutter-und-Kind-Gespräche folgen einer Art Wellenbewegung: Die Mutter wartet auf ein Zeichen vom Baby. Schaut es seine Mutter interessiert an, dann steigt sie ein, nimmt Kontakt auf, nickt ihrem Kind zu, singt ihm vor ... Das Baby zieht mit, spitzt seine Ohren, schaut interessiert. So geht das eine Weile. Irgendwann mag oder kann das Baby der »Unterhaltung« nicht mehr folgen, oder die Mutter will nicht mehr. Dann endet das »Spiel« bis zur nächsten Welle.

Natürlich können auch Väter auf diese Weise mit ihrem Baby kommunizieren! Wie schön, dass sich heutzutage immer mehr Väter engagieren.

Wie Sie an Sicherheit gewinnen

Ihr Kind beeinflusst Sie und umgekehrt beeinflussen Sie Ihr Kind. Auf diese Weise klappt der Umgang miteinander besser:

> **Ihr Baby gewinnt an Sicherheit,** weil es inzwischen sicher weiß, dass es sich auf Sie verlassen kann. Denn seine Signale – seine Blicke, sein Geschrei, alles, was es tut – werden wahrgenommen und meist richtig verstanden.
> **Sie gewinnen an Sicherheit,** weil Sie merken: Ich komme mit meiner neuen Verantwortung zurecht. Ich sorge gut für mein Kind. Ich erkenne seine Bedürfnisse und Botschaften.

EIN LEBENDIGES UND HARMONISCHES MITEINANDER

Der Kontakt zwischen Groß und Klein erinnert manchmal an einen Tanz aus Gleichklang und Wechselspiel oder an den Kontrapunkt in der Musik, wenn die eine Stimme nach oben geht, die andere nach unten. Eine meist lustvolle Erfahrung für alle Beteiligten. Wenn der Tanz ab und zu stockt oder aus dem Rhythmus gerät, dann ist das kein Drama, sondern bedeutet: Auf ein Neues. Wir probieren es noch mal!

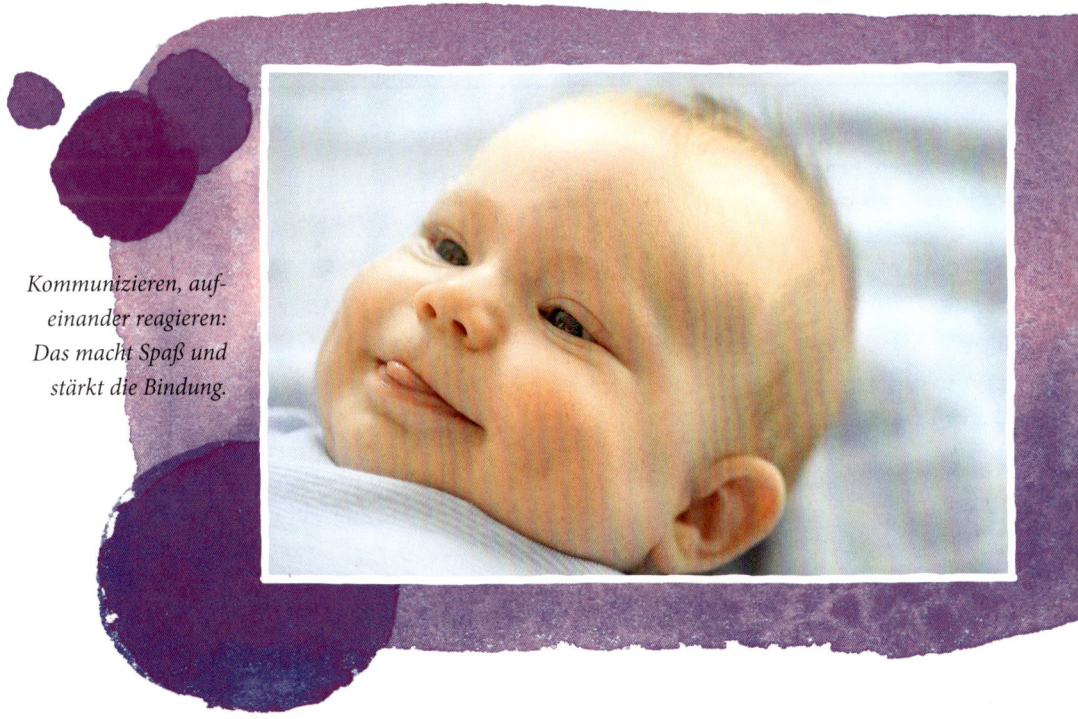

Kommunizieren, aufeinander reagieren: Das macht Spaß und stärkt die Bindung.

Die Bindung wird intensiver

Die Bindung zwischen Eltern und Kind hat sich inzwischen gefestigt. Sie wirkt sich aber nicht nur positiv auf den Seelenhaushalt Ihres Babys aus, sondern ist auch das Fundament für Abenteuerlust, für das Bestehen und den Ausbau der kindlichen Neugier. Denn ein Kind, das sich sicher gebunden fühlt, entwickelt Zuversicht, innere Sicherheit und später den Mut, sich auf der Welt und unter den Leuten gründlich umzuschauen und das Leben zu erforschen. Wer darauf zurückgreifen kann, hat das große Los gezogen.

BINDUNG IST DAS FUNDAMENT FÜR BILDUNG

Wissenschaftlich belegt wurden enge Zusammenhänge zwischen der Bindungsqualität und der Bildungslaufbahn der Kinder. Sicher gebundene Kinder sind aufgeschlossen, neugierig und haben Vertrauen in die eigenen Fähigkeiten. Im Unterschied zu unsicher gebundenen Kindern, deren Bindungsverhalten durch Zwiespältigkeit gekennzeichnet ist, die an Mamas Rockzipfel hängen, weil sie sich deren Zuwendung nicht sicher sind, und sich nicht trauen, die Welt auf eigene Faust zu erkunden.

Angesichts der Tatsache, dass der Anteil sicher gebundener Kinder schrumpft (von etwa 80 Prozent noch vor einer Generation auf mittlerweile nur noch etwa 60 Prozent) kann nicht oft genug betont werden, dass auf der Grundlage einer sicheren Bindung Urvertrauen entsteht – fundamental für die kindliche Persönlichkeit!

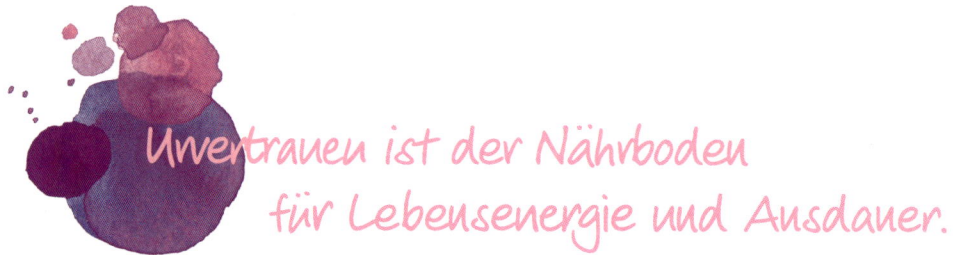

Urvertrauen ist der Nährboden für Lebensenergie und Ausdauer.

Urvertrauen steht auch für Resilienz, das ist die Widerstandsfähigkeit in Belastungssituationen. Je ausgeprägter die Resilienz eines Menschen ist, umso leichter kann derjenige Belastungen und besondere Situationen bewältigen. Diese wichtige »Stehaufmännchen«-Fähigkeit wird schon in der frühesten Kindheit erworben: Aus Urvertrauen entsteht Selbstsicherheit, wachsen Mitgefühl und Sozialkompetenz und nicht zuletzt Offenheit für neue Erfahrungen, die dann schneller gesichtet, abgespeichert, verarbeitet und integriert werden können.

DIE WELT ENTDECKEN AN MAMAS KÖRPER

Säuglinge sind von ihrer genetischen Ausstattung her Traglinge. Es empfiehlt sich, sie von klein auf regelmäßig und auch für längere Zeit am Körper zu tragen. Das regt sie auf ganzheitliche Weise an und fördert die Verarbeitung der Sinneseindrücke, also die Ordnung und Verbindung der wahrgenommenen Anregungen und Reize. Dies trägt dazu bei, dass sich die Sinnesorgane und die entsprechenden Gehirnareale optimal entwickeln können. Wenn Sie Ihr Baby unter den Ärmchen hochheben, winkelt und spreizt es reflexartig die Beine etwas an. Verhaltensbiologen vermuten, dass es sich dabei um einen angeborenen Reflex handelt, den sie Spreiz-Anhock-Reaktion nennen. Setzen Sie Ihr Baby vorsichtig auf Ihre Hüfte, zeigt sich, dass diese Anhock-Spreiz-Stellung die optimale Haltung ist, um getragen zu werden. Zur Unterstützung sind auch die Unterschenkel des Babys noch leicht nach innen gekrümmt, wodurch es sich wie beim Reiten auf Ihrer Hüfte besser halten kann. Auch der gerundete Rücken des Babys passt ins Bild: Um am Körper der Mutter getragen zu werden, braucht sich das Baby nicht aufzurichten. Vielmehr ist die Beugung nach vorn sinnvoll, um sich an der Mutter anlehnen zu können. Das Anlehnen wiederum ist sinnvoll, weil damit das Nachhintenfallen vermieden werden kann.

Durch das Getragenwerden erfährt Ihr Baby über alle fünf Sinne einen optimalen, ganzheitlichen Austausch mit Ihnen und der Umwelt. Es nimmt Ihre Bewegungen wahr, das stimuliert seinen Gleichgewichtssinn und wirkt beruhigend. Der beständige Hautkontakt fördert seine Sensibilität für Berührungen und schafft Nähe und Vertrauen, trägt so zum Aufbau einer sicheren Bindung bei, ebenso wie der vertraute Geruch und Ihr beruhigender Herzschlag.

Wenn Ihr Baby wach und aufnahmefähig ist, kann es auch mit Augen und Ohren Kontakt mit Ihnen und der Umwelt aufnehmen. Flößt ihm etwas Unbehagen oder Angst ein, kann es den Blick abwenden und an Ihrem Körper und im Blickkontakt mit Ihnen Schutz suchen, es nimmt Ihre Mimik und Ihre vertraute Stimme wahr.

ENTWICKLUNG UNTERSTÜTZEN

WIEGEN UND SCHAUKELN

Babys sind Traglinge, lassen sich gerne herumtragen und in den Armen wiegen. Dass Schaukeln und Wiegen beruhigt, hat mit dem sechsten Sinn zu tun: dem Gleichgewichtssinn, der für das Raumgefühl zuständig ist. Von Lebensbeginn an ist er funktionstüchtig. Dank seinem Gleichgewichtssinn lernt Ihr Kind zum Beispiel bald, seinen Kopf zu halten, seine Arme zielgerichtet zu bewegen.

Aber Wiegen und Schaukeln haben nicht nur Wohlfühlwirkung, sondern sind auch Gehirntraining: Die gleichmäßige rhythmische Bewegung stimuliert die Gehirnzellen und unterstützt die Bildung neuer Nervenverknüpfungen. Wiegen Sie Ihr Baby in den Armen und tragen Sie es im Gehen herum, mal im Wiegegriff, mal im Fliegergriff (bäuchlings auf dem Unterarm). Setzen Sie sich, wenn möglich, mit Kind auf dem Arm öfter auf eine Schaukel.

UNSERE AUGEN TANZEN MITEINANDER

Liebe Mami, du zeigst mir die Welt. Deine Augen sind mein Spiegel. Du lachst mit mir, du singst mit mir ... Und ich kann den Takt angeben.

So klein ich bin, weiß ich doch längst aus Erfahrung: Was ich will, das kann ich schaffen. Meistens jedenfalls. Liegt es daran, dass wir zusammen sind? Mir gelingt heute alles besser als gestern.

Und was machen wir beide, wenn wir zusammen sind? Uns angucken. Blicke austauschen - unser erstes gemeinsames Spiel spielen wir immer noch und es macht immer mehr Spaß: Wir gucken uns ausgiebig in die Augen. Ich gucke dir so gerne in die Augen! Zwei große, runde Kreise mitten in deinem Gesicht - das interessiert mich brennend.

Schön, dich zu sehen!

Dein Gesicht erkenne ich blitzschnell unter anderen Gesichtern. Wenn du allerdings mal eine neue Frisur hast oder eine Mütze aufsetzt, dann wird das Wiedererkennen schon schwieriger, aber meistens klappt es trotzdem. Mama bleibt Mama, selbst wenn sie heute einen Zopf trägt und morgen Locken. Ich rieche dich. Ich höre dich. Ich erkenne dich einfach. Ich freue mich nicht nur, dich zu sehen, sondern ich sehe meine ganze Familie gerne. Alle meine Vertrauten sind da, und ich mittendrin - ein super Gefühl!

UNSERE GESICHTER IM SPIEGEL

Eine weitere Lieblingsbeschäftigung von mir: dein Gesicht im Spiegel betrachten. Das bist du! Und das zweite Gesicht neben deinem? Das soll mein Gesicht sein, sagst du? Mit dieser Nachricht kann ich nichts anfangen. Dieses zweite Gesicht neben deinem ist trotzdem interessant, denn immer wenn ich etwas mache, macht es auch etwas!

Ich suche deinen Blick, du suchst meinen. Wenn sich unsere Blicke treffen, halten sie einander fest, und zwar ziemlich lange. Ich lese in deinem Blick.

Du liest in meinem Blick. Ich bade in deinen Blicken und freue mich, wenn es mir gelingt, dass du dich mir voll und ganz zuwendest. Jeder Blick bringt eine neue Information. Was ich in deinem Gesicht sehe, passt irgendwie zu dem, was ich fühle. Das macht mich froh. Deine Blicke erzählen von deinen Gefühlen, zum Beispiel von Aufregung, Freude, Ärger, Angst – Gefühle, die ich durch dich kennenlerne. Deshalb studiere ich dein Gesicht ausgiebig, taste es immer wieder mit meinen Blicken ab. Und weil wir uns so oft, so lange in die Augen schauen, tauschen wir unendlich viele Botschaften aus. In deinem Gesicht entdecke ich die ganze Welt.

Mein Platz in der Welt

Blicke verschenken, Blicke geschenkt bekommen – das Leben kommt in Fluss. Immer wieder will ich mehr sehen, denn was ich kenne, verliert bald seinen Reiz. Neues muss her. Ich will mehr über die Welt erfahren. Deshalb sauge ich mit den Augen und Ohren alles auf: wenn wir spazieren gehen. Wenn die Oma zu Besuch kommt. Wenn du den Ball wieder mal herausholst, der ein paar Tage lang verschwunden war. Mein Hunger nach Neuigkeiten ist groß.

KITZELN UND STREICHELN

Babys lassen sich gerne streicheln. Sanft, fester. Rhythmisch. Je älter, desto kräftiger. »Gleich hab ich dich und kitzle dich« – für Babys ein Superwitz, über den sie sich frühzeitig amüsieren. Kitzeln ist aber mehr als ein Witz. Auf Dauer lernt ein Kind gerade beim Gekitzeltwerden, dass es ein Innen und ein Außen gibt und dass die Haut beides miteinander verbindet. Dieses Erlebnis fördert das Ich-Bewusstsein und die Erfahrung: Körper und Seele gehören zusammen. Was fürs Kitzeln gilt, gilt auch fürs Streicheln und fürs Befühlen von Gegenständen. Deshalb: Kitzeln und streicheln Sie Ihr Baby viel, aber nur dann, wenn es auch wirklich gestreichelt und gekitzelt werden mag.

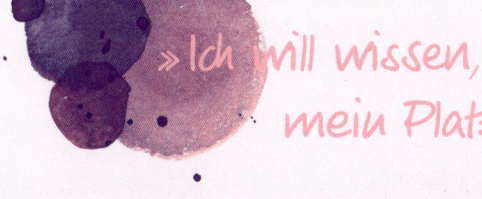

»Ich will wissen, wo
mein Platz in der Welt ist!«

DAS BABY IN SEINEM SOZIALEN UMFELD

Jedes Kind will sich selbst erkunden und die Welt da draußen, es beginnt schon jetzt, seinen Platz in der Welt zu finden.

Ihr Kind fängt nun damit an, ein Empfinden für die Welt und für sich selbst auszubilden. Dies ist der Beginn einer langfristigen Entwicklung. Jedes kleine Kind ist schon eine eigene Persönlichkeit und hat bereits seine eigenen Eindrücke gesammelt – von sich selbst, von der Welt. Und jede weitere Erfahrung, die es sammelt, formt und verfeinert dieses individuelle Empfinden.

Etwas bewirken

So um den dritten, vierten Lebensmonat herum beginnt Ihr Kind zu unterscheiden, was von anderen und was von ihm selbst ausgelöst wird. So erlebt es zum Beispiel, dass das eigene Lachen seinen Brustkorb vibrieren lässt. Ständig will es ausprobieren, wie seine Empfindungen zu den Empfindungen seines Gegenübers passen und welche Wirkung seine Gemütsbewegungen auf andere haben.

Wenn Sie Ihr Kind bei diesem Lernprozess unterstützen, kann es ein erstes vages Gefühl dafür entwickeln, dass es die Fähigkeit besitzt, für sich zu sorgen: indem es schreit, wimmert, quengelt. Mehr Möglichkeiten hat es noch nicht. Geht bei diesem »Spiel« die Initiative von ihm selbst aus, kommt Ihr Baby in seiner Entwicklung am ehesten einen Schritt weiter. Wenn es den Ton angibt – noch ist das natürlich nur in ganz begrenztem Maße möglich –, heißt das für Ihren Sohn oder Ihre Tochter: »Ich werde verstanden.«

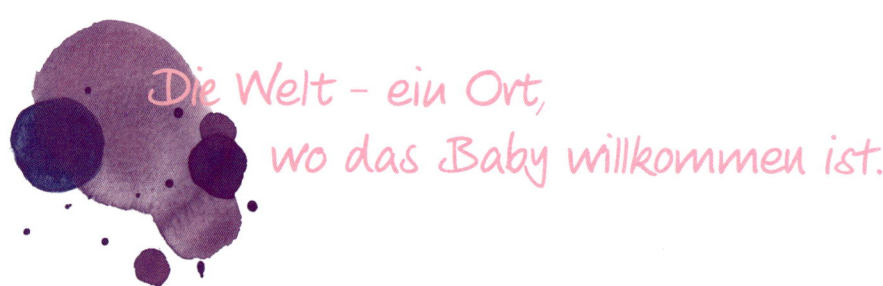

Die Welt – ein Ort, wo das Baby willkommen ist.

Diese Erfahrung stärkt das Urvertrauen ins Leben, unter der Überschrift: »Wird schon! Ich komme irgendwie zurecht!« Natürlich kann Ihr Baby sich solche Gedanken noch nicht machen, aber eine gute Grundlage wird gelegt, um voller Vertrauen die Welt und das Leben entdecken zu können.

Babyzeiten: prägend für immer

Ihr Baby kann nur in Verbindung mit anderen existieren. Wird es häufig allein gelassen, fühlt es sich bald verloren in der weiten, ihm noch so unbekannten Welt. Früher war man in diesem Punkt weit weniger feinfühlig, ließ ein Baby durchaus allein oder ließ es sogar schreien, mit der Begründung: »Das Kind wird sich wieder beruhigen!« Stimmt sogar: Es beruhigt sich irgendwann von allein und schläft schließlich auch ein, aber völlig erschöpft, gestresst und verzweifelt in dem Gefühl: Da kommt keiner, der nach mir schaut.

Mangelt es einem Kind an Bindung und dem damit verbundenen Gefühl von Selbstsicherheit und wiederholt sich die Erfahrung »Ich bin einsam und allein« in der ersten Lebensphase häufiger, bleiben Stress und Anspannung. Tief im Gedächtnis speichert das Baby dann ein Gefühl von Verlassenheit, Bedrohung und Angst. Das Weltbild bekommt erste Kratzer, und dieses Gefühl tiefer Verlassenheit wird mancher lebenslang nicht wieder los, sieht später vielleicht Schrecken, wo keine Schrecken sind. Empfindet die Welt als bedrohlich. Die Neugier, sich diese Welt näher anzuschauen und sich darauf einzulassen, könnte sich infolgedessen von vornherein in Grenzen halten.

Ein Baby kann man nicht »verwöhnen«

Ob ein späteres Leben gelingt oder nicht, hängt unter anderem wesentlich davon ab, ob die Gefühle eines Menschen zu Babyzeiten erkannt, richtig gedeutet und befriedigt wurden. Der beste Weg zum Glücklichsein basiert auf sicherer Bindung. Der Grundstein dafür wird bereits während der Schwangerschaft und der Neugeborenenphase gelegt (siehe ab Seite 12).

Diese frühen Erfahrungen liefern Ihrem Kind erste Muster für seine Sichtweise der Welt. Wie gut, wenn diese Muster positiv ausfallen, denn sie sind das Potenzial, das die Entwicklung Ihres Kindes, die seines Gehirns, seiner Seele mitbestimmen wird. Diese ersten Erfahrungen sind Ausgangsbasis für späteres Wollen und Nichtwollen, für Können und Nichtkönnen, für Glück oder Unglück. Das Urvertrauen ist für die Entwicklung Ihres Babys genauso wesentlich wie Schlafen und Trinken.

VERTRAUTE KLÄNGE: DIE AMMENSPRACHE

Wenn Sie Ihr Baby auf die Dinge des Lebens aufmerksam machen, säuseln Sie wahrscheinlich automatisch in den höchsten Tönen. Sprechen in kurzen Sätzen.

DER FAMILIENSOUND

Jede Familie hat ihren eigenen Umgangston, ihre eigenen Rituale und Regeln. Die geben allen ein Gefühl von Verlässlichkeit und Sicherheit. Jede Familie hat auch ihre eigene Sicht auf die Welt. So wird zum Beispiel in Familie A die Welt, die Natur in positivem Licht gesehen: »Das frische Grün im Frühling ist eine Riesenfreude für uns. Herrlich, wenn die Natur wieder erwacht!« In Familie B sieht man das indessen ganz anders: »Schrecklich, diese dauernden Wetterwechsel und der Matsch, wenn es taut!« Kinder verinnerlichen solche Botschaften unmerklich – erst recht dann, wenn ihre eigenen Erlebnisse in der Familie, der jeweiligen Einstellung entsprechend, interpretiert und kommentiert werden: »Toll, wie du schon krabbeln kannst!« versus »Jetzt willst du schon wieder meine Bücher aus dem Regal zerren!«. Diese Prägungen beginnen sehr früh. Seien Sie deshalb aufmerksam dafür, welches Lebensgefühl Sie Ihrem Kind vermitteln. Vielleicht werden Sie dabei auch selbst ein bisschen glücklicher.

Ahmen Laute übertrieben nach, ebenso die Mimik, wie Schauspieler in einem Stummfilm. Vollkommen richtig so, denn Sie wissen intuitiv, dass hohe Laute bei Ihrem Kind besser ankommen als tiefe. Zu den hohen Tönen kommen ganz einfache Sätze und melodische Muster, die sich laufend wiederholen. Diese Babysprache, von Ihrem Umfeld vielleicht als albern abgewertet, ist sehr wichtig, denn sie bereitet Ihr Baby in einem verlässlichen, vertrauten Rahmen auf das Sprechenlernen vor.

Die Unterhaltung wird dabei zunehmend lebhafter: Ihr Baby gurrt und gickert. Jetzt werden nicht mehr nur mithilfe von Mimik »lange Geschichten« erzählt, sondern auch mit Tönen. Je besser Ihr Baby seine Atmung und seine Stimme schon kontrollieren kann, desto intensiver werden seine Mitteilungen. Die Tonlage und die Melodie teilen Ihnen mit, wie Ihr Baby die Welt gerade erlebt: heiter oder eher wolkig?

Ihr Baby hört genau hin

Sie antworten Ihrem Kind. Wichtig beim Sprechen: eine freundliche Tonlage, die positive Gefühle auslöst. Weil wir Erwachsenen uns längst daran gewöhnt haben, dass in einer Stimme zum Beispiel Langeweile, Anspannung oder schlechte Laune mitschwingen, gehen wir aus Nachlässigkeit gerne darüber hinweg. Ihr Baby hört dagegen genauer hin, und die Gefühle, die in dem mitschwingen, was es zu hören bekommt, beeinflussen sein Befinden:

> Klingt eine Stimme fröhlich und leicht wie eine Sommerbrise, vermittelt ihm das: Entspannung, Heiterkeit, Wohlgefühl.
> Klingt eine Stimme ruhig und sanft brummend, bedeutet das: Alles ist gut, ich kann mich beruhigen.
> Klingt eine Stimme gereizt und aufgeregt, heißt das: Alarm. Irgendetwas stimmt nicht und ich muss auf der Hut sein.
> Klingt eine Stimme laut und nachdrücklich, erschrickt ein Baby oft.

Der Ton macht die Musik. Ihr Tonfall und Ihre Stimme geben Ihrem Baby wichtige Orientierungspunkte, sowohl bei seiner Erkundung der Welt als auch beim Austausch mit Ihnen.

Das »richtige« Lächeln

Das erste »echte« Lächeln Ihres Babys, von Forschern das soziale Lächeln genannt, macht nicht nur Spaß, sondern es hat auch einen besonderen Sinn: Ahmt Ihr Baby Sie nach, lächelt es Sie an, schmiegt sich an Sie, dann belohnt es Sie unbewusst für die Mühen, die Sie neben all der Freude auch mit ihm haben. Es stärkt mit seinem Lächeln die überlebenswichtige Bindung zu Ihnen.

Mit seinem Lächeln kann Ihr Kind aber nicht nur seine Eltern um den Finger wickeln. Das hat die Natur genial eingerichtet: Durch sein entwaffnendes Lächeln ist es vor Ungemach geschützt. Es wird aber noch eine ganze Weile dauern, bis Ihr Baby den Zusammenhang erkennt: bis es ahnt, dass es mithilfe seines Lächelns ans Ziel mancher Wünsche gelangen kann.

Ihr Baby flirtet also nicht nur mit seiner Mama und seinem Papa, sondern auch gerne mit Fremden. Noch bekommen alle sein bezauberndes Lächeln zu sehen. Beim Lächeln übt es übrigens, Gesichter zu erkennen und zu unterscheiden, denn jeder Mensch lächelt auf andere Weise zurück.

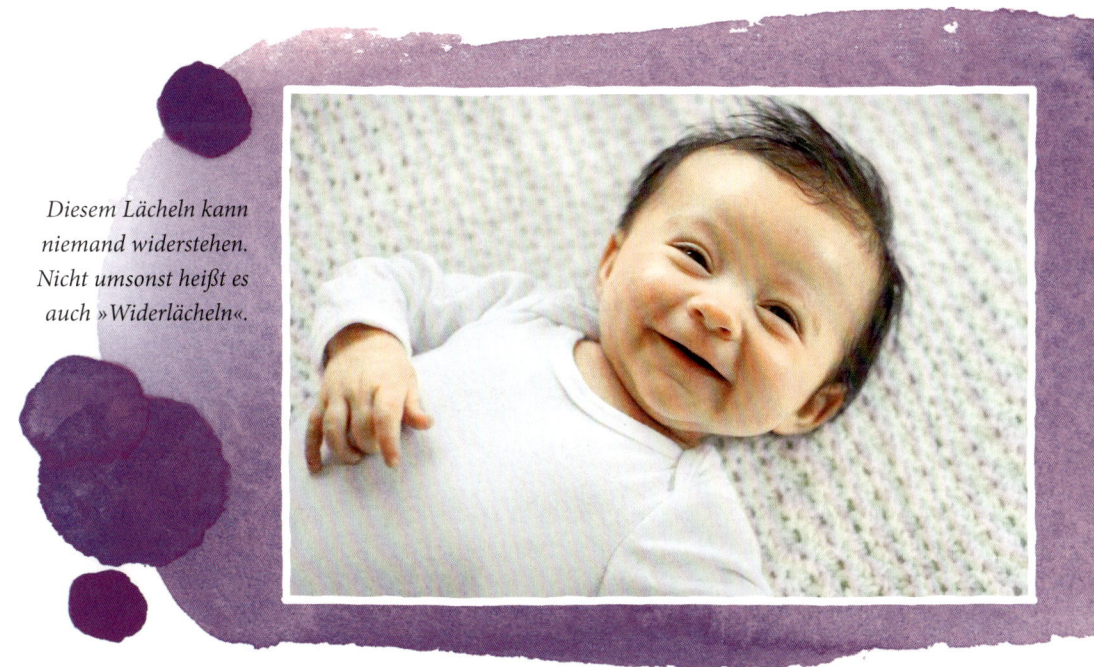

Diesem Lächeln kann niemand widerstehen. Nicht umsonst heißt es auch »Widerlächeln«.

VORMACHEN UND NACHMACHEN

Liebe Mami, ich lächle dich an. Du lächelst, ich lächle – und du freust dich. Das spüre ich genau. Also freue ich mich ebenfalls.

Inzwischen bin ich ein paar Monate alt und heute kann ich gezielt mit meinem Lächeln auf dein Lächeln antworten. Mein Lächeln sagt dir: »Mir geht es gut!« Natürlich lächelst du prompt zurück, machst dazu Töne, die zärtlich wie ein Streicheln sind und mir gefallen.

Immer häufiger reagiere ich mit einem Lächeln auf dein Verhalten. Ich kann zum Beispiel richtig strahlen, wenn ...

> ... du singst, weil ich das mag.

> ... du meinen Blick gesucht und gefunden hast und mit mir redest. Längst habe ich gemerkt, dass du lächelst, wenn ich Töne von mir gebe: wenn ich sanft gurre und leise glucke. Oder wenn ich strample. Du und Papa, ihr bekommt mein Lächeln, und zwar mein schönstes, eher geschenkt als alle anderen. Wenn einer von euch beiden mich mit einem Lächeln begrüßt und den Kopf dabei nach hinten oder zur Seite legt, schaue ich mir das von euch ab. Bald kann ich das auch.

Was gehört zusammen?

Ich schaue mich gerne um, beobachte die Menschen. Dich, Mama, beobachte ich am allerliebsten. Irgendwann entdecke ich deinen Mund, der sich bewegt, wenn du redest:

> Ich sehe, dass sich dein Mund bewegt, wenn du sprichst.

> Ich höre, dass Töne aus deinem Mund kommen, wenn du sprichst.

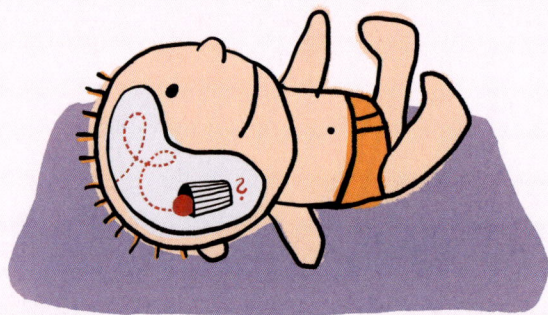

Mund und Stimme – ich ahne, dass beides irgendwas miteinander zu tun hat. Welche meiner Beobachtungen passen zusammen, welche nicht? Ein Wald aus Fragezeichen tut sich auf. Du hilfst mir, einen Weg aus dem Dickicht zu finden.

Ich mache nach, was du vormachst

Blicke wandern zwischen uns hin und her. Ich beobachte dich. Beim Stillen. Beim Wickeln. Beim Baden. Gleich nach der Geburt habe ich damit begonnen. Du beobachtest mich. Du streckst deine Zunge raus. Ob ich das auch kann? Kann ich! Inzwischen gelingt es mir ab und zu, das nachzumachen, was du vormachst – noch ziemlich zufällig. Mit den Augen blinzeln. Die Stirn runzeln. Manchmal bekomme ich das schon hin, allerdings nur flüchtig und nicht bei jedem Versuch.

AUCH ICH KANN DIR WAS
»VORMACHEN«!

Du beginnst die Gesichter nachzumachen, die ich schneide, runzelst die Stirn so, wie ich sie runzle, und sagst wie ich: »Ääääh«. Du gluckst nicht nur, wie ich gluckse, sondern gluckst mal laut, mal leise. Du gurrst nicht nur, sondern gurrst mal langsam, mal schneller. Und ich höre genau zu und versuche mir abzuschauen, was du vormachst. Gelingt mir noch nicht so ganz – das muss doch noch besser gehen! Ich versuche es noch einmal. Natürlich freue ich mich über dein Lob und dein »Bravo, Bravo«, über deine bewundernden Blicke.

NACHAHMEN

Die Freude am Nachahmen ist angeboren. Babys lesen in den Gesichtern, die sich über sie beugen. Es ist ein aufregendes Erlebnis für sie, ein Stück ihrer selbst in diesen Gesichtern wiederzufinden. Sie wollen unbedingt nachmachen, was die Gesichter vormachen. Fördern Sie diese Lust!

> Steigen Sie ein: Spielen Sie Echo und Spiegel Ihres Kindes.
> Setzen Sie das Spiel fort: Greifen Sie auf, was sich Ihr Baby von Ihnen abguckt. Machen Sie es wieder nach.
> Wiederholen Sie Ihre Spiele. Denn Babys und Kleinkinder lieben Wiederholungen.

Alles zusammen spornt Ihr Kind dazu an, weiterzumachen als Weltforscher. Das gezielte und ausgiebige Nachmachen lernt Ihr Baby allerdings erst später, in ein paar Monaten.

MICH GIBT'S!
ERSTE ZARTE AHNUNGEN

*Die Welt erkunden bedeutet Leute beobachten,
mit Leuten zu tun haben – diejenigen erleben und
studieren, die man täglich sieht.*

Mama, Papa, Oma, Geschwister sind die Quellen, die Ihr Baby nutzt, um mehr Wissen anzuhäufen. Jeder Einzelne hinterlässt bleibende Eindrücke. Als Mutter werden Sie noch lange im Mittelpunkt des Interesses stehen. Ihr Baby erlebt Sie mal müde, vielleicht sogar schlecht gelaunt, mal munter und aufgekratzt. Mal nimmt es saugend Ihre Brust wahr, mal Ihre Augen, die es anlächeln. Ihr Kind erlebt immer neue Facetten von ein und derselben Person. Aus diesen zahllosen unterschiedlichen »Mosaiksteinchen« entsteht schließlich ein sich immer weiter anreicherndes, immer konkreteres Bild: »Das ist meine Mutter.«

Spiegelneuronen: Ich erkenne mich in dir

Spiegelneuronen sind das Fundament einer ausdrucksvollen mimischen Kommunikation. Säuglinge ahmen schon wenige Stunden nach der Geburt eine ausdrucksvolle Mimik ihres Gegenübers, wie das Öffnen des Mundes oder das Herausstrecken der Zunge, unwillkürlich nach. Vermutet wird, dass sich hier eine angeborene Kompetenz manifestiert, die allererste Kontaktaufnahmen ermöglicht. Das Neugeborene scheint genetisch so programmiert zu sein, dass es nahezu reflexartig sozial reagiert.

Schon Mitte der 1990er-Jahre ermittelten italienische Hirnforscher um Giacomo Rizzolatti in Untersuchungen mit Schimpansen die Vermittler dieses Imitationsverhaltens im Nervensystem und nannten sie Spiegelneuronen. Tatsächlich kommen Säuglinge mit einer Grundausstattung an Spiegelneuronen auf die Welt, mittels derer sie von Anfang an mit ihren Bezugspersonen in mimische Kommunikation treten können. Neuropädagogen betonen, wie wichtig es ist, dem Säugling beständig zu spiegeln, dass seine Nachahmung verstanden wird. Erfolgt keine soziale Resonanz, kann das Spiegelneuronensystem verkümmern.

Anscheinend bringt das Neugeborene die biologischen Voraussetzungen dafür mit, dass sich zwischen ihm und seiner Mutter auf der Grundlage gelungener wechselseitiger mimischer Spiegelungen eine sichere Bindung aufbaut.

Einige Neuropädagogen und andere Wissenschaftler gehen davon aus, dass beständige mimische und soziale Resonanz grundlegend für den Aufbau von Empathie und Mitgefühl in der frühen Kindheit ist.

Innen und außen

Jedes Baby lernt mit der Zeit, dass es einen Unterschied gibt zwischen »ich« und »du«, zwischen dem eigenen Selbst und den anderen: »Wenn ich am Daumen nuckle, hat das nichts mit meiner Mutter zu tun, sondern nur etwas mit mir.«
Diese frühe vage Vorstellung ist ein erster Schritt zur Selbstwahrnehmung. Wenn Sie die Experimente Ihres Kindes bestaunen, loben, kommentieren, erlebt es sich als handelndes Wesen: beim Fallenlassen seines Kuscheltiers. Beim Aneinanderklopfen von zwei Bauklötzen. Im Spiel und im Aufbau zärtlicher Kontakte mit Ihnen wird Ihr Kind nach und nach erkennen, dass es ein eigenständiges Wesen ist. Die Vorstellung, ein Baby fühle sich im ersten Lebensjahr als Teil seiner Mutter, es sei »symbiotisch eng mit ihr verbunden« und sei damit unfähig, sich als eigenständiges Wesen zu empfinden, hat sich als Trugbild erwiesen. Natürlich baut sich eine sehr enge Verbindung zwischen Mutter und Baby auf, aber erste Spuren von Selbstempfinden entstehen schon frühzeitig.

NAHRUNG FÜR DEN WACHSENDEN VERSTAND

Zunehmend aufmerksam verfolgt Ihr Baby, was sich in seinem Umfeld so alles tut. Es schaut genauer hin, nimmt sogar in begrenztem Umfang Veränderungen und Unstimmigkeiten wahr. Verschwindet zum Beispiel eine Kugel in einem Tunnel und kommt auf der anderen Seite nicht wieder heraus, so kommt das schon einem Säugling seltsam vor. Erstaunlich, oder?
Die Voraussetzung für eine wachsende Wahrnehmungs- und Denkfähigkeit ist ein entsprechendes Reifen des Gehirns. Um weiterhin zu wachsen und ein funktionsfähiges Netzwerk zu bilden, braucht das Babygehirn »Nahrung«. Soziale Beziehungen sind besonders gutes Futter für seinen Denkapparat. Einige Forscher sagen, dass diese spielerischen Impulse in der Babyzeit auch gut sind für später, für die Schulzeit: gut fürs Gedächtnis, für die Aufmerksamkeit und die kognitiven Fähigkeiten des Kindes.

ENTWICKLUNG UNTERSTÜTZEN

FÄHIGKEITEN ERKENNEN

Wie erkennt man eigentlich, was ein Baby wann kann? Die Babyforscher beobachten, wie ein Baby reagiert, wie es auf die »Aufgaben«, die sie ihm stellen, antwortet: ob es zum Beispiel intensiv und lange hin- oder wegschaut. Ob es eine Grimasse schneidet oder ganz entspannt in die Welt schaut. Ob es begeistert oder eher unlustig an seinem Schnuller saugt oder schnell und schneller, wenn es aufgeregt ist.
Wenn Sie sich mit Ihrem Kind beschäftigen, lernen Sie schnell, in seinem Gesicht zu lesen und seine Körpersprache zu deuten. Beim Spielen. Bei ersten Gesprächen. Später beim Füttern.

Verbundenheit oder Ausgeliefertsein?

Vom ersten Schrei an verspürt Ihr Baby den Drang nach sozialen Kontakten. Es bringt die Gabe mit, Kontakte zu knüpfen, zu bewahren oder zu beenden. Wie schon beim Thema »Lächeln« gesagt: Es will nicht ausschließlich mit Ihnen, sondern auch mit anderen Kontakt aufnehmen. Zu dem Onkel, der es in seinen Armen wiegt. Zu der Tagesmutter, die ganz anders spricht und aussieht als Mama und bei der es neues Spielzeug zu entdecken gibt. Positive Erlebnisse mit unterschiedlichen Menschen ermutigen Ihr Kind, Vertrauen in sich selbst und in die Welt zu entwickeln, die weit und völlig offen vor ihm liegt. Ein gutes Selbstwertgefühl und Selbstvertrauen, das es dank enger Bindung an Familie und Betreuer mitbringt, werden es ermutigen, sich diese weite Welt und ihre Menschen genauer anzuschauen. Die Verbundenheit mit anderen sei unser Potenzial, meinen Gefühlsforscher, sei eine gute Lebensgrundlage und befähige ein Kind auf Dauer, seine feste Position in dieser Welt einzunehmen – eine Position, die ihm keiner nehmen kann. Die Verbundenheit mit anderen kann aber auch wie ein Fluch sein, denn ein Kind hat keine Wahl, es muss auf die Gefühle und Botschaften der anderen reagieren und die können auch negativ sein.

ENTWICKLUNG UNTERSTÜTZEN

DU BIST DU

Unterstützen Sie Ihr Kind von Anfang an in seinem Anliegen, ein eigener Typ zu sein, bewundern Sie seine Fähigkeiten, seine Spiele, seine ganz individuellen Ausdrucksmöglichkeiten. Geben Sie Ihrem Baby die gewünschte Grundsicherheit und Glücksfähigkeit mit, indem Sie auf seine Bedürfnisse eingehen. Fördern Sie seine Lebenslust, indem Sie zusammen viel lachen und Späße machen. Lassen Sie ihm möglichst viel Spielraum für seine spezielle Entwicklung – eine Entwicklung, die unabhängig von Mamis und Papis Erwartungen und Träumen sein sollte. Bestärken Sie Ihr Kind darin, sich möglichst unabhängig zu machen von elterlichen Erwartungen und Träumen.

DIE PERSÖNLICHKEIT DES KINDES RESPEKTIEREN

Nicht nur Babys sind neugierig, sondern auch Eltern, die ihr Kind mit besonderem Interesse ansehen: Was geht in dir vor? Wie siehst du die Welt? Was hat dieser Babyblick zu bedeuten, was jener? Alle Eltern weltweit interpretieren das Verhalten und die Signale ihres Kindes mit Hingabe. Dieses genaue Hinhören, Hinsehen, Erkunden und Interpretieren hilft ihnen, auf die Belange ihres Babys zu reagieren, Erfahrungen auszuloten, zu strukturieren, zu benennen.

Ein Problem wird daraus, wenn die elterlichen Forschungen und Kommentare ein Kind in seiner Entwicklung einengen und seine eigenen Signale überdecken. Das beginnt oft harmlos: Erst ein paar Wochen alt, bekommt manches Kind bereits seinen Platz in der Familie zugewiesen mit Bemerkungen wie: »Ganz die Oma!« Oder: »Ziemlich durchsetzungsfähig. Das kommt vom Papa!« Oder: »Mir scheint, du kannst genauso wenig stillhalten wie deine Mami!«

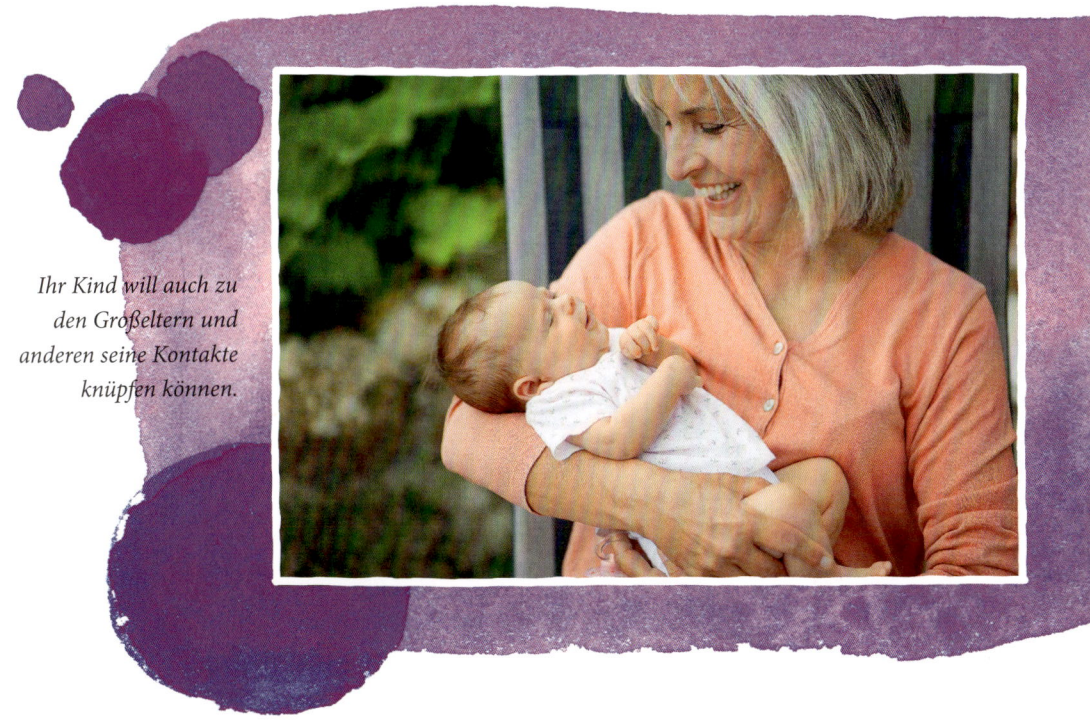

Ihr Kind will auch zu den Großeltern und anderen seine Kontakte knüpfen können.

Es macht zwar Spaß, Ähnlichkeiten zu entdecken, das ist aber auch heikel. Denn damit schränkt man das Kind ein, seine eigene Persönlichkeit zu entfalten. Zudem ist oft der Wunsch der Vater des Gedanken, etwa wenn ein Baby eher schläfrig und verschmust ist, seine Eltern sich jedoch ein hellwaches Baby wünschen, das sich wissbegierig auf der Welt umschaut – ganz der Papa. Solchen Erwartungen kann ein Kind kaum entkommen. Nicht wenige Kinder bemühen sich später, den Erwartungen gerecht zu werden, schließlich wollen sie Mama und Papa gefallen. Eigene Wünsche kommen so gar nicht erst auf. Auf diesem Boden gedeiht zukünftiger Frust, sogar Wut mit dem Tenor: Was haben meine Eltern aus mir gemacht?

Eine zweite Liebeserklärung

Um die Erfahrungen im ersten Vierteljahr noch einmal zusammenzufassen: Unsere Blicke sprechen Bände, unser Lächeln ist unwiderstehlich, die Ammensprache ist ein Schlüssel zur Welt – Eltern und Kind genießen ihren Dauerflirt, fühlen sich wie frisch Verliebte. Der Himmel auf Erden. Das Wort »Verliebtheit« beschreibt den Zustand jedoch nur unzureichend, denn dank des ununterbrochenen Austauschs von großen und kleinen Gefühlen, von Botschaften ohne Ende, ist aus der Verliebtheit längst tiefe Liebe geworden. Diese Liebe übersteht normalerweise alle durchwachten Nächte und endlosen Schreiattacken.

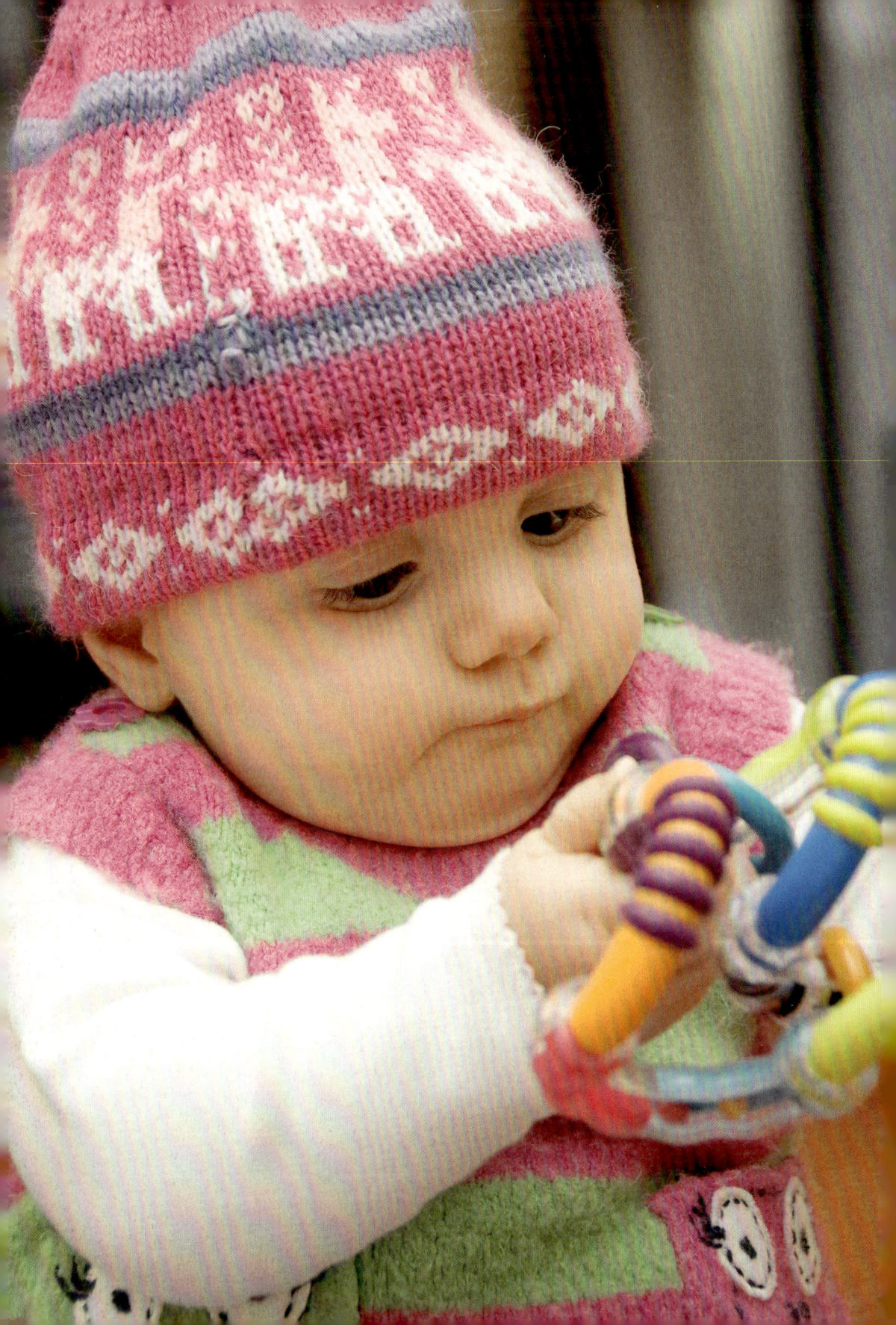

DAS ZWEITE VIERTELJAHR

BABYS SIND CLEVER —
SCHON FRÜH

Spiele, Spielzeuge, alles reizvoll, hochinteressant
für mich. Die Welt hat mir einiges zu bieten:
Spannendes, das ich erforschen kann. Langeweile?
Kommt gar nicht erst auf.

WAS MEINE WELT ZUSAMMENHÄLT

Liebe Mami, meine Lieblingsbeschäftigung heißt: Spielen. Gute Spiele ziehen mich in ihren Bann, sie bringen mir mehr Durchblick – und vor allem Spaß!

Ich will die Welt nicht nur ansehen, sondern ich will auch erkennen, was die Dinge des Lebens zusammenhält. Wenn ich wach bin, liege ich manchmal auf dem Bauch auf meiner weichen Matte, die du für mich auf den Boden gelegt hast. Aber nur herumliegen und in die Luft gucken ist mir zu wenig. Ich will was erleben! Ich entdecke in meiner Sichtweite ein Licht. Der warme Lichtschein interessiert mich und lässt mich staunen. Ein Wunder! Ich schaue mir das Licht gründlich und lange an.

Vor mir auf meiner Spielmatte liegt ein blauer Becher. Ein Superding. Interessant. Ich habe den Becher fest im Blick, ich starre ihn an und meine Welt besteht in diesem Moment nur aus mir und dem Becher. Nichts anderes zählt für mich. Dann kommst du. Du meinst, dass ich mich langweile! »Unser Kind starrt so seltsam vor sich hin!«, sagst du und willst mich unterhalten. Du machst Mätzchen und Hokuspokus. Merkst du nicht, dass du mich störst? Ich kann dich im Moment nicht gebrauchen. Deine Spielchen kommen jetzt nicht gut bei mir an. Du bist enttäuscht, das merke ich.

Mal schauen, was passiert

Ich will die Welt nicht nur anschauen, sondern auch bewegen: Dinge in Schwung bringen, Dinge bewirken. Und was könnte ich in Bewegung setzen? Beim Spielen lasse ich am liebsten alles auf mich zukommen. Ich

ENTWICKLUNG UNTERSTÜTZEN

GEFÜHLSBETONTES ERLEBEN

Auf das Wie kommt es einem Baby an: Wie reden die Großen mit mir? Wie klingt die Musik, die ich höre? Wie fühlt sich das Tuch an, auf dem ich liege? Wie fühlt sich das Plüschspielzeug an? Wie hört sich das Hundegebell an?
Ihr Kind freut sich über jedes neue Hör-, Fühl- und Seherlebnis. Bieten Sie ihm ein breites Spektrum unterschiedlicher Wie-Erlebnisse an, von verschiedenen Küchengeräuschen und Küchendüften über Kinderlachen im Park und auf dem Spielplatz und das Befühlen von Steinen bis zum Entengequake am Teich.

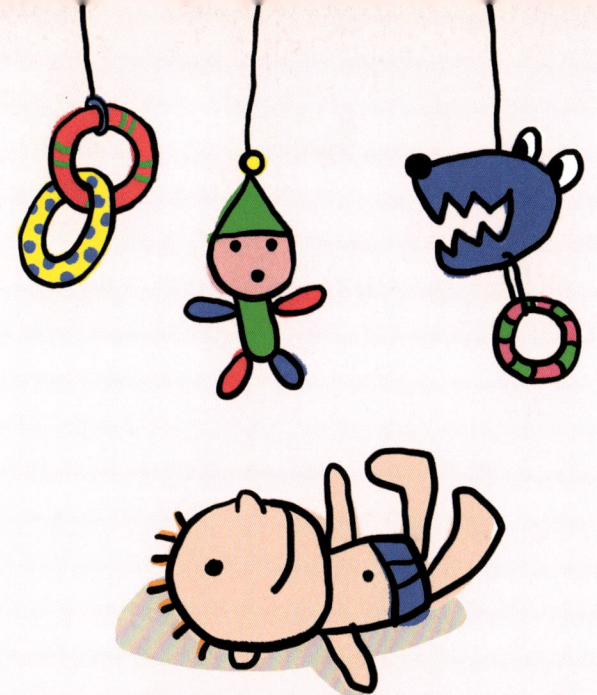

spiele einfach so vor mich hin. Mein Blick schweift umher. Irgendwann
bleibt er irgendwo hängen – genau da, wo es spannend ist:

> An Omas Kette. Ich sitze auf ihrem Schoß und entdecke die Kette mit
den dicken Klunkern, die sie um den Hals trägt. An den Klunkern ziehen, das wär's! Ich ziehe mal an der Kette – und was dann? »Nein, nicht
weiterziehen!«, sagt Oma. Schade.

> Auf meiner Spielmatte liegt eine Stoffpuppe mit Schlabberbeinen. Die
hole ich mir. Was mache ich damit? Ich ziehe an den Beinen. Was ist
mit der Plastikkugel, die davonrollt? Ich folge ihr mit den Augen.

Meistens liege ich auf dem Rücken auf meiner Spielmatte, über mir bau-
meln verschiedene bunte Spielzeuge: ein Ring. Eine Puppe mit Gesicht. Was
geschieht mit denen, wenn ich meinen Arm hebe, wenn ich mit meiner
Hand kräftig in die Luft schlage und dabei eins davon treffe?
Arme, Hände, Beine, Füße – wozu das Ganze? Wie kann ich sie benützen,
um etwas mit meinen Sachen anzufangen? Mit dem Miniball, mit dem
Becher, mit dem Plastikschlüsselbund, mit dem Greifball …? Eine aufregende Angelegenheit für mich, wenn es mir gelingt, Spielsachen und andere
Sachen in Bewegung zu versetzen. Wenn jemand anders kommt und meine Spielsachen vor meinen Augen bewegt, interessiert mich das nicht sehr
lange. Ich will das lieber selber tun.

Die spannenden Sachen liegen in Reichweite

Was innerhalb meiner Reichweite liegt, was ich so etwa mit ausgestrecktem Arm erreichen kann – Rassel, Ring, Kuscheltier –, das schaue ich mir genauer an: Liege ich im Bett, studiere ich das Mobile über meinem Bett. Liege ich auf dem Wickeltisch, schaue ich meinen roten Ball an, der neben mir liegt. Was ich nicht direkt vor meiner Nase habe, übersehe ich oft. Die Dinge außerhalb meiner Reichweite zählen nicht. Das Zimmer, die Wohnung, das Haus – noch sind das alles ferne, fremde Kontinente für mich. Unbekannte Welten. Es dauert, bis meine Blicke weg von den vertrauten Dingen meiner engeren Umgebung in die Ferne schweifen werden. Erst einmal habe ich genug damit zu tun zu erforschen, was erreichbar ist. Die Cremetube auf dem Wickeltisch, der Stoffhase, der vor meiner Nase liegt ...

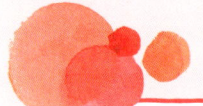

DAS LEBEN, EIN FORSCHUNGSLABOR

Kleine Weltenentdecker erschließen sich die Welt durch andauerndes Erkunden von Ursache und Wirkung. Jetzt schon. Deshalb braucht Ihr Baby anregendes Forschungsmaterial. Das muss nicht unbedingt Spielzeug sein. Auch anderes ist sehr gut brauchbar:

> eine Mütze, die es in den Mund stecken und deren Aussehen es durch Knüllen verändern kann,

> ein dickes Hölzchen, mit dem es in der Luft herumrühren kann,

> eine Haarbürste, die es in die Ecke pfeffern kann, um dem Geräusch nachzuhören und die Schwerkraft zu erkunden.

Alltag erleben, spontan und ganz normal mit vielen Aufs und Abs und nicht nur lauter Verboten, das ist das sinnvollste Frühlernprogramm.

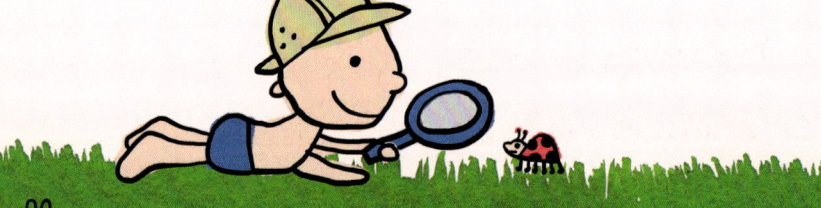

WISSBEGIERIG WIE
EIN WISSENSCHAFTLER

Alle Erfahrungen, die Ihr Weltenforscher sammelt, hinterlassen Spuren in seinem Gehirn. So werden frühzeitig eine Menge Spuren gelegt.

Ihr Baby ist in seiner Entwicklung schon sehr weit – vielleicht weiter, als Sie meinen. Wenn es »arbeitet«, wenn sein Gehirn auf Hochtouren läuft, wenn es total versunken in sein Spiel, innerlich hoch beschäftigt ist, wirkt es äußerlich immer noch besonders ruhig. Und weil ein Forscher weder abgelenkt noch unterhalten werden möchte, braucht er für seine Arbeit ausreichend Zeit und Muße. Andere bekommen also nicht unbedingt mit, wie heftig es wann im kleinen Köpfchen klickert und klackert. So gründlich, so geduldig, so wissbegierig wie ein Wissenschaftler versucht Ihr Kind, die Welt zu ergründen.

Es konzentriert sich auf seine Hände: Was fange ich damit an? Es strampelt. Strampeln, zappeln – spannend, was die Beine machen. Und was man mit ihnen alles wegschieben und bewegen kann. Ihr Kind erlebt sich in solchen Situationen als selbstwirksam. Selbstwirksamkeit ist ein von dem kanadischen Psychologen Albert Bandura in den 1970er-Jahren entwickelter Begriff: Wir machen die Erfahrung, dass wir aufgrund unserer Kompetenzen das tun können, was wir tun wollen. Das ist fundamental für die ganze weitere Entwicklung Ihres Kindes.

Neues entdecken, Vertrautes wiedererkennen

Ihr Baby brennt darauf, alles um sich herum zu ergründen, und zwar nicht aus einer diffusen Neugier oder Langeweile heraus, sondern um zu begreifen, nach welchem Muster das Leben gestrickt ist. Es geht das Leben mit einer Offenheit und Freude an, die seine Eltern ansteckt.

Ihr Baby liebt es, die Welt zu erforschen und zu gestalten.

AUCH IN DIESER PHASE GIBT ES KEIN VERWÖHNEN

Auf den Arm und noch einmal auf den Arm – bisweilen bestehen ganze Nachmittage aus Herumtragen. Mit Kind auf dem Arm die Welt erkunden. Vom Bücherregal zum Küchenschrank – wohin noch? Wann arten das »Auf-den-Arm-Nehmen« und ähnliche Aktionen in Verwöhnen aus? Gar nicht. Es gibt kein Verwöhnen in den ersten zwölf Monaten. Die Neugier und Erkundungslust Ihres Kindes sollte nach Möglichkeit unverzüglich gestillt werden. Gehen Eltern auf die Bedürfnisse ihres Babys ein, geben sie ihm das, was es braucht. Wie gesagt: Jeder Schrei ein Hilferuf. Die angemessene Reaktion darauf: die Signale hören. In Kontakt bleiben. Beruhigen. Das speichert sein Gehirn ab: »Ich bekomme, was ich brauche.«

Manche Zusammenhänge auf dieser Welt erfasst Ihr Kind bereits frühzeitig. Von Geburt an will es wissen, was wozu dient, es ist darauf geeicht, so der US-amerikanische Psychologe Jerome Bruner, der die kognitive Verarbeitung von Sinneseindrücken erforschte und den Begriff »Entdeckendes Lernen« prägte.

Hat Ihr Baby Mamas oder Papas Gesicht vor sich, weiß es nun längst, dass es Ihr Gesicht ist – egal, ob es Ihr Gesicht von vorn oder von der Seite sieht, egal, ob Sie erfreut oder genervt in die Welt schauen. Ihr Gesicht verändert sich, aber es ist immer Ihr Gesicht, das ist ihm sonnenklar.

Bekommt Ihr Kind ein neues Spielzeug in die Finger, greift es schneller zu als bei altbekannten Sachen und beschäftigt sich damit länger. Einfache Formen, klare Farben sprechen es an. Helle oder dunkle Kreise. Knallige oder pastellfarbene Töne. Was ein Ding ausmacht, wie es beschaffen ist – Größe, Gewicht, Farbe, Form –, das lernt Ihr Baby beim Spielen, wenn es zupackt. Inzwischen kann es schon kräftig zupacken bei den Dingen, die es zu packen bekommt und die in seine Hand passen.

UNTERSCHIEDE UND ÜBEREINSTIMMUNGEN

Ihr Kind spielt weiter und weiter. Sein Nervensystem registriert Unterschiede, Übereinstimmungen und baut daraus – wie von selbst, ohne gezieltes Zutun – Strukturen auf. Ihr Kind entwickelt so Annahmen darüber, wie die Welt tickt und nach welchen Regeln sie funktioniert. Es erschließt sich die Bedeutungen von Dingen und Situationen, diese erhalten so ihren Sinn in seinem Weltgefüge.

Wenn Sie zum Beispiel Ihr Baby stillen oder es nach dem Stillen wickeln, speichert es den ganzen Ablauf sowie alle Bewegungen und Empfindungen dabei. Solche immer wiederkehrenden Erlebnisse werden jedes Mal vom Gehirn auf Übereinstimmung und Abweichung im Vergleich zu vorangegangenen Erfahrungen überprüft. Dann wird ein »Prototyp« dieser Erlebnisse ermittelt, der im Gedächtnis (Episodengedächtnis) gespeichert wird. Solche typischen Ablaufmuster bilden die Basis dafür, wie ein Baby sich selbst und die Welt erlebt. Sicher spielen sie auch eine Rolle dabei, wie es sich später an seine Kindheit erinnern wird.

Was führt zu welchem Ziel?

Dass solch eine Frage Ihr Kind in dieser frühen Entwicklungsphase umtreibt, zeigen folgende, von Babyforschern durchgeführten Versuche:

> Ein Fuß des Babys und ein Mobile, das über dem Kind baumelt, werden durch eine Schnur miteinander verbunden. Bewegt das Baby seinen Fuß, bewegt sich auch das Mobile. Dass da ein Zusammenhang besteht, erkennt schon ein wenige Monate altes Baby und probiert das Spiel häufiger begeistert aus. Sogar nach Wochen, also nach langer Pause, erinnert es sich an das Spiel und legt gleich wieder los, wenn sich die Gelegenheit dazu bietet.

> Eine Spielzeugente wandert langsam über eine Fläche und verschwindet hinter einer Pappe. Dann wird die Pappe entfernt: keine Ente da – zum Erstaunen des Babys. Wieso ist die Ente verschwunden? Sie müsste doch hier sein? Die an diesem Versuch beteiligten Babys registrierten das sonderbare Verschwinden, abzulesen an ihren verdutzten Blicken. Welch eine Leistung, finden Sie nicht?

> Schon jetzt hat ein Baby eine Ahnung von entscheidenden Unterschieden. Ein Hund, eine Katze, ein Pferd: Die sind alle ähnlich, aber sie sind nicht gleich. Zeigt man ihm fünf Bilder von verschiedenen Katzen hintereinander, lässt das Interesse daran langsam nach. Zeigt man ihm dann ein Bild von einem Hund, erwacht das Interesse sofort wieder. Das ist jetzt irgendwie anders ... Das Kind ist wieder ganz bei der Sache.

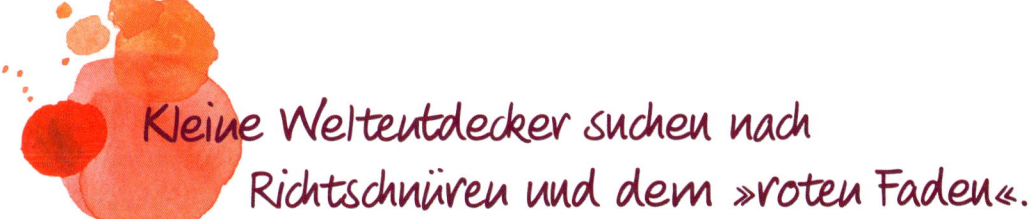

Kleine Weltentdecker suchen nach Richtschnüren und dem »roten Faden«.

Was steckt dahinter?

Das Nervensystem eines Kindes ist so angelegt, dass dieses seine Umwelt ständig nach Regeln und Gesetzmäßigkeiten abklopft, die Zusammenhänge und den Sinn einer Sache sucht. Das Baby will dabei eindeutige, verständliche Hinweise und Erklärungen bekommen, denn das Gehirn braucht klare Antworten, um sich optimal entwickeln zu können. Das Spielen und Forschen läuft also keineswegs bei der Entwicklung nur so nebenbei mit, es dient nicht als »Zeitvertreib«. Spielen bedeutet: Lernen, nach Maßstäben und Richtschnüren suchen.

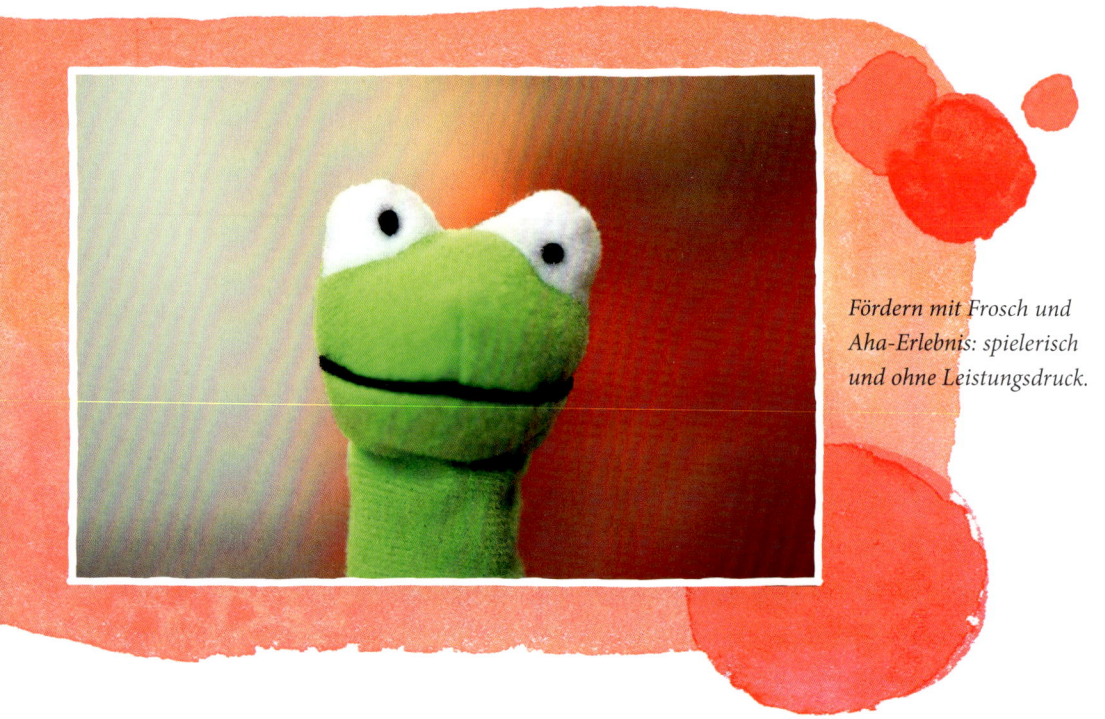

Fördern mit Frosch und Aha-Erlebnis: spielerisch und ohne Leistungsdruck.

Fördern – muss das sein?

Es geht im Zusammenleben von Anfang an um mehr als um naheliegende Bedürfnisse wie etwa Stillen, Wickeln, Schlafen. Ist ihr Baby ein paar Monate alt, scharren manche Eltern bereits ungeduldig oder besorgt mit den Füßen: Wann ist es so weit? Wann können, ja, wann müssen wir das erste Förderprogramm für unser Kind aus der Tasche ziehen? Aufgrund neurobiologischer Forschungsergebnisse, die in vielen Medien vorgestellt werden, meinen sie, ihre Kinder mithilfe zahlreicher Förderangebote frühzeitig dazu bringen zu müssen, möglichst viele und unterschiedliche Bereiche im Gehirn zu nutzen.

»JETZT ODER NIE«: STIMMT DAS?

Der Kernsatz, auf den manche Fachleute pochen und an dem sich viele Eltern gerne orientieren, lautet »use it or lose it« (benütze es oder du verlierst es). Nur diejenigen Verknüpfungen im Nervensystem, die oft genutzt werden, sind demgemäß deutlich ausgeprägt und bleiben erhalten. Sie bilden – folgt man den Hardlinern unter den Neurophysiologen – die Hardware des Gehirns, mit der es dann ein Leben lang auszukommen gilt.

Der renommierte Neurophysiologe Wolf Singer spricht von »funktioneller Architektur des Gehirns«, die im ersten Lebenshalbjahr unwiderruflich festgelegt würde. So wären zum Beispiel …

> … bei Musikern die Areale im Gehirn, die zuständig für Töne und das Hören sind, stärker ausgeprägt als bei Nichtmusikern.
> … bei Vielautofahrern die Bereiche im Gehirn, die zuständig für die Orientierungsfähigkeit sind, stärker ausgeprägt als bei Gelegenheitsfahrern.

FRÜH ÜBT SICH?

Manche Eltern ziehen aus diesen Sachverhalten den Schluss: Da bei unserem Kind möglichst viele Nervenzellen samt Verknüpfungen entstehen und genutzt werden sollen, damit es später fit fürs Leben ist und etwas Besonderes erreichen kann, fangen wir mit dem Gehirntraining am besten auch möglichst frühzeitig an:

> Wo finden wir einen Frühsingkurs?
> Wann sollte aus ungeplantem Spielen gezieltes werden?
> Was genau tut sich am Sternenhimmel, was im Blumentopf in der Erde? Ich muss meinem Kind ja alles genau erklären können!

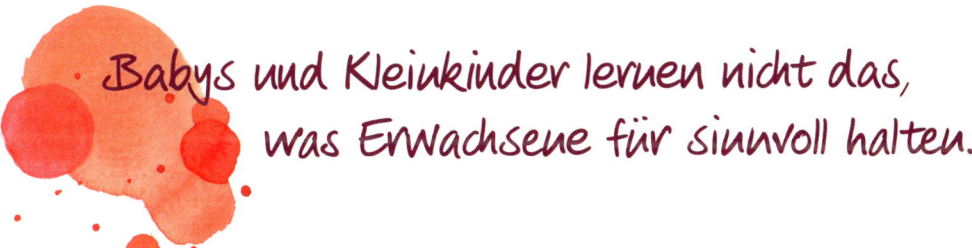

Babys und Kleinkinder lernen nicht das, was Erwachsene für sinnvoll halten.

Für jedes Thema ein Extranachmittagskurs – heute keine Seltenheit bei Kindern im Baby-, Kleinkind- und Kindergartenalter. Doch die verbreitete Frühförderung bringe den Kindern gar nichts, sagt die Psychologin Elsbeth Stern. Die Argumente derer, die wie sie für mehr Gelassenheit plädieren: Es gibt keinerlei Hinweise darauf, dass Frühlernprogramme und Babykurse aus Kindern Geistesgrößen machen. Babys und Kleinkinder lernen, so der Neurobiologe Gerald Hüther:

> was Sinn macht,
> was Spaß macht,
> was an kindliche Bedürfnisse anknüpft.

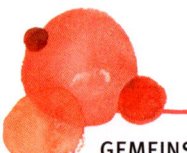

GEMEINSAM DIE WELT ENTDECKEN

Ihr Kind lernt am besten, wenn es sich wohlfühlt und wenn zugewandte, fürsorgliche Bezugspersonen mit ihm sprechen, ihm die Welt zeigen und erklären. Die Aufmerksamkeit Ihres Kindes wächst noch, wenn es spürt, dass Sie sich von seiner Begeisterung und Neugier anstecken lassen und gemeinsam mit ihm die Welt erleben möchten. Der Entwicklungsmotor rattert immer dann besonders zuverlässig, wenn ein Baby sich liebevoll kümmernde Eltern und Betreuer um sich hat. Kinder wollen experimentieren, wollen die Welt erkunden, wollen sie auf ihre Weise mit ihren Augen sehen, und dazu kommen sie im Alltag und beim Spielen viel eher als in Förderkursen mit einem engen inhaltlichen Rahmen. Kinder brauchen Freiräume für ihre Entwicklung. Eine Küche, in der gekocht, gebacken und geräumt wird, wo sie erst zuschauen, später mitmachen können. Eine Treppe, die man erst krabbelnd und Stufe für Stufe erklimmen und später hüpfend bewältigen kann. Eine Katze, die zuerst vorsichtig, mit der Hand in Mamas Hand gestreichelt wird und mit der man später mit einer Schnur spielen kann.

Die Anregungen begrenzen

Mit neugierigen Augen schaut Ihr Baby in die Welt, so als dächte es: Erstaunlich, was das Leben alles zu bieten hat. Blätter am Baum, die sich im Wind bewegen. Bücher im Regal – jedes Buch hat eine andere Größe und Farbe. Die Spielzeuge auf meiner Spielmatte – und viele davon machen Geräusche ... Überall gibt es Reize für die Augen und die Ohren.

Ihr Kind sammelt Millionen Eindrücke und jedes einzelne Erlebnis bringt es in seiner Entwicklung weiter. Von Tag zu Tag interessiert es sich mehr für seine Umgebung. Für Ihr Baby fühlt sich die Alltagsumgebung etwa so an wie für uns Erwachsene eine Reise in unbekannte Gefilde. Alles erscheint uns auf einer solchen Reise höchst interessant und neu, gleichzeitig aber auch verstörend. Umso intensiver wirkt dies auf ein Baby, für das die ganze Welt und sogar es selbst neu sind.

Ihr Baby braucht Anregungen – und Zeit, sie zu verarbeiten.

Wären wir selbst Babys, wir würden grenzenlos staunen, wären hellwach, gleichzeitig müde von all den Eindrücken, doch oft zu aufgeregt zum Schlafen. Wir kämen mit vielem nicht zurande, würden oft falsch verstanden. Nicht selten wären wir überfordert und deshalb ziemlich verzweifelt. Wir könnten uns dem Sog all der besonderen Signale und Rituale, den seltsamen Geräuschen und Gerüchen kaum entziehen und würden uns häufig verloren fühlen.

Fazit: Kinder sehnen sich nach Halt und Unterstützung, nach jemandem, der ihnen einerseits viele neue Erfahrungen ermöglicht, damit sie weiterkommen. Der aber andererseits auch das große Ganze begrenzt, damit man nicht von Reizen überflutet wird. Die Kunst von Eltern besteht darin, für ihre Kinder eine Balance herzustellen zwischen diesen beiden Polen.

ZEIT SPIELT KEINE ROLLE

Keine Vergangenheit, keine Zukunft, nur das zählt, was gerade ist: Kleine Kinder sind zeitlos unterwegs. Wie ein »Wellenreiter« entdeckt ein Kind auf dem Meer seiner großen, unbekannten Umwelt immer wieder eine neue Welle, eine Spur, die es zu verfolgen gilt. Da ist plötzlich ein neuer Reiz, den es aufgreift: Mamis Gesicht zum Beispiel oder Papis Hand. Nach einer Weile verliert sich die Spur wieder. Wann kommt die nächste Welle?

Nicht nur Mamis Gesicht, Papis Hand, auch physikalische und psychologische Eindrücke können Reize sein, die ein Baby aufgreift. Wie reagiert Ihr Baby beispielsweise auf das Licht einer Taschenlampe in der Dämmerung? Wie auf roten Himbeersaft, der sich in einem Glas Wasser auflöst? Wie auf eine Katze, die sich auf einem Mauervorsprung sonnt und ausgiebig gähnt? Wie lange hält seine Aufmerksamkeit an?

Beobachten Sie Ihr Kind und schwingen Sie mit in seiner Versunkenheit, seiner vollen Aufmerksamkeit für das, was jetzt gerade, in diesem Augenblick aktuell ist.

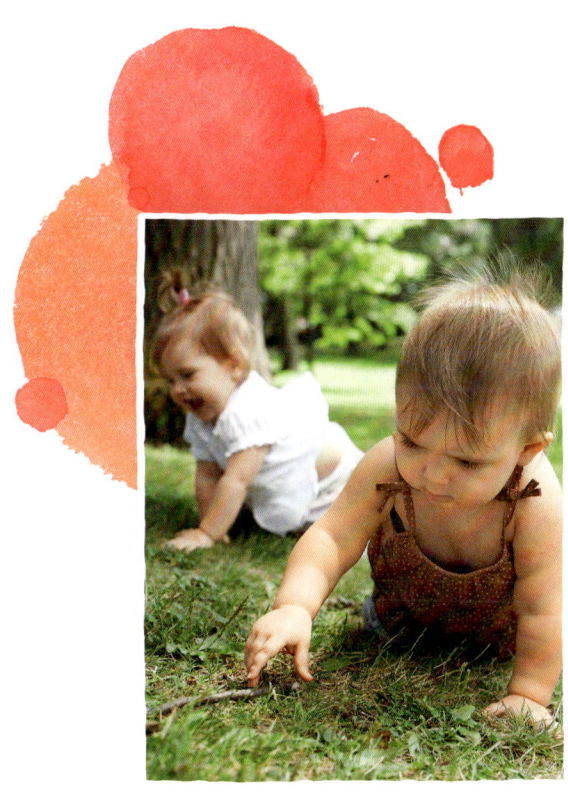

Einerseits Halt und Unterstützung, andererseits Neues entdecken dürfen: nach beidem sehnt sich Ihr Kind.

VERSTEHST DU, WAS ICH SAGE?

Noch kann ich nicht erzählen, wie ich die Welt sehe,
denn ich übe das Sprechenlernen noch. Sogar beim
Schreien. Und natürlich beim Vor-mich-hin-Brabbeln.

Die Augen sprechen lassen? Schön und gut. Aber mehr erfährst du von mir, wenn ich endlich richtig reden kann. Ich übe fleißig. Wenn ich mich mit mir selbst »unterhalte«. Wenn ich mit dir »rede«. Die Laute, die du vormachst, versuche ich nachzumachen. Ich gurre und gluckse, lalle und quieke. Ich entdecke all die Laute, die mich umgeben. Am liebsten mag ich das A und das I. Inzwischen kann ich Laute aneinanderreihen und bekomme ein Da-da-da und Ga-ga-ga öfter hin. Aber noch fällt es mir schwer, mehrere Silben aneinanderzuhängen: Übungssache.

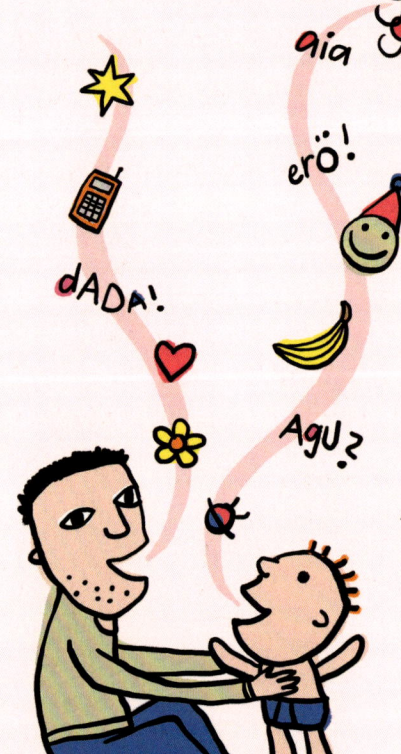

Manchmal verwickelst du mich in »Gespräche«: Ich fange mit meinen Lautreihen an und du gibst längere Antworten wie etwa »Ja, ja, du hast ja recht!« oder »Dir geht's gut heute!«. Bislang brabble ich in verschiedener Lautstärke und Tonhöhe vor mich hin. Und wie immer wiederholst du meine Laute, mal mit gedämpfter Stimme, mal laut. Du lallst, brabbelst, gurrst oder sprichst zwischendurch auch ganz »erwachsen« mit mir. Und ich höre mich da immer besser ein. Ich beginne zu ahnen, dass Wörter nicht nur schön klingen, sondern etwas bedeuten. Dass du mir in deinen Wörtern und Sätzen etwas sagen willst und ganze Geschichten erzählst. Ab und zu übe ich gerne allein. Am liebsten im Bett. Dabei will ich nicht gestört werden. In solchen ruhigen Momenten bekommst du die tollsten Töne und Tonreihen von mir zu hören: rauf und runter, immer wieder. Ich übe geduldig und höre mir gerne selbst zu.

DIE SPRACHENTWICKLUNG NIMMT FAHRT AUF

Ihr Baby will mehr vom Leben. Weltentdecker brauchen Wörter, Grammatik, um die Welt zu begreifen und ihre Eindrücke wiederzugeben.

Jedes Baby ist ein soziales Wesen und deshalb darauf aus, das Sprechen zu lernen. »Ich will mich verständigen können«, heißt sein Ziel. Deshalb wird aus eigenem Antrieb gelernt und geübt. Wer Kontakt aufnehmen will, wer seine Gedanken formen, seine Gefühle ausdrücken will, braucht Sprache. Wer über Sprache, über Ausdrucksfähigkeit verfügt, kann sich später sein eigenes Bild von der Welt machen.

Wie ein Schwamm saugt Ihr Kind die Sprache auf, die es zu hören bekommt. Von Beginn an nimmt es die Laute wahr, die zwischen Mami und Papi und anderen hin und her schwingen. Herrlich, wenn sie viel reden. Am besten mit ihm. Aber nur zuhören? Das ist zu wenig. Ihr Baby will mitreden, sobald Lippen, Kiefer, Zunge mitspielen. Aus seinem Gurren und Gurgeln wird dann allmählich nach etlichen »Kieksern« ein munteres Plappern und Plaudern. Motivation für Sie, den Babytalk aufzugreifen, die Lautreihen auszubauen und zu variieren ... Ihr Kind schaut Ihnen auf den Mund – ganz konzentriert. In seinem Kopf rattert es: Ein neuer Spaß, ein neues Spiel!

Die Verbindungen zwischen Nervenzellen, durch intensives Hinhören aktiviert, stabilisieren sich. Wann Ihr Kind zu sprechen beginnt, hängt ab von seiner genetischen Ausstattung und den Umwelteinflüssen. Mit etwa einem halben Jahr wird es die Laute seiner Muttersprache so oft gehört haben, dass es sie sicher erkennt, trotz aller Varianten wie etwa Dialekt oder Slang. Es bemüht sich, den Klang zu wiederholen, die gehörten Laute an die eigenen anzupassen. Nicht benutzte Laute gehen wieder verloren. Was nicht verwendet wird, wandert in den Papierkorb.

ENTWICKLUNG UNTERSTÜTZEN

ERSTE UNTERHALTUNGEN

Einwortäußerungen, kurze Sätze, klare Aussprache, hohe Tonlage – intuitiv wissen Mütter und Väter, wie sie die Aufmerksamkeit ihres Kindes auf die Sprache lenken können. Sie jonglieren mit Buchstaben, indem sie langsam die Vokale aufsagen: »a, e, i, o, u!« Oder sie erfreuen ihr Baby mit Lautmalereien wie etwa »Trulla, Trulla, Trullala« oder »Ding, däng, dong!«. Und sie bieten Kurzsätze an wie »Geht's gut?«. Dabei sprechen sie möglichst klar und deutlich. Auch schon Kinder ungefähr vom vierten Lebensjahr an verfügen über dieses Rüstzeug, wenn sie mit kleineren Kindern sprechen.

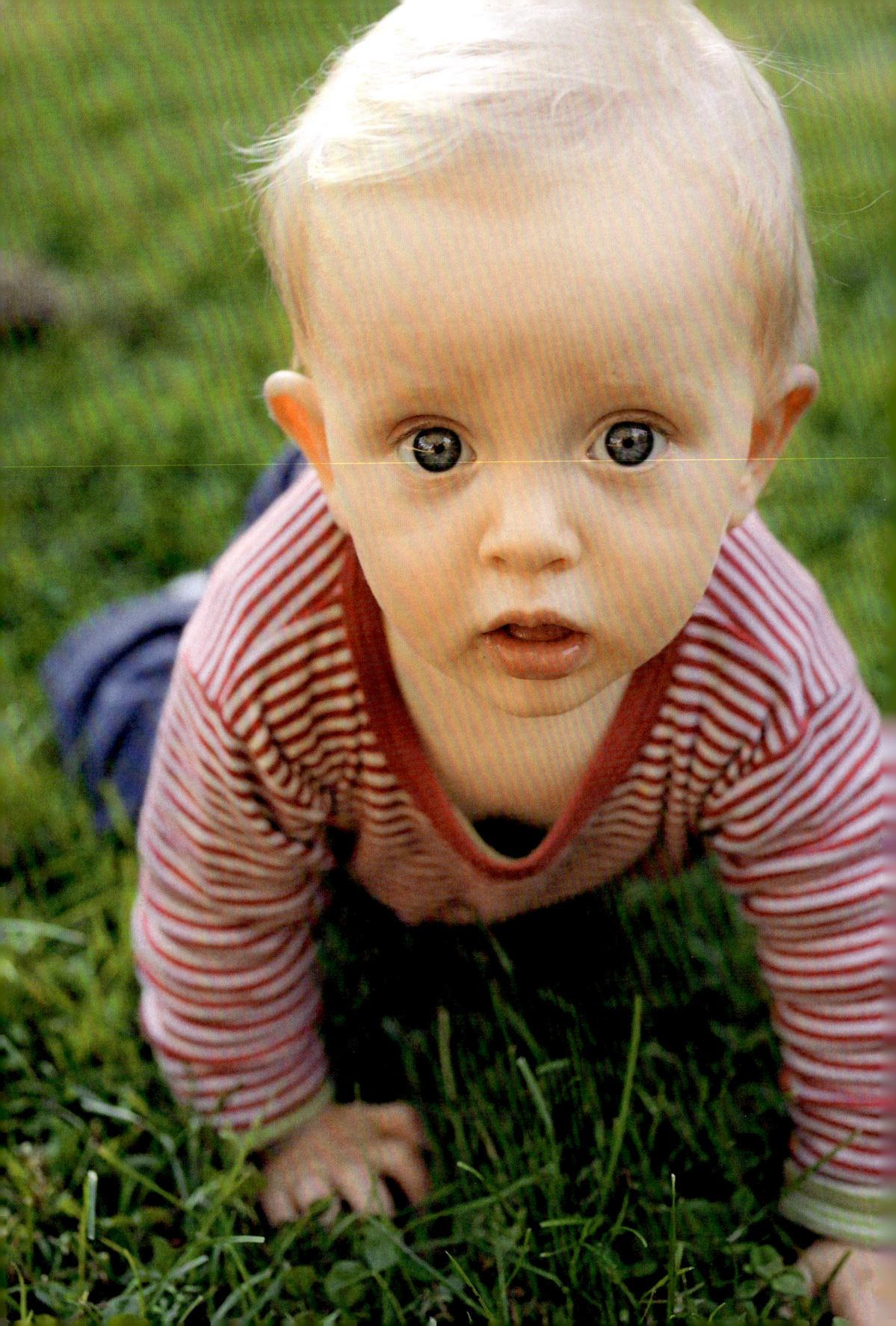

DIE MONATE VOR DEM ERSTEN GEBURTSTAG

WENN MEHR BEWEGUNG INS LEBEN KOMMT

Ihr Baby krabbelt auf und davon, es brabbelt immer gekonnter und schaut sich an, was die Welt ihm zu bieten hat.

MEIN LEBEN –
JETZT ZUM GREIFEN NAHE

Liebe Mami, ich probiere aus, wie ich im Leben weiterkomme. Meine nächste Aufgabe heißt: zugreifen und die Dinge festhalten.

Ich liege auf deinem Bauch, die Hände geöffnet, damit ich mich gut abstützen kann, den Oberkörper hoch, den Kopf hoch, um besser zu sehen, was sich um mich herum tut: lange geübt und ein Spaß. Meinen schweren Kopf heben und halten ist noch immer anstrengend. Nach und nach macht mein Körper immer mehr, was ich will. Jetzt greife ich gezielt nach meinem Schnuller oder einem Ring, der vor meiner Nase liegt, und erwische ihn auch. Inzwischen kann ich richtig zugreifen und festhalten:

> Ich kann mit beiden Händen gleichzeitig zupacken und festhalten.

> Ich kann mit jeder meiner Hände zupacken und festhalten.

> Ich kann ein Spielzeug von einer Hand in die andere geben und halten.

> Mein bester Griff: Ich mache aus Daumen und Zeigefinger einen Greifer und sammle damit Brotstückchen, sogar Krümel vom Boden oder Tisch auf und schaue mir das Ganze aus der Nähe an. Immer noch stecke ich alles, was ich finde, gerne in den Mund - auch jetzt noch, ein paar Wochen vor meinem ersten Geburtstag. Du weißt, wie neugierig ich bin, und

ENTWICKLUNG UNTERSTÜTZEN

RECHTE HAND ODER LINKE HAND?
Die meisten Babys und Kleinkinder bevorzugen eine bestimmte Hand, diese Vorliebe ist allerdings nicht stabil. Mal rechts, mal links, mal beidhändig: Viele Kinder experimentieren lange damit. Das ergibt sogar einen Sinn: So werden beide Hände trainiert und beide Gehirnhälften beansprucht beim Zugreifen, Festhalten, Sitzenüben, Winken, Deuten, Werfen ... Bieten Sie Ihrem Baby oft die Gelegenheit, seine Hände und Arme zu trainieren, indem es nach unterschiedlich geformten Dingen greifen kann, die mal rau, mal glatt sind, mal schwer, mal leicht wie beispielsweise Bauklötze, Pappbilderbücher, Waschlappen, Kunststoffbecher ...

AUF UND DAVON ODER BLEIBEN?

Es ist eine anstrengende, zugleich hoch spannende Aufgabe für Ihr Kind, die Balance zu finden zwischen seinem Freiheitsdrang und seinem Bedürfnis nach Sicherheit. Ihr Baby spürt, dass es unter Strom steht. Dass seine Stimmung labil ist. Bieten Sie ihm oft Gelegenheit, sich auszuprobieren, um Erfahrungen sammeln zu können. Zum Beispiel beim Krabbeln von einem Zimmer ins andere. Beim Rückwärtskrabbeln die Treppe hinunter und beim Vorwärtskrabbeln die Treppe wieder hinauf. Bei ersten Krabbeltouren durch die Küche ... Das Ausloten – stoppe ich oder traue ich mich weiter? – fördert die Entwicklung.

ich bin noch neugieriger geworden. Ich will wissen, wie sich mein Lieblings-stoffaffe anfühlt, nach dem ich greife: kratzig, weich, federleicht oder eher schwer? Wie fühlt sich mein Becher an: glatt und hart? Ich kann meine Spielzeuge jetzt richtig festhalten und erfahre so mehr von der Welt: Ich sehe die Dinge an und taste sie gleichzeitig ab.

Endlich: auf und davon krabbeln

Vorwärtskommen hieß für mich lange: auf dem Bauch liegen, rech-ter Arm vor, linker Arm vor, die Beine nachziehen. Mühsam. Seit ein paar Wochen kann ich mehr:

> Ich kann mich, auf dem Bauch liegend, mit einem Arm ab-stützen, um mich aufrecht hinzusetzen und kerzengerade sitzen zu bleiben.

> Ich kann auf die Knie gehen, mich gleichzeitig mit den Ar-men abstützen und auf den Knien vorwärtsrutschen.

> Ich krabble inzwischen so schnell wie der Wind und du bewun-derst mich. Ich krabble quer durchs Zimmer, danach den Flur entlang ... Seitdem ich krabbeln kann, sehe ich mehr von der Welt, denn ich krabble dahin, wo es etwas Spannendes zu

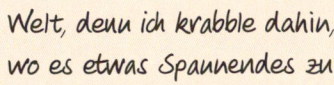
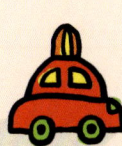
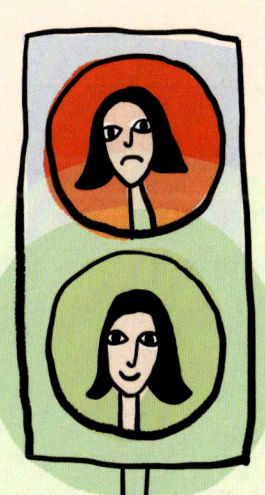

entdecken gibt. Vorwärts, seitwärts, rückwärts - ich krabble, wie ich will und wohin ich will. Und wo lande ich?

> Ich krabble zum Sofa, ziehe an der Decke, die auf dem Sofa liegt. Was ist unter der Decke? Ich will unbedingt dahinterkommen.

> Ich krabble durch die Küche und versuche gleich mal, eine Schranktür zu öffnen. Gewonnen: Die Tür steht weit offen und knallt gegen einen Stuhl. Was versteckt sich hinter der Tür? Kann ich etwas herausnehmen?

> Ich krabble zum Bücherregal und will Bücher aus dem Regal ziehen. Am liebsten große Bücher, schwere Bücher - ob ich es schaffe, sie zu bewegen?

KRABBELPHASE

Vor oder während der Krabbelzeit zappeln manche Kinder, wenn sie auf dem Bauch liegen, wie Fische auf dem Trockenen. Ausdauernd und gut gelaunt wippen sie mit ausgestreckten Armen und Beinen. Lange dachte man, dies habe keinen besonderen Sinn. Heute sehen Fachleute darin ein Fragespiel: Wie komme ich mit der Schwerkraft klar? Wie weit reichen meine Arme und Beine, wenn ich sie ausstrecke? Stoße ich an und wie fühlt es sich an, wenn ich anstoße? Diese Übungen werden so lange wiederholt, bis im Gehirn die entsprechenden neuronalen Verschaltungen vollzogen sind. Andere Kinder wippen lieber im Vierfüßlerstand, ohne sich von der Stelle zu bewegen. Auch das ist Training. Bitte nicht dabei stören, nicht »anschieben« oder dauernd mit einem Spielzeug locken. Lassen Sie es schön weiterüben – in seinem eigenen Tempo, wenn es in Bewegung gekommen ist. Über oder neben dem Baby mitkrabbeln – dieses Spiel kommt später.

Bleib bei mir!

Ich krabble, ich mache mich auf, aber die Gefühle, die ich dabei habe, passen nicht so richtig zusammen:

> Einerseits will ich nicht zu weit wegkrabbeln, denn ich brauche dich, um hinter deinem Rücken Schutz suchen zu können, wenn's sein muss. Sicherer fühle ich mich, wenn du in meiner Nähe bleibst.

> Andererseits will ich nur weg: in die weite Welt hinausziehen. Ohne Mama oder Papa im Schlepptau. Aber sich allein auf die Strümpfe machen kostet Mut. Meistens entscheide ich mich für das In-der-Nähe-Bleiben. Wenn du in meiner Nähe bleibst, kann mir nichts passieren, das weiß ich.

> Du behältst mich im Auge, lächelst mich an, und das bedeutet: Alles in Ordnung. Dein Lächeln gibt mir Sicherheit - und spornt mich an, mich weiter vorzuwagen.

> Schüttelst du dagegen deinen Kopf und sagst »Nein!«, weiß ich: Du hast kein gutes Gefühl. Dann stoppe ich. Nicht immer, aber oft. Fährt zum Beispiel ein Minifeuerwehrauto auf mich zu, schaue ich erst das Auto, dann dich fragend an. Lächelst du, krabble ich neugierig auf das bimmelnde Feuerwehrauto zu, das vor mir anhält, und untersuche es genau. Reagierst du eher zurückhaltend, weiche ich dem bimmelnden Feuerwehrauto aus und verstecke mich hinter deinem Rücken.

Im Laufe des Tages schaue ich dich immer wieder fragend an: Machst du gute oder böse Miene zum Spiel? Lese ich Ja oder Nein in deinen Augen? Dieses Hin und Her aus »Ja, ja« und »Nein, nein« ist unser Lieblingsspiel. Ich erkenne an deinem Tonfall, was du meinst, wenn du mit mir redest. Sprichst du lauter als sonst oder sagst gedehnt »gaanz, gaanz vorsichtig!«, weiß ich, dass ich auf der Hut sein sollte. Sagst du dagegen locker und entspannt »gut, gut so!«, mache ich einfach weiter.

Die Gefühle, die du ausdrückst, deine Haltung sind mein Kompass, der vorgibt, wo's langgeht. Was du für richtig hältst, halte ich auch für richtig, denn ich sehe die Welt mit deinen Augen.

MEIN SICHERER HAFEN

Wenn ich mich auf meinen Krabbelausflügen zu weit vorwage und nicht mehr weiterweiß, bekomme ich Angst. Wie gut, wenn du mich dann tröstest. Mich auf den Arm nimmst. Du bist mein sicherer Hafen. Wenn ich bei dir auf dem Schoß sitze, ist alles in Ordnung. Oder wenn ich Papis Hand halte. Oder wenn ich Omas Singsang höre. Besonders wenn ich schlecht drauf bin, ist das gut. Auch ich kann richtig schlechte Laune haben! An solchen Tagen ist mir nicht nach »in die Welt hinausziehen und mich umgucken«. Nein danke, heute bestimmt nicht! Muss auch nicht sein. Lieber Schoß, Hand und Singsang.

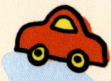 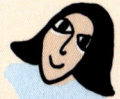   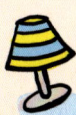

MIT JEDER BEWEGUNG
WIRD DER HORIZONT WEITER

Endlich kommt Bewegung ins Leben. Die Hände Ihres Babys können heute mehr leisten als gestern und seine Beine ebenfalls, und das gefällt Ihrem Kind.

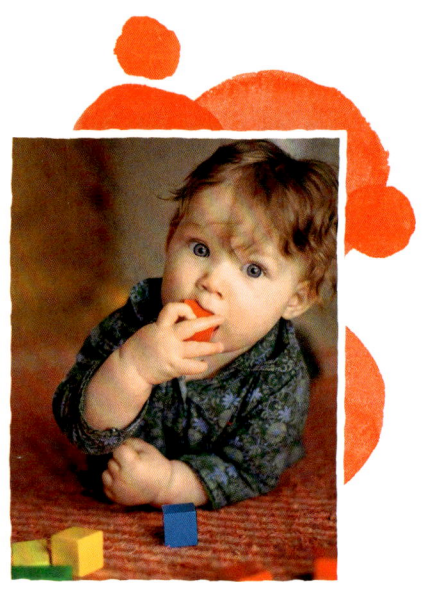

Auf Entdeckungsreise ins Leben: Bewegung ist Trumpf!

Mit seinen Händen und Füßen weiß Ihr Kind offensichtlich schon eine ganze Menge anzufangen: Es packt inzwischen beherzt zu, kommt kullernd, robbend, krabbelnd ohne Hilfe vorwärts und erfährt bei seinen Turnübungen einiges über sich und das Leben, denn Bewegung ist neben Muskeltraining auch Türöffner für weitere Selbst- und Welterfahrungen:

> Die bunten Plastikschlüssel einfach nur anschauen – öde auf die Dauer. Mehr Informationen erhält Ihr Baby, wenn es nach den Schlüsseln greift, sie festhält, mit den Fingern abtastet, in den Mund steckt und mit seiner Zunge untersucht, erst danach kann es sich ein umfassenderes Bild von den bunten Schlüsseln machen und erfährt mehr über Form, Oberflächenbeschaffenheit, Geschmack und Gewicht.

> Durchs Zimmer krabbeln Richtung Schaukelstuhl – ein Superfitnesstraining.

Endlich erreicht Ihr Kind, was es schon seit Langem unbedingt erreichen will: den Lichtschalter von der Stehlampe zum Beispiel. Die Zeitschriften im Regal.

Motorische Fähigkeiten bauen aufeinander auf

Je geschickter Ihr Baby mit seinen Fingern spielt, je ausgiebiger es seine Spielsachen abtastet – auch und gerade mit der Zunge –, je gekonnter es vorwärtskommt, egal ob robbend oder krabbelnd, desto anregender ist das und umso mehr bringt das seine Entwicklung voran: In dem Maße, in dem Ihr Kind sich die Welt genauer anschaut und sie untersucht, entfalten sich seine geistigen Fähigkeiten. Jede noch so kleine Bewegung setzt ein kompliziertes Verarbeitungssystem im Gehirn und im

Bewegungsapparat in Gang. Ein langwieriger, weil überaus komplexer Entwicklungsprozess spielt sich ab, bis eine Bewegung wirklich »sitzt«. Neue motorische Fähigkeiten bauen auf bereits vorhandenen auf. Ihr Baby kommt erst dann weiter, wenn es in seiner Entwicklung so weit ist, und das heißt: wenn sein Gehirn reif genug für den neuen Schritt ist, wenn also die entsprechenden Verknüpfungen der Nervenzellen zur Verfügung stehen. Ist das Gehirn Ihres Kindes reif genug, können sich die gerade gebildeten Verknüpfungen der Nervenzellen weiter verfeinern und verzweigen: Danach steht der nächste Entwicklungsschritt an.

Es festigen sich nur diejenigen Kontaktstellen der Nervenzellen (Synapsen), die ständig angeregt und benötigt werden. Die übrigen verkümmern langfristig. Das heißt: Zahllose Synapsen, die sich im Laufe der Zeit gebildet haben, gehen wieder verloren – ein Prozess, der sich vom Ende des ersten Lebenshalbjahres bis ins frühe Erwachsenenalter hinzieht.

VIELES HÄNGT ZUSAMMEN

Das motorische Können Ihres Kindes hängt außerdem auch von Faktoren ab wie seiner genetischen Ausstattung, der Entwicklung seiner Sinne, seiner Gesundheit, seiner Motivation sowie von den Eindrücken und Anregungen, mit denen es zu tun bekommt. Entwickeln sich die Muskeln und die entsprechenden Nervenzellen im Gehirn altersgemäß, werden aus ungelenken Bewegungen mit der Zeit geschmeidige und gezielte. Dieser Entwicklungsprozess wird durch die Entwicklung des Sehens beeinflusst. Da das scharfe und das räumliche Sehen inzwischen besser funktionieren, bedeutet das für die Motorik: Ihr Baby kann die Bewegungen seiner Arme und die Wahrnehmung eines Spielzeugs inzwischen perfekter aufeinander abstimmen, kann das Zusammenspiel kontrollieren. Damit wird das Greifen zielgenauer. Hand-Auge-Koordination heißt das.

Auch der Tastsinn Ihres Babys arbeitet längst auf Hochtouren und verarbeitet entsprechende Reize wesentlich schneller als in den ersten Lebensmonaten. Mit zunehmender Erfahrung wird er immer präziser.

Viel Bewegung: in Riesenschritten vorwärtskommen

Unsere Bewegungsmuster entwickeln sich von oben nach unten: vom Kopf bis zu den Zehen. Die wesentlichen Bewegungsmeilensteine noch einmal zusammengefasst zu Ihrer Orientierung:

> Kopf- und Gesichtsbewegungen: Ihr Baby lächelt, hebt seinen Kopf, hält ihn, dreht ihn ...
> Arme und Hände kommen stärker in Bewegung: Sie greifen, halten fest.
> Die Beine sind an der Reihe: Strampeln, Krabbeln, Stehen, Laufen heißen die Entwicklungsaufgaben.

ENTWICKLUNG UNTERSTÜTZEN

DAS WÖRTCHEN NEIN

Wer ein Krabbelkind beaufsichtigt, kommt nicht darum herum, häufiger »Nein« zu sagen, wenn es gefährlich wird. »Nein, nicht zur Treppe krabbeln ...« oder »Nein, nicht die Bücher aus dem Regal ziehen!« Dabei ist erstens wichtig: Konsequenz. Denn wer einmal »Nein« sagt, sollte möglichst bei seinem Nein bleiben. Kinder brauchen Klarheit, eindeutige Orientierungspunkte. Zweitens sollten Sie möglichst sparsam mit dem Nein umgehen. Kinder, die dauernd mit einem Nein ausgebremst werden, schalten irgendwann auf Durchzug. Das wichtige Wort verliert seine Wirkung.

GROBMOTORIK UND FEINMOTORIK

Die Fähigkeiten, Bewegungen zu kontrollieren, entwickeln sich in verschiedenen Bereichen:

> **Die Grobmotorik** ist für die Körperhaltung und die Fortbewegung zuständig. Wichtige Entwicklungsschritte in Sachen Grobmotorik sind: den Kopf selbstständig halten. Eigenständiges Umdrehen. Sitzen. Krabbeln. Hochziehen. Stehen und schließlich das Laufen.

> **Die Feinmotorik** dagegen ist für die Gestik und das Greifen zuständig. Wichtige Entwicklungsschritte sind hier: die Arme und die Hände bewegen. Zugreifen. Festhalten mit der ganzen Hand. Mit Daumen und Fingern. Schließlich kommt der sogenannte Zangen- oder Pinzettengriff aus Daumen und einem Finger, mit dem sich sogar kleine Krümel auflesen lassen. Gegenstände loslassen, weitergeben, werfen – so richtig klappt das meistens erst nach dem ersten Geburtstag.

Mit jeder Bewegung erweitert sich der Horizont

Im Krabbelalter tut Ihr Kind einen entscheidenden Schritt in Richtung Unabhängigkeit. Ihr Krabbelbaby wird immer aktiver, immer mobiler. Es kann sich im Raum bewegen, und zwar allein, ohne Hilfe. Wer krabbelt, macht sich selbstständig, hat ein Ziel im Kopf und nicht nur vor Augen: Da will ich hin!

Längere Strecken krabbelnd bewältigen, dabei immer besser das Gleichgewicht halten, selbst gesetzte Ziele anstreben und erreichen – lauter stolz machende Erlebnisse für ein Baby. Eine Supererfahrung für jedes Kind, eine erste vage Ahnung von Selbstständigkeit in dem Sinne: Da kommt Großartiges auf mich zu. Alles zusammen: der Himmel auf Erden. Optimismus – »Was kostet die Welt?« – heißt sein Lebensgefühl, denn jedes Stück mehr Selbstbestimmung lässt es innerlich wachsen. Wer viel in die Finger bekommt und Ziele aus eigener Kraft erreicht, freut sich an seinem Können. Einfach wunderbar, nicht mehr von A bis Z abhängig zu sein. Wie befriedigend, so viel Kontrolle über das eigene Handeln zu haben, das empfinden auch schon kleine Kinder so. So viel Freiheit schmeckt gut. Bitte mehr davon! Zwischendurch macht sich immer mal Erschöpfung breit, der eigene Mut macht plötzlich Angst, Mama oder Papa werden als sicherer Hafen gesucht. Aber dann heißt es wieder: Volle Kraft voraus!

Kein Kind ist wie das andere

Die motorische Entwicklung jedes Kindes folgt inneren Gesetzmäßigkeiten, die wir nicht beeinflussen können. Ihr Kind bringt sich das Greifen und Festhalten, das Krabbeln, später auch das Laufen selbst bei. Jedes Baby hat seine eigene Lernstrategie und nichts davon muss haargenau in die Kategorie »normal« passen, die wir möglicherweise vor Augen haben. Ob ein Kind zuerst sitzen kann und dann krabbelt oder umgekehrt, ist zum Beispiel individuell verschieden. Manche Kinder lassen das Krabbeln sogar ganz aus. Die motorische Entwicklung ist vielfältig – breiter aufgefächert als bislang angenommen.

Falls Ihr Baby in einem Bereich früh dran ist, bedeutet das nicht automatisch, dass dieses rasante Tempo auch für andere Entwicklungsbereiche gilt. Oft konzentrieren sich beispielsweise motorisch aktive Kinder zuerst aufs Krabbeln mit dem Langzeitziel Laufenlernen und vernachlässigen derweil andere Bereiche eine Weile, wie etwa das Sprechenlernen. Oder umgekehrt: Die Kinder, die intensiv brabbeln und sich aufs Spracheverstehen konzentrieren, können sich nicht gleichzeitig ums Laufenlernen kümmern.

ENTWICKLUNG UNTERSTÜTZEN

ZURÜCKDENKEN AN DIE EIGENE KINDHEIT

Als Eltern können Sie sich wahrscheinlich besser in Ihre Kinder hineinversetzen, wenn Sie häufiger an Ihre eigenen Kinderzeiten zurückdenken und sich die folgenden Fragen stellen:

> Wie war das früher? Ein-Kind-Familie oder Aufwachsen mit Geschwistern?
> Haben mich meine Eltern bewusst gefördert? Wenn ja, wie?
> Haben sie mich ganz nebenbei im Alltag gefördert? Was davon konnte ich mitnehmen und greife vielleicht gern darauf zurück?
> Haben sie mich ermutigt? Wenn ja, wie?
> Haben sie mich gezielt ans Leben herangeführt? An welches Leben?
> Worin waren sie meine Vorbilder, woran erinnere ich mich heute noch?
> Wie war das mit ihrer Weltanschauung? Ist das auch meine geworden?

Es ist bestimmt nicht einfach, diese Fragen zu beantworten, vor allem dann nicht, wenn schlechte Erinnerungen hochkommen. Aber es ist lohnend, denn von solch einer Selbstbesinnung profitieren Sie im Umgang mit Ihrem Kind: Beim Nachdenken und Erinnern stoßen Sie auf das, was Sie geprägt hat, und ziehen Ihre Schlüsse daraus: Gut für mein Kind. Nicht so gut. Was sollte sich wiederholen, was will ich übernehmen, was nicht?

GEWOHNHEIT IST MEIN TRUMPF

*Liebe Mami, ich freue mich an meiner Familie,
an allen, die für mich da sind. Jedenfalls meistens.
Vertraut oder fremd kann ich unterscheiden.*

Ich liege bequem in meinem Wagen, schaue mir die Welt rechts und links
von mir und über mir an. Ich bin damit beschäftigt, die neuen Eindrücke zu
ordnen. So reizvoll das Gucken ist, noch wichtiger ist mir deine Nähe. Du
bist meine sichere Basis. Wenn wir zusammen sind, ist das wie ein altes
Spiel, das wir in- und auswendig kennen: Ich sehe dich an. Du schaust mich
an. Wenn unsere Blicke hin- und herschwingen, bin ich zufrieden. Wenn du
und Papi bei mir seid, sehe ich die Welt in rosigem Licht. Eure Blicke, Zeichen, euer Reden – alles höchst vertraut. Und dann sind da noch Oma und
Opa, die oft mit mir spielen, und mein Onkel. Ihr habt mich lieb und sorgt
für mich. Weil ich mich darauf verlassen kann, bin ich meistens gut drauf.
Ihr fünf bekommt deshalb mein schönstes Lächeln zu sehen, und zwar oft.
Oma passt heute auf mich auf. Aber wer ist der mit der tiefen Stimme,
der hinten im Sessel sitzt? Den kenne ich nicht und er macht mir Angst.
Ich weine. Oma beruhigt mich: »Das ist ein Freund von mir. Alles in Ordnung! Ich bin ja bei dir!« Wenn ich auf ihrem Schoß sitze, geht es mir gut.
Meine Tante, unsere Nachbarin, die wir manchmal sehen ... Es gibt viele,
die ich nicht so gut kenne und die ich mit
anderen Augen betrachte als euch.
Auf die ich nicht gleich zugehe. Ich
warte lieber ab, lache nicht gleich
mit ihnen. Fremde machen mir
oft Angst, deshalb weine ich,
wenn sie mir zu nahe kommen.
Aber das gibt sich schnell wieder,
wenn du oder Papi oder Oma ...
wenn einer von euch bei mir ist.

AUS DEN AUGEN, AUS DEM SINN?

Bis zum Ende seines ersten Lebensjahres hat ein Baby einzigartige Bindungen zu wenigen, wichtigen Bezugspersonen aufgebaut.

Sind seine wichtigsten Bezugspersonen nicht erreichbar, kann ein Baby unruhig werden. Gegen Ende des ersten Lebensjahres macht es sich vielleicht krabbelnd, und manchmal dabei schreiend, selbst auf den Weg, um sie zu suchen – ein Hinweis auf Bindungsverhalten. Findet es seine Vertrauten wieder, knüpft es an vorhandene Erfahrungen an: »Bei denen bin ich sicher.«

Warum fremdeln Kinder?

Bislang lebte Ihr Baby vor allem in der Gegenwart und konnte sich nicht vorstellen, dass die Dinge des Lebens anders sein könnten als gerade jetzt. Bislang interessierte vor allem, was in Reichweite war. Das ändert sich gerade. Das Baby bekommt eine erste Ahnung von Zeitabläufen, von Beziehungen, sagen die einen Forscher. So nimmt es Fremde inzwischen als unbekannt wahr, merkt aber erst mit der Zeit, dass mit den neuen Eindrücken neue Gefühle verbunden sind: Es fühlt sich weniger sicher. Was ist los mit diesem Fremdling, der vor ihm auftaucht? Der ihm weder bekannt noch vertraut ist, auch wenn er noch so freundlich lächelt und gurrt.

In seinem siebten, achten Lebensmonat beginnt Ihr Kind zu ahnen, was fremd und was vertraut heißt, vermuten die einen Forscher. Und das mache Angst. Die anderen meinen: Die Angst vor Fremden stamme aus Urzeiten, als nicht jeder in der Sippe einem Kind friedlich begegnete.

Übrigens fremdeln Kinder heute seltener als früher, weil sie inzwischen häufiger frühzeitig unter die Leute kommen und bereits einiges an sozialen Erfahrungen gesammelt haben. Meistens ist das Fremdeln nach kurzer Zeit wieder passé.

EIN GUTES ZEICHEN FÜR DIE ENTWICKLUNG

Fremdeln scheint ein universell verbreitetes Verhalten zu sein, das die meisten Kinder um den achten Lebensmonat herum mehr oder weniger deutlich zeigen. Früher sprach man deshalb auch von »Achtmonatsangst«. Es gibt Belege dafür, dass Kinder dann besonders stark fremdeln, wenn sie über reichhaltige und intensive Interaktionserfahrungen mit ihren Eltern verfügen und an diese sicher gebunden sind. Warum das so ist, erklärte der US-amerikanische Entwicklungspsychologe Tom Bower plausibel: Sie verfügen im Unterschied zu anderen Kindern bereits über ein ausgefeiltes vorsprachliches Kommunikationssystem, das speziell auf ihre Eltern und familiären Bezugspersonen zugeschnitten ist und mit diesen im Verlauf der vergangenen Monate aufgebaut wurde. Dieses System erweist sich jedoch, wenn eine fremde Person ins Blickfeld rückt, als unbrauchbar. Und weil die Kinder noch keine anderen Kommunikationsstrategien zur Verfügung haben, reagieren sie mit Rückzug, Angst und Abwehr.

MARKANTE ABWEICHUNGEN VOM GEWOHNTEN

Möglicherweise hängt das Fremdeln auch mit der geistigen Entwicklung zusammen. Im Alter von sechs bis acht Monaten verfügen die meisten Kinder über ein positiv gefärbtes inneres Bild ihrer Eltern oder anderer vertrauter Bezugspersonen, ein sogenanntes Vorstellungsschema. Bei Personen, die sich ihnen nähern und von diesem Vorstellungsschema beträchtlich abweichen, erleben sie eine Abweichung, die ihnen Angst bereitet. Dazu passt, dass Kinder besonders heftig fremdeln beim Anblick unbekannter Personen, die ihnen sehr fremdartig erscheinen, zum Beispiel große, dunkelhaarige oder bärtige und dunkelhäutige Männer, wenn der eigene Vater eher klein, blond, bartlos und hellhäutig ist.

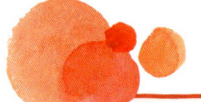

ENTWICKLUNG UNTERSTÜTZEN

VERSTÄNDNIS FÜR IHR FREMDELNDES KIND

Wendet sich Ihr Baby vom Anblick eines Fremden ab, minimiert es damit seine Angst. Wahrscheinlich schreckt es zurück, guckt wieder hin, guckt wieder weg. Wenn Sie beruhigend auf Ihr Kind einsprechen, es auf den Arm nehmen, helfen Sie ihm, Fremdes in Vertrautes umzumünzen. Die »fremde« Person, etwa ein Freund der Eltern, sollte eine gewisse Distanz zum Kind einhalten und vielleicht versuchen, mit ihm über einen attraktiven Gegenstand oder eine spielerische Interaktion in Kontakt zu kommen: einen Ball rollen lassen oder die Perlenschnüre an der Lampe in Bewegung setzen ... Sollte das Kind dann allmählich sein Abwehrverhalten reduzieren, kommt es darauf an, sensibel auf seine weiteren Kommunikationssignale und -wünsche einzugehen.

Wenn alles Beruhigen und Ablenken nichts bringt, wenn Ihr Baby einfach nicht aufhören will zu weinen, beenden Sie die Situation ruhig und gelassen. Bitte nicht den Schluss aus diesem Erlebnis ziehen, dass Ihr Kind fremde Umgebungen und fremde Leute nicht verträgt. Kleine Kinder brauchen andere Umgebungen (Park, Café ...) und andere Menschen (Nachbarn, Freunde ...), um sich ans Leben zu gewöhnen.

Vertraute und neue Bezugs-personen

Aus der Sicht Ihres Babys sind Bezugspersonen nicht austauschbar. Endet die Beziehung zu einer vertrauten Person, kann sie nicht schnell mal eben durch eine neu hinzugekommene Person ersetzt werden. Immer wenn eine neue »Bekanntschaft« in das Leben des Kindes tritt, entwickelt sich mit ihr erst allmählich eine neue Beziehung. Um neue, dauerhaft bleibende Kontakte zu knüpfen, braucht Ihr Baby Zeit. Nur Geduld! Nach und nach bringt es sein Können ins Spiel: lächeln, angucken, spielen ...

ENTWICKLUNG UNTERSTÜTZEN

BESTÄTIGUNG: »ICH BIN DA!«
Ihr Baby rutscht auf dem Boden herum und spielt vor sich hin. Sie bleiben im Hintergrund, bestätigen sein Spiel ab und zu durch ein kurzes »Bravo!« oder »Na so etwas!«. Diese Bestätigung bedeutet für das Kind: Alles okay. Ich kann weitermachen. Auch dieses leise erste Auf-Abstand-Gehen fördert die Selbstständigkeit Ihres Kindes.

ELTERN: DRINGEND GEBRAUCHT, ABER NICHT IMMER!

Die neue Beziehung entsteht neben, nicht anstatt der »alten« Beziehung. Ist Ihr Baby an mehrere ihm vertraute Menschen gewöhnt, wird es übrigens gelassener reagieren, wenn in dieser Entwicklungsphase »neue« Menschen in seinen Gesichtskreis treten. Denn diese Erfahrung hat es bereits gemacht und es hat erfahren, dass es damit klarkommt.

Längere Zeit völlig ohne vertraute Personen zu sein fühlt sich für ein Baby schlimm an. Es wird mit Trauer, Wut, Resignation reagieren. Der Spruch »Das Kind ist doch noch zu klein, um das richtig zu merken« stimmt von Anfang an nicht, und jetzt schon gar nicht mehr. Aber nicht in jeder Stunde, in jedem Moment müssen die vertrauten Bezugspersonen die Eltern sein.

SICHERHEIT TANKEN

Sie als Mutter und Vater sind für Ihr Baby nach wie vor der Angelpunkt, um den sich alles dreht. Sie sind zuerst an der Reihe, Ihrem Kind die Welt zu zeigen und zu erklären. Sie verkörpern Zuverlässigkeit und emotionale Sicherheit, wenn die Beziehung stimmt. Also stehen Sie in der Pyramide seiner Betreuer normalerweise ganz oben. Sich in ersten kleinen Schritten von »Mamis Rockschößen« zu lösen fällt Ihrem Kind sehr viel leichter, wenn es emotional geerdet ist, wenn es ausreichend Zuwendung, Zärtlichkeit und Berührung erfährt – denn Körperkontakt ist auch in dieser Phase das Salz in der Suppe einer gesunden Entwicklung.

Erst nach Mama und Papa kommen Oma, Opa, Tagesmutter ... Aber auch sie werden in der Regel hoch geschätzt. Ist die »Fremdbetreuung« liebevoll und zuverlässig, profitieren Babys davon, weil sie frühzeitig unterschiedliche soziale Erfahrungen sammeln. Das fördert auch ihre Selbstständigkeit.

UNSERE ZEICHENSPRACHE
MACHT FORTSCHRITTE

Liebe Mami, wir unterhalten uns nach wie vor »rauschend« und noch immer ohne Worte. Mein erstes Wort lässt auf sich warten.

Wir zeigen uns gegenseitig die Welt. Heute ist die Welt mein Kinderzimmer. Du zeigst mir, was dir gefällt: das Bild an der Wand. Der Blick aus dem Fenster ... Ich zeige dir, was ich anschauen möchte: das Mobile. Mein Bett. Ich zeige inzwischen auch auf Dinge, die weiter weg sind: auf die Tür am anderen Ende des Zimmers. Auf den Schrank in der Zimmerecke. Ich zeige auf meinen Stoffaffen: Kapierst du, dass ich den Affen meine und ihn richtig gut finde? Danach warte ich gespannt ab, ob du mir recht gibst. Ich zeige auf einen Keks, den ich unbedingt haben will, wippe ungeduldig in meinem Stuhl hin und her und gebe fordernde Laute von mir: Gib mir endlich, was ich haben will!

Ich zeige auf dies und das und daran siehst du, wie es mir gerade geht, was ich gerade brauche:

> Ich zeige aufgeregt auf meinen Breiteller.
> Ich zeige ungeduldig auf meinen Schnuller.
> Ich zeige begeistert auf meinen Teddy.

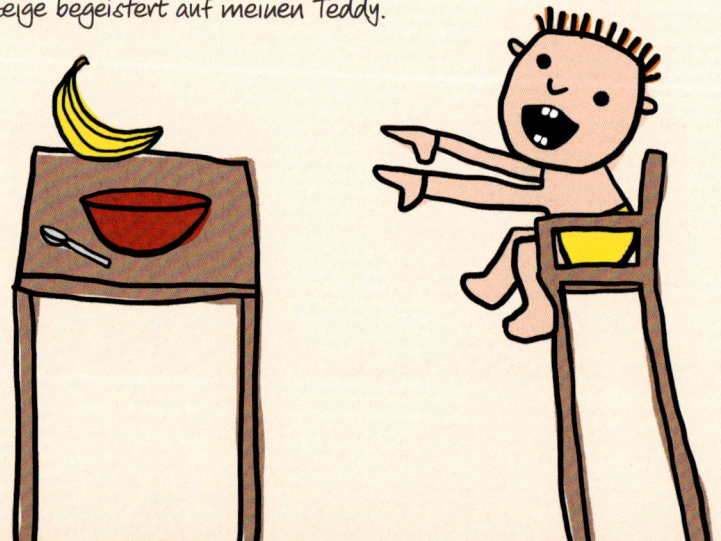

Alles, was ich sehen, fühlen, hören, tasten, riechen,
schmecken kann, hat einen Namen – das wird mir
mit der Zeit klar. Du zeigst mir immer neue
Dinge mit immer neuen Namen: Kuchen. Kanne.
Löffel. Für mich heißt die ganze Welt jetzt
»Da!«. Verstehst du, was ich mit meinem
»Da« meine? Oft kehren wir das Spiel
auch um: Dann zeigst du mir ein
Buch und redest und redest. Ich
gucke interessiert: So, so – was erzählst du mir da eigentlich?

Immer schön der Reihe nach

Gleichzeitig mit dir mich unterhalten und mit meinem Spielzeug spielen,
das gelingt nicht immer. Du sagst: »Das kommt noch!«
Du siehst mir beim Wachsen zu und wir erfinden zusammen neue Spiele:

> Ich gebe dir meinen Glöckchenstab. Du legst ihn auf das Sofa. Soll ich
> mir den holen?
> Du gibst mir meinen roten Plastikbecher. Ich werfe ihn runter. Holst du
> ihn mir wieder?
> Du baust einen Turm aus meinen bunten Bauklötzen. Ich gucke zu. Soll
> ich ihn umstoßen?

Wir verstehen uns immer besser

Wir beide können uns jetzt schon gut verständigen:

> Ich lerne, dass dein Kopfschütteln eine Nachricht ist. Es heißt: »Nein«.
> Ein paar Wochen später kann ich auch meinen Kopf schütteln – zuerst
> schüttle ich ihn einfach nur so. Später kann ich damit auch »Nein« sagen.
> Du nickst mit dem Kopf, und das heißt »Ja« – ich weiß schon! Ich nicke
> nicht zurück. Zu schwierig.
> Du winkst mir zu, wenn du kommst oder gehst. Das heißt »Hallo«
> oder »Tschüs«. Ich freue mich darüber und lerne bald zurückzuwinken.
> Wann lerne ich Händeklatschen und Kusshändchen geben? Dauert noch.

IHR BABY BEKOMMT VIEL MIT

Nach welchen Regeln wird das Leben gespielt?
Wo sind Gesetzmäßigkeiten? Ihr Baby ist damit
beschäftigt, diese Geheimnisse zu entschlüsseln.

Jetzt in der zweiten Hälfte des ersten Lebensjahres zeigt Ihr Baby auf Spielsachen.
Dann auf Sie. Zeigen – mithilfe dieser Geste stellt es eine neue Beziehung her zwischen sich, seinem Spielzeug und Ihnen. Psycholinguisten (Wissenschaftler, die sich mit dem menschlichen Spracherwerb und den entsprechenden psychischen Vorgängen beschäftigen) sagen, in der hier erstmals hergestellten Verbindung zwischen Kind, Bezugsperson und Spielzeug sei ein wichtiger Schritt zur Sprachentwicklung getan: Ich zeige dir etwas. Du zeigst mir etwas. In dieser Struktur spiegelt sich unsere Basisgrammatik, der grundlegende Satzbau mit Subjekt, Prädikat und Objekt wider. Seinen ersten syntaktisch vollständigen Satz wird Ihr Kind allerdings erst in etwa einem Jahr sprechen.

Wiederholungen: der Hit

Ohne ausdrücklichen Unterricht lernt Ihr Baby jeden Tag eine Unmenge. Es tut sich jedoch zuweilen schwer damit, die zahllosen neuen Eindrücke einzuordnen und zu verarbeiten. Wer das weiß, versteht auch, warum ein kleiner Mensch in seiner Tagesstruktur nicht nur Neuigkeiten, sondern auch Ordnung, Klarheit, Halt, Regelmäßigkeit liebt, warum es Vertrautes wie den eigenen Trinkbecher, wie die immer gleichen Badewannenspielzeuge um sich haben will und Wiederholungen über alles schätzt. Schon wieder das gleiche Pappbilderbuch durchblättern? Aber natürlich. Zehnmal. Zwanzigmal ... Warum will Ihr Baby die Welt im immer gleichen Licht sehen? Es durchforstet das Leben:

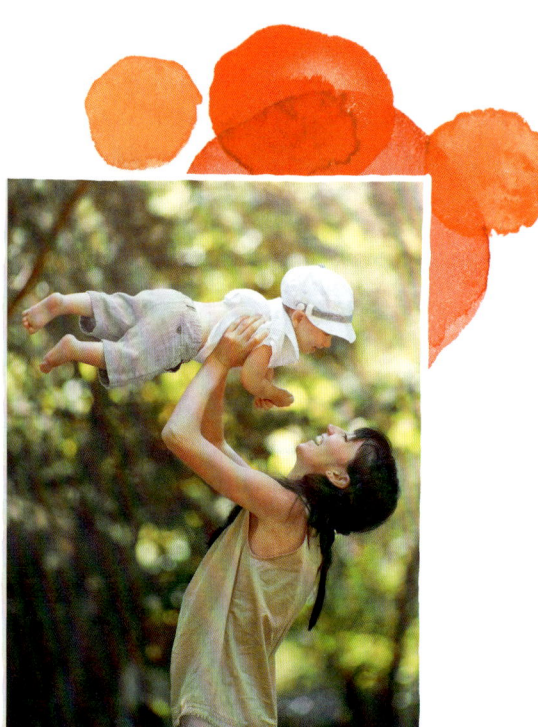

»Bitte noch mal, Mama!«
Weltentdecker lieben Wiederholungen.

Wo ist der rote Faden, die eindeutige Linie, an die man sich halten kann? Wo ist die Gesetzmäßigkeit, die ein Raster verspricht?

Wer weiß, dass ein kleiner Mensch nach dieser Ordnung sucht, weil Ordnung Klarheit und Halt bietet, gibt Orientierung vor: Regeln, die das Zurechtfinden auf der Welt erleichtern. Regelmäßigkeit. Struktur im Alltag. Rituale. Und natürlich zahllose Wiederholungen beim Bilderbuch anschauen. Beim Singen. Beim Spielen. Alles, was festen Boden unter den Füßen verspricht, erleichtert den Zugang zum Leben, stärkt die Bindung und bietet – da vorhersehbar – Ruhe und Sicherheit. Deshalb lieben Babys Vertrautes.

Teilnehmen am Leben

Mittendrin sitzen, genau da, wo gerade Betrieb ist, das wünscht sich Ihr neugieriges Baby. Es will zuschauen, zuhören, miterleben, was sich in seiner Nähe tut – zum Beispiel in der Küche, wenn die Familie zusammen kocht, isst, später aufräumt. Kaum thront es sicher in seinem Hochstuhl, studiert es seine Lieben konzentriert mit hellwachen Sinnen und aller Aufmerksamkeit bei ihrem Tun. Es ist daran interessiert, was jeder Einzelne gerade macht: Möhren schneiden, Kartoffeln essen ... Aufgrund dieser Beobachtungen und Wahrnehmungen erkennt es nach einer Weile, dass nicht nur die jeweilige Handlung von Bedeutung ist, sondern auch die Gefühle, die dabei aufkommen. Hackt Mama ungeduldig und mit verbissener Miene auf die Möhren ein, so bedeutet das: Diese Arbeit schmeckt ihr gar nicht. Isst Papa genüsslich seine Kartoffeln, heißt das: Sie schmecken ihm bestens.

Ihr Kind lernt die Zeichen zu deuten. Kleine Kinder übernehmen weitgehend die Sichtweise ihrer Eltern und betrachten die Welt mit ähnlichen Gefühlen: Schauen Sie sich zum Beispiel die Pinguine im Zoo intensiv an, die Kälber auf der Weide, das Obst auf dem Markt, dann lässt sich Ihr Kind von Ihrem Interesse und Ihrer Begeisterung mitreißen und schaut ebenfalls genauer hin.

Ein weiterer Entwicklungsschritt: Ihr Baby beobachtet nicht nur seine Lieben und lernt, ihre Gefühle zu deuten. Es erlebt auch eigene Gefühle: Frust, wenn die Holzkugel wieder einmal unter den Schrank rollt. Freude, wenn es ihm gelingt, die Schlenkerpuppe quer durchs Zimmer zu werfen.

Späße sind das Größte

Regelmäßigkeit? Rituale? Schön und gut. Aber die gewohnten Spielregeln ab und zu mal aus Spaß und Dollerei über den Haufen werfen, das wissen auch Babys schon zu schätzen und lachen sich dann eins, wenn die Großen

> beim Füttern so tun, als seien sie ein Clown,
> im Bad so tun, als würde das Baden heute leider, leider ausfallen,
> beim Gute-Nacht-Sagen so tun, als würden sie selbst einschlafen.

Entwicklungspsychologen wissen um die große Bedeutung des »So tun als ob« im Leben des Kindes. Das »So tun als ob«-Spiel ist für Kinder – auch später noch – eine Keimzelle von Kreativität, Originalität, Einfallsreichtum und Fantasie.

IHR BABY ENTWICKELT HUMOR

Mit etwa acht, neun Monaten zeigt Ihr Baby erste Anflüge von Humor und kann sich über Alltagserlebnisse kringelig lachen: Feixt, wenn der Pfannkuchen beim Wenden auf dem Herd statt in der Pfanne landet. Kichert, wenn der Hund die Teller in der Spülmaschine ableckt. Schüttet sich aus vor Lachen, wenn Sie es mit einer Grimasse überraschen. Und zeigt Ihnen damit: Ich bin nicht mehr so hintendran, wie ihr vielleicht denkt, sondern ich bekomme einiges mit vom Leben.

Mit Mama und Papa zu lachen ist das Schönste, was es für Ihr Baby gibt!

SPIELE UND SPRÜCHE: GANZ GROSSES THEATER

Erstaunlich früh ahnt Ihr Baby, dass Sprach- und Bewegungsspiele wie »Hoppe, hoppe, Reiter« oder »Kommt ein Mann die Treppe rauf« und viele andere Sprüche, Lieder und Spiele großes Theater sind. Es liest in Ihrem Gesicht und lacht, weil es schon vorher weiß, was gleich kommen wird. Sekunden später zeigt es Ihnen mit lautem Jauchzen, dass seine Vermutung stimmte.

Dieses gemeinsame Lachen verstärkt die Freude, die Sie und Ihr Kind aneinander haben. Über das Gleiche zusammen zu lachen, sich dabei richtig gut zu verstehen: Das beeinflusst, wie sicher sich Ihr Baby in unserer Welt fühlt. In einer Welt, die es versteht und in der es von anderen verstanden wird, kann es Geborgenheit wahrnehmen und empfinden – eine wichtige Grundlage, um Informationen aufspüren und verarbeiten zu können.

Weltenbummler brauchen Begleitung

Kinder sind Weltenbummler, die sich das Leben näher anschauen möchten. Dieser kindliche Antrieb, mehr von der Welt zu sehen, mehr zu erfahren, wird gespeist durch den Drang nach mehr Selbstständigkeit. Kann sich dieses Bedürfnis nach Autonomie nicht entfalten oder wird es gleich gekappt, versickert der Wunsch nach Selbstständigkeit oder entsteht erst gar nicht. Das ist schlimm für ein Kind. Es beeinträchtigt seine Lebenstüchtigkeit, denn das Kind lernt dann: Anstrengung lohnt sich offenbar nicht. Ich verlasse mich lieber auf Richtlinien und Antworten, die andere vorgeben, oder auf ihr Weltbild.

WIR DENKEN IN EINE RICHTUNG

Die Welt anschauen und erkunden ist das eine. Sich dazu Gedanken über die Welt machen das andere. Ihr Baby erkennt mit der Zeit: Nicht nur ich denke, die anderen tun es auch. Und sie denken manchmal sogar in die gleiche Richtung.

Ein Beispiel: »Vor mir auf dem Küchentisch liegt ein Keks. Den könnte man sich doch holen!« Ein verlockender Gedanke. Anhand Ihrer Mimik erkennt Ihr Kind, was Sie in diesem Moment vorhaben könnten, und zwar den Keks vom Tisch nehmen, denn Sie haben seinen Blick bemerkt. Davon lässt sich ein freier Geist aber nicht einschüchtern: Ihr Kind greift selbst zu – jetzt vielleicht noch zögerlich, aber bald gezielt und energisch.

Ganz nebenbei vertiefen solche Erlebnisse die Rückkopplung mit den Eltern und anderen und das Gefühl für die eigene Selbstwirksamkeit: »Mein Denken und mein Handeln führen immer öfter zum Ziel. Und sie bewirken offenbar etwas bei euch. Mal sehen, was passiert, wenn ich ...«

WAS DU SCHON ALLES KANNST – BRAVO!

Wenn Ihr Baby in seiner Entwicklung vorankommt und Neues lernt, dann ist es bester Laune und strahlt. Es strahlt Sie an, gluckst und lacht vor Freude über sein Vorwärtskommen. Sie sehen ihm an, dass es glücklich ist über sein Können und dass es anderen seine Fähigkeiten gerne vorführt – vor allem wenn diese anderen sein Tun nicht nur bemerken, sondern auch loben. Wenn sie gespannt darauf sind, was sich noch so alles an Neuem tut, wenn aus dem Baby langsam ein Kleinkind wird.

ENTWICKLUNG UNTERSTÜTZEN

»GUTEN ABEND, GUTE NACHT ...«

Mit einem Baby singen, um seine Entwicklung zu fördern? Und was, wenn man selbst nicht singen mag? Dem Baby in den höchsten Tönen Reime vorsprechen, weil das die Sprache fördert? Und was, wenn man Kinderreime albern findet? Mutter, Vater, Geschwister, Betreuer fördern die Babyentwicklung am besten da, wo sie eigene Stärken haben. So geben sie beispielsweise die Freude an Bewegung weiter, wenn sie sich selbst gerne bewegen. Sie geben die Freude an Sprache weiter, wenn sie selbst Freude an Sprache haben.

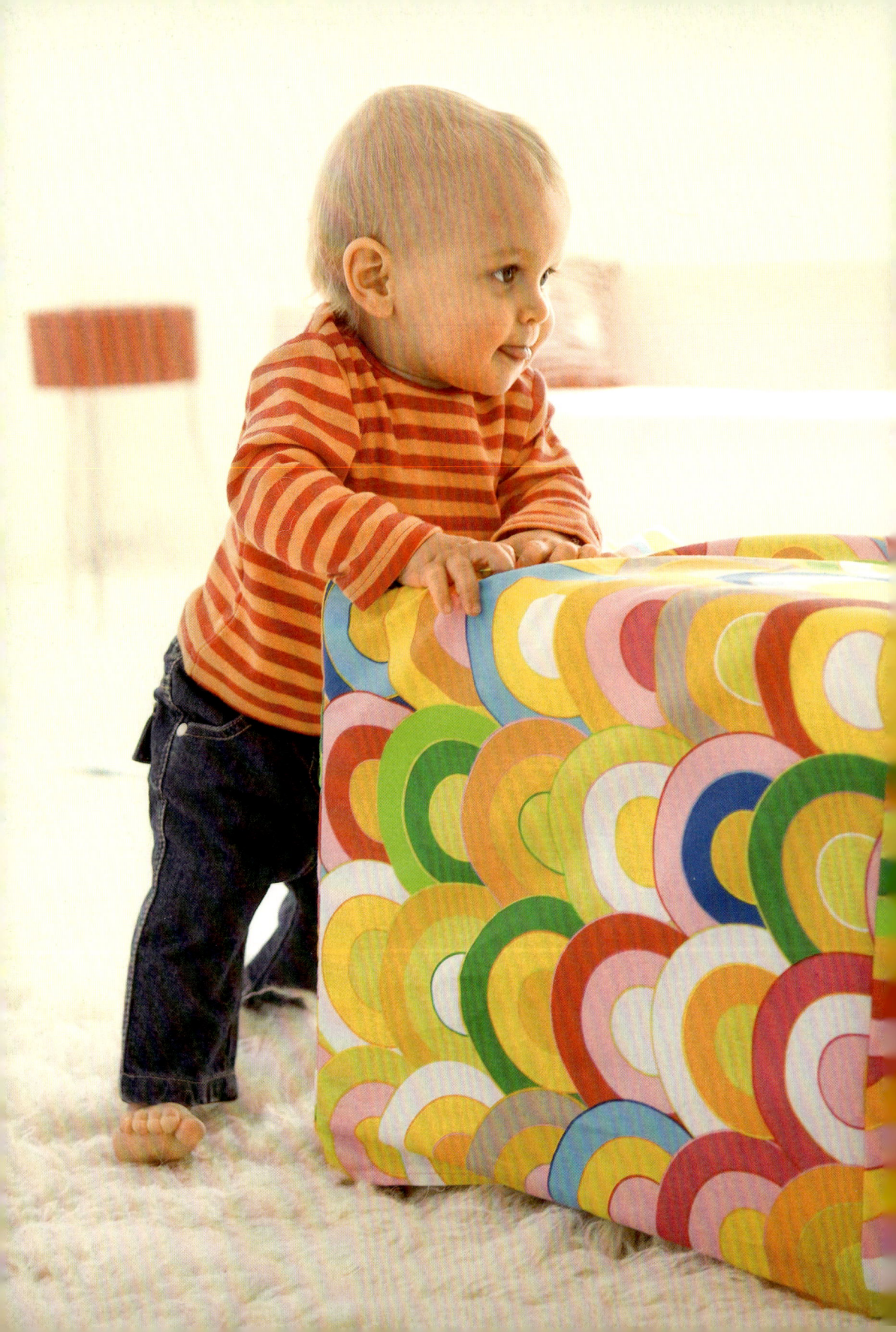

DAS ZWEITE LEBENSJAHR

LAUFEN LERNEN, SPRECHEN LERNEN – EINFACH MEHR BEGREIFEN

Das Laufen kommt in Gang. Das Sprechen auch. Ihr Kind entdeckt das Wörtchen »ich«. Der Radius erweitert sich mehr und mehr und damit verändert sich gleichzeitig das Weltbild.

ICH MACHE MICH AUF DIE SOCKEN!

Liebe Mami, ein gutes Gefühl für mich, endlich stehen zu können, denn von oben sieht die Welt interessanter aus. Ob ich schon erste Schritte wage?

Ich versuche zu stehen. Das heißt: Erst vor dem kleinen Stuhl knien, mich dann am Stuhl hochziehen und mich aufrichten. Plötzlich stehe ich vor meinem Kinderstuhl, wackle hin und her auf meinen Beinen und Zehenspitzen, aber ich stehe! Ich patsche laut mit meiner Hand auf die Sitzfläche des Stuhls: Ich kann trommeln! Mit meiner anderen Hand halte ich mich am Stuhl fest. Du rufst: »Bravo, Bravo!« Und ich freue mich. Nach einem Weilchen kann ich nicht mehr stehen und mich festhalten. Ich lasse los und falle auf meinen Windelpo. Macht nichts. Ich fange wieder von vorne an. Noch oft lande ich auf meinem Po, rapple mich dann wieder auf und mache immer, immer, immer weiter: Ich knie vor dem Kinderstuhl. Ziehe mich hoch. Stehe aufrecht. Halte mich fest. Lasse los ... Und wieder: Plumps ...

Ich kann mich auch an der Heizung hochziehen. Am Sessel. Am Tischbein. Am Sofa. Ein gutes Gefühl: Ich stehe aufrecht und schaue mir die Welt von oben an. Seitdem ich stehen kann, komme ich näher an interessante Dinge heran. An einen Becher, der auf dem Tisch steht. An eine Zeitung, die auf dem Sofa liegt ... Und dann: Plumps. Ich falle hin, lande auf meinem Windelpo. Jetzt nicht aufgeben! Auf ein Neues: der nächste Versuch. Und nicht nachlassen. Auf keinen Fall! Immer schön weitermachen. Also noch einmal ...

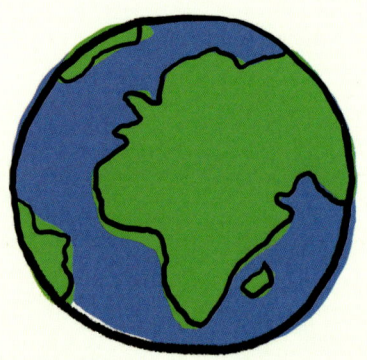

LAUFENLERNEN: IM EIGENEN TEMPO

Vorzeitiges Lauflerntraining schadet mehr, als es nützt, sagen Fachleute: Kein Kind lässt sich damit eher auf Trab bringen. Bei zu frühem Lauftraining wird Ihr Baby höchstens unzufrieden, da es nicht erreicht, was es erreichen will und zu diesem frühen Zeitpunkt nicht erreichen kann. Die Folge: Frust.

Deshalb lieber keine Erwartungen haben, ab wann Ihr Kind laufen sollte. Kein »Nun richte dich mal auf!«, kein »Setz ein Füßchen vors andere!«. Keine Lauflerngeräte, die sogar gefährlich sein können. Ein Baby läuft, wenn es laufen kann und will. Wie entlastend, dass jedes Baby sein eigenes inneres Entwicklungsprogramm mitbringt, das Sie nur annehmen können. Läuft Ihr Kind freudig an Ihren Händen (in seinem Tempo) – bestens. Setzt es sich dagegen hin und »streikt«, wenn Sie seine Hände fassen wollen, und macht später allein weiter, ist das ein deutliches Zeichen: »Ich will mein eigenes Ding machen!« Das sollten Sie respektieren. Übung nützt zum richtigen Zeitpunkt, aber nur dann, wenn die entsprechenden Vorübungen absolviert sind aus Strampeln, Robben, Krabbeln, Sitzen, Stehen ... Manche Kinder überspringen die eine oder andere Phase oder wählen eine andere Reihenfolge.

Sind Sie ernsthaft beunruhigt über die aus Ihrer Sicht etwas verzögerte Entwicklung Ihres Kindes, fragen Sie Ihren Kinderarzt.

Schritt für Schritt in die Senkrechte

Es dauert eine Weile, aber irgendwann stehe ich einigermaßen fest mit meinen beiden Beinen auf der Erde. Und was kommt danach? Ich will losmarschieren. Erste vorsichtige Schritte tun, aber nur mit Festhalten. Ein Schritt zur Seite. Noch ein Schritt zur Seite ... Zuerst geht's nicht vorwärts, sondern seitwärts: Ich hangle mich vom Stuhl zum Sofa, vom Sofa zum Tisch und vom Tisch wieder zum Stuhl.

Nachdem ich diese Runde – Stuhl, Sofa, Tisch – ein paarmal hinter mich gebracht habe, verliere ich die Lust daran. Wohin jetzt? Ich krabble zur Fensterbank. Wieder hochziehen und dann an der niedrigen Fensterbank entlangwandern. Von rechts nach links. Von links nach rechts. Das Beste an dieser Übung: Ich schaue aus dem Fenster und staune: Vor dem Fenster auf der Straße sind Autos, Leute – draußen ist so viel los!

Ich kann es! Ich kann laufen!

Was kommt jetzt an die Reihe? Loslassen. Erste Schritte ohne Festhalten wagen. Gut, dass du mir hilfst. Du sitzt mit ausgestreckten Beinen auf dem Boden. Ich stehe vor dir. Du hältst mich fest. Papa sitzt ebenfalls mit gestreckten Beinen auf dem Boden. Uns gegenüber. Ein paar Meter entfernt. Du lässt mich los.

» Ich laufe! Ganz allein mache ich mich auf den Weg. «

Ich wanke auf Papa zu. Bahn frei: keine Hindernisse, die den Weg versperren. Papa streckt mir seine Arme entgegen ... Noch einen Augenblick die Balance halten und schon sind da Papas Arme, in die ich mich fallen lasse. Gerettet! Geschafft. Ein gutes Gefühl.

ENTWICKLUNG UNTERSTÜTZEN

EIN ANREGENDES UMFELD

Ebenso wichtig wie gemeinsames Spielen: anregende Situationen schaffen. Sie stellen zum Beispiel, kurz bevor Ihr Baby erste Schritte tut, Hocker, Kisten, Stühle im Kreis auf und lassen Ihr Kind dann selbst bestimmen, was es damit anfängt. Oder: Sie stellen Ihr Kind an ein niedriges Mäuerchen und warten ab, ob es sich in Bewegung setzt. Kinder wollen die Welt auf ihre eigene Weise erkunden, deshalb ist geduldiges Abwarten bisweilen sinnvoller als ständiges Animieren.

Meine nächsten Schritte: Wir beide sind zusammen in der Wohnung oder im Garten unterwegs: meine Füße zwischen deinen Füßen, du bist hinter mir und hältst mich an beiden Händen fest. Mal hältst du mich und mal läuft Papa mit mir. Zuerst gehen wir nur ein paar Schritte, aber bald legen wir größere Strecken zurück. Gleichzeitig ahne ich, dass es noch eine Weile dauern wird, bis aus meinen Wackelschritten große, feste Schritte werden ohne Stütze.

Wenn ich beim Laufenlernen hinplumpse, wundere ich mich: Wieso falle ich dauernd hin? Eins ist klar: Ich mache trotzdem weiter und weiter und weiter ...

ERSTE SCHRITTE SIND GROSSE SCHRITTE

Sobald es laufen kann, zieht Ihr Kind gern allein los: Auf eigene Faust das Leben erkunden – eine reizvolle Vorstellung, die neue Abenteuer verspricht.

Monatelang hat Ihr Baby gestrampelt und gezappelt, hat auf dem Bauch liegend mit ausgestreckten Armen und Beinen gewippt, Dinge in seiner Nähe zu ergreifen versucht. Anschließend ist es durch die Gegend gerobbt und später ist es wie der Blitz gekrabbelt. Nach diesen Vorübungen ist es nun endlich so weit: Ihr Kind steht. Bald darauf setzt es einen Fuß vor den anderen. Die ersten selbstständigen Schritte bedeuten neben der Körperbeherrschung mehr Unabhängigkeit, mehr Selbstvertrauen. Welch ein Hochgefühl: »Toll, was ich kann!«

Etwa die Hälfte aller Kinder lernt um den Beginn des zweiten Lebensjahres herum laufen. Noch schwankend und unsicher auf den Beinen machen sie sich auf den Weg. Mit 16 Monaten können die meisten laufen. Damit erweitert sich ihr Radius beträchtlich. Babys und Kleinkinder bewegen sich generell gerne und suchen stets nach neuen Möglichkeiten, ihr Bewegungstalent in Taten umzusetzen.

Jeden Tag geht's besser

Hoch die Beine, die Füße fest aufgesetzt, abgerollt – die Koordinierung der Grobmotorik, Ablauf und Tempo, wird immer besser gesteuert …

> **durch ein dichtes Netzwerk von Nervenzellen im Gehirn.** Die entsprechenden sensorischen und motorischen Zentren müssen intakt und funktionsfähig sein. Ebenso muss die genetisch bedingte Reifung des Nervensystems entsprechend vorangeschritten sein, denn sie ist zuständig für die aufrechte Körperhaltung und das Gleichgewicht – und damit Voraussetzung fürs Laufen. Alles zusammen nennt man neurophysiologische Reifungsvorgänge.

> **durch die Integration der verschiedenen Sinne** wie etwa Sehsinn, Hörsinn, Gleichgewichtssinn, die das Gehirn mit zusätzlichen Informationen versorgen – von intersensorischer Integration sprechen die Fachleute.

> **durch das Zusammenwirken entsprechender Muskeln** an den Beinen und am Rumpf, die kräftig genug sein müssen – das sind motorische Reifungsprozesse.

Ergänzung und Vergleich aller Informationen befähigen das Gehirn dann, Bewegungsabläufe aufeinander abzustimmen und so dafür zu sorgen, dass die Bewegung »gut läuft«. Diese ersten Schritte setzen weitere Entwicklungsschritte in Gang: Das Denken und das soziale Verhalten bekommen neue Impulse.

Wann müssen Anreize sein?

Laufen lernt Ihr Kind von allein, anders als etwa sprechen. Entwicklungspsychologen unterscheiden hier zwischen starken und schwachen Entwicklungsaufgaben. Für die Bewältigung Ersterer bringen Kinder alles bereits mit auf die Welt – diese Fähigkeiten, wie das Laufen, entwickeln sich also auch unabhängig von Vorbild und Unterstützung, Sie können lediglich bestätigen und loben. Für Letztere sind dagegen Vorbilder vonnöten. Kleinkinder, die nur versorgt werden und sonst keinerlei emotionale Zuwendung, Körperkontakt und sprachliche Anregung erhalten, verkümmern und erlernen keine Sprache. Historische Belege dafür lieferten der Stauferkönig Friedrich II. und der Schottenkönig Jakob IV., die im Mittelalter grausame Experimente mit Kleinkindern durchführten. Sie nahmen neugeborenen Kindern ihre Eltern weg, gaben sie in die Obhut von Pflegeeltern. Diese wurden angewiesen, nie mit den Kindern zu sprechen, sie nur mit der lebensnotwendigen Nahrung und Pflege zu versorgen, aber niemals mit ihnen zu schmusen oder sonst eine Art von Körperkontakt mit ihnen aufzunehmen. Beide Experimente endeten tragisch. Die Kinder konnten nicht überleben, weil ihnen körperliche und emotionale Zuwendung vorenthalten wurde.

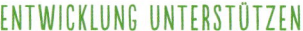

ENTWICKLUNG UNTERSTÜTZEN

FAST AUF AUGENHÖHE

Indem Ihr Kind nach monatelangem Liegen, Strampeln, Robben und Krabbeln nun selbstständig steht und anschließend seine ersten Schritte tut, rückt es den Erwachsenen ein Stück näher – ein beträchtliches Stück aus seiner Sicht. Aus seinem neuen Blickwinkel erscheinen ihm die Großen auf einmal weniger riesengroß. Ihre Aufgaben bei diesem neuen Entwicklungsmeilenstein heißen:

> **Die Fortschritte loben:** »Gut machst du das!«
> **Ermutigen:** »Weiter so!«
> **Bewundern:** »Richtig toll, was du schon kannst!«

Um sich motorisch gut entwickeln zu können, braucht Ihr Baby außerdem ausreichenden und sicheren Bewegungsraum, Gelegenheit und genug Zeit zum Üben und viel Zuwendung. Bekommt es von allem genug, läuft zumeist alles wie von selbst.

Emotionale Anreize und Freiraum zum Lernen und Wachsen bringen Ihr Kind weiter, jeden Tag.

ICH VERSTEHE SEHR VIEL!

Liebe Mami, ich verstehe einige Wörter, die du sagst. Ich kenne meinen Namen, ich weiß, dass du »Mami« bist und unser Hund »Hund« heißt.

Seit meinem ersten Geburtstag habe ich viel gelernt, fast wie von selbst. Ich verstehe meistens, was du meinst, wenn du mit mir redest. Dass »Nein« Stopp heißt, ist mir klar. Ich habe auch eine Vorstellung davon, was »vorsichtig« bedeutet. Und »Ich habe dich lieb« heißt, dass du mich magst. Das ahne ich. Dass du mit »Papi« »unseren« Papi meinst, musst du mir nicht extra sagen, denn das weiß ich seit ewigen Zeiten. Ich verstehe immer mehr Wörter, die ich zu hören bekomme: »Auto«, »Brei« ... Ich weiß noch viel mehr, nämlich dass nicht nur meine Trinkflasche »Flasche« heißt, sondern auch die Saftflasche auf dem Tisch.

Du erzählst mir von der Kuh im Bilderbuch: Die Kuh ist das Tier, das »muh« macht, und die gibt es auch draußen auf der Weide. Langsam ahne ich, was du meinst. Wörter verstehen lerne ich, weil ich genau zuhöre, wenn ihr sprecht. In der Küche. Beim Einkaufen ... Ich finde langsam heraus,

> dass der Becher das Ding ist, aus dem getrunken wird,
> dass das Handtuch zum Abtrocknen da ist,
> dass die Mütze auf den Kopf gehört.

Wenn du ein Wort sagst, das ich nicht kenne, schaue ich dich fragend an: Was meinst du? Dann wiederholst du das Wort.

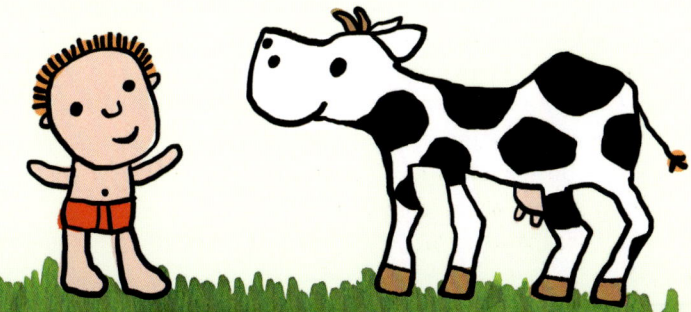

WAHRGENOMMENES IN WORTE FASSEN

Ihr Kind sagt seine ersten Wörter. Es entwickelt sich ein Pingpongspiel mit Ihnen: Du schenkst mir Worte. Ich schenke dir Worte. Wir verstehen uns immer besser.

Beginnend mit etwa neun Monaten können Kinder erste Wörter verstehen. Wörter wie »Mama« und »Papa« zählen natürlich dazu. Bald darauf beginnt Ihr Kind Ihnen zuzuwinken, wenn Sie »Winke-winke« sagen.

Bis zum achtzehnten Lebensmonat wird Ihr Kind bis zu fünfzig Wörter aktiv sprechen und etwa 200 Wörter richtig verstehen; schon in der zweiten Hälfte des zweiten Lebensjahres lernt es nach Substantiven wahrscheinlich einige Adjektive und Adverbien. Danach gibt es, darauf aufbauend, einen Wortschatzspurt. Das Sprachvermögen entwickelt sich explosionsartig – eine Freude, das mitzuerleben.

Sprechenlernen: ganz von selbst

Jedes gesunde Baby lernt irgendwann sprechen, und zwar dann, wenn es in seiner Entwicklung so weit ist: reif genug für die neue Aufgabe. Vergleichbar dem Laufenlernen, aber mit einem Unterschied: Laufen lernt es von selbst (siehe auch Seite 113), zum Sprechenlernen braucht es Sie und eine anregende, seine Sprache aufgreifende, widerspiegelnde, behutsam korrigierende sprachliche Umwelt. Sprechenlernen ist eins dieser vielen Entwicklungswunder – ein hochkomplexer innerer Prozess. Und wie sieht das Lernen im Einzelnen aus?

WÖRTER UND KLEINE RÄTSEL

Das Lautieren, die »Da-da-da«-Zeiten, das Spiel mit Silben ist nicht mehr aktuell. Ihr Baby sagt inzwischen wahrscheinlich sein erstes Wort – ein magischer Moment für Eltern, der mit Spannung erwartet wird. Dieses erste Wort kommt oft um den ersten Geburtstag herum, manchmal dauert es länger. »Mama« und »Papa« sind die Hits, aber auch »Auto« ist als erstes Wort beliebt. Danach folgen normalerweise Wörter für Dinge und Wesen, die Ihrem Kind vertraut sind: »Wawa« für Omas Hund. »Kika« für die Kita. »Eiei« fürs Streicheln.

Zu den ersten Wörtern, die Ihr Kind spricht, kommen bald weitere »Wörter«, die Ihnen manchmal Rätsel aufgeben: »Lute« – was ist damit gemeint? Beim Ausprobieren neuer Wörter ergeben sich Neuschöpfungen und diese »Kinderwörter« stimmen nicht unbedingt mit den »Erwachsenenwörtern« überein.

So kann Lute oder Lote Joghurt bedeuten. Mamilade ist Marmelade. Nabane ist eine Banane. Fugate oder Flugatz ist ein Flugzeug. Und Bei? Ist der Ball.

ERSTE SÄTZE

Bald danach sind die berühmten Ein-Wort-Sätze aktuell: Das Wort »Kau« (Kakao) kann für sämtliche Getränke stehen und es kann sowohl bedeuten »Ich habe Durst« als auch »Auf dem Tisch steht was zu trinken«. Ihr Kind kann sich mit einem einzigen Wort, das es häufig und bei allen möglichen Gelegenheiten gebraucht, verständlich machen: Seine Ein-Wort-Sätze sind die Eintrittskarte in eine neue Welt mit vielfältigen Möglichkeiten. Überdehnung oder Übergeneralisierung der ersten Wörter nennen das die Sprachentwicklungsforscher.

Danach stehen erste Sätze an: Zwei-Wort-Sätze, Drei-Wort-Sätze … Immer mehr Grammatik kommt ins Spiel, und wieder geschieht das fast unmerklich, jedenfalls ohne bewusstes Lernprogramm. Ohne gezieltes Training. Sprechenlernen braucht, wie schon gesagt, viele Anregungen, einfach so im Alltag.

Gegen Ende des zweiten Lebensjahres werden aus den Kurzsätzen Ihres Kindes langsam »richtige« Sätze entstehen, mit Subjekt, Prädikat, Objekt. Jetzt legt Ihr Kind los: schnattert und quasselt manchmal ohne Ende.

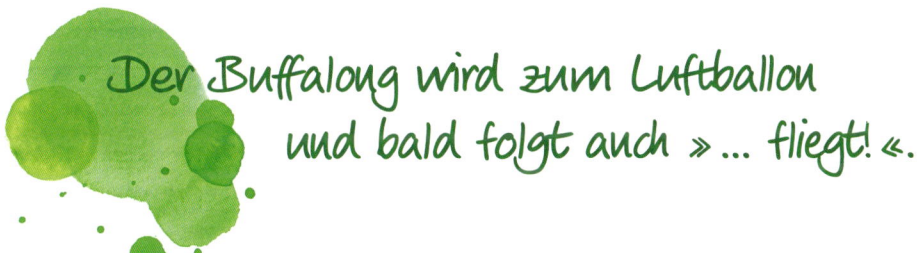

Der Buffalong wird zum Luftballon und bald folgt auch » … fliegt! «.

GRAMMATIK? KEIN PROBLEM!

Ihr Kind ist enorm gut darauf vorbereitet, aus Ihrem Sprechen die Regeln seiner Muttersprache herauszufiltern. In überschaubarer Zeit erwirbt es einen umfassenderen Sprachschatz, Wörter ohne Ende, strukturierte Sätze – wie gesagt: Auch das Sprechenlernen gleicht einem Wunder. Aus ungelenken ersten Sprechversuchen entwickeln sich unzählige Unterhaltungen, die inzwischen nicht mehr aus Blicken und Lauten bestehen, sondern aus Wörtern und Sätzen.

Und wieder gilt: Kein Kind ist wie das andere. Auch beim Spracherwerb hat jedes sein eigenes Tempo, variiert Wörter auf seine eigene Weise und entwickelt früher oder später Sinn für Grammatik.

Sprache: ein Meilenstein

Sprache ist der Schlüssel zum Leben. Sie erweitert unseren Blickwinkel: Wer die Sprache beherrscht, bekommt mehr mit vom Weltgeschehen: Die Sicht darauf wird nicht nur weiter, sondern auch differenzierter. Mit der Sprache öffnen sich viele neue Türen, denn sobald Ihr Kind seine Gedanken und Gefühle annähernd in Worte fassen kann, zeigt sich die Welt in einem neuen Licht. Wer spricht, kann eigene Eindrücke und Erlebnisse beschreiben, mitteilen und mit den Erfahrungen anderer Menschen austauschen und vergleichen – was für ein Meilenstein! Damit entstehen neue Lebensqualitäten und neue Kommunikationswelten.

Wörter, Schriften, Symbole – alles, was Sprache ausmacht – ermöglichen langfristig einen Meinungsaustausch zwischen Ihrem Kind und Ihnen: Ich teile dir meine Gedanken, Einfälle und Ideen mit. Du meldest mir zurück, was du davon hältst, und gibst deine Erfahrungen an mich weiter ...

EIN SPANNENDES PUZZLE

Sprache benutzen heißt: eine Beziehung herstellen zu Dingen, Personen und auch zu Handlungen. Wissenschaftler gehen davon aus, dass bereits im Vorfeld des Spracherwerbs bildliche Vorstellungen von vielen Dingen und Personen bestehen. Jetzt kann Ihr Kind all diese Bilder in Sprache übersetzen!

Weil sich sprachliche Elemente immer neu kombinieren lassen, entsteht ein innerer Spielraum, in dem Ihr Kind immer neue Beziehungen und Querverbindungen

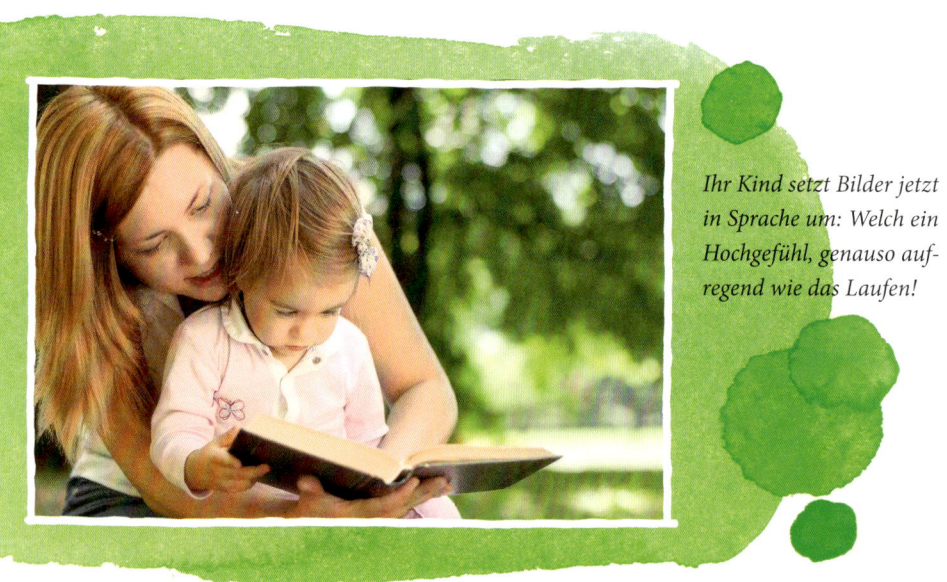

Ihr Kind setzt Bilder jetzt in Sprache um: Welch ein Hochgefühl, genauso aufregend wie das Laufen!

ausprobieren, später systematisch durchdenken kann. Auch dieser Lernprozess, Training für den Denkapparat, geschieht leise, präzise. Kaum einer nimmt diese Leistung eines Kindes in ihrem ganzen Umfang wahr, die ohne sichtbare Anstrengung, unspektakulär nebenher im Alltag abläuft.

ENTWICKLUNG UNTERSTÜTZEN

IN SPRACHE BADEN

Kinder schwingen mit, bilden spontan und intuitiv immer mehr Kategorien: »Nicht nur meine kleinen Schuhe sind Schuhe, sondern auch die Winterstiefel. Spielzeug ist alles, womit ich spielen kann ...« Immer ist sein Gehirn auf der Suche nach neuer Nahrung. Unterstützen Sie diesen Lernprozess, lassen Sie Ihr Kind in Sprache baden:

> »Wir gehen jetzt in den Supermarkt, weil wir noch Bananen brauchen!« – »Ich bürste jetzt den Hund, weil er voller Kletten ist.« Begleiten Sie das Alltagsgeschehen erzählend. Ihr Kind versteht vielleicht noch nicht jedes Wort, und gerade das macht es so spannend. Regt es an weiterzulernen.

> »Ich habe vorhin mit der Oma telefoniert. Die hat mir erzählt, dass ...« Beschreiben Sie kleine Erlebnisse. In einfacher, klarer Form, eben kindgemäß.

> »Das rote Auto fährt durch die Berge ...« Erzählen Sie erste, kurze Geschichten und schauen Sie sich dabei entsprechende Bilder mit Ihrem Kind an, welche die Handlung der Geschichte illustrieren.

> »Eine kleine Dickmadam fuhr mal mit der Eisenbahn. Eisenbahn, die krachte, Dickmadam, die lachte.« Bieten Sie häufiger Kinderreime, Spielverse an, in denen kleine Handlungsabläufe beschrieben werden.

> »Es geht ein Bi-Ba-Butzemann in unserm Haus herum, bidebum!« Melodien und Rhythmen, bekannte, unbekannte und fantasieanregende Wörter – Sprache, Sprechen und Singen machen Spaß!

> »Ich freue mich jeden Sonntag auf ein weich gekochtes Ei. Magst du auch Eier?« Integrieren Sie Sprechversuche Ihres Kindes ins Gespräch mit anderen Familienmitgliedern.

> »Wädd!« – »Das ist ein Pferd!« Wiederholen Sie die Wörter Ihres Kindes und sprechen Sie sie richtig und deutlich aus, ganz selbstverständlich und nicht korrigierend (siehe Seite 119).

> »Wohin ist dein Ball gerollt?« Ermutigen Sie Ihr Kind zum Weitersprechen.

Mit der Zeit haben Eltern die wichtigsten »Programmpunkte« intus und berücksichtigen sie aus ihrem Bauchgefühl heraus. Sie müssen sie nicht erst lernen.

Sprechen lernen heißt Denken lernen

Ihr Kind lernt sprechen und das bedeutet: Es versteht und benutzt das riesige Konglomerat, das wir Sprache nennen und das aus vielen Zeichen besteht. Jedes Wort ein Symbol, ein anderer Begriff, ein anderes Bild und ein anderer Klang.

Verstehen lernen, Sprechen lernen heißt vor allem Denken und Nachdenken: Fisch, Ball, Becher, Handtuch, Hund – lauter Elemente, die sich Ihr Kind vorstellt. Im Kopf entstehen Bilder von den Begriffen, die es kennenlernt und im Gedächtnis behält. Beim Sprechenlernen entsteht ...

> ein engmaschiges System zahlloser, präzise aufeinander abgestimmter Nervenzellen, ein neuronales Netzwerk, das perfekt funktioniert,

> ein Komplex von Nervenzellen, der zuständig ist für das schnelle Zusammenspiel der Muskeln im Kehlkopf, im Hals und im Brustkorb,

> eine hierarchisch und begrifflich gegliederte Netzstruktur von inneren Bildern und Vorstellungen – oder »mentalen Wissensrepräsentationen«, wie es die Kognitionspsychologen nennen.

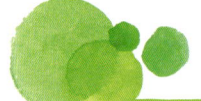

PINGPONGSPIEL AUS WORTEN

Weil Gespräche zwischen Eltern und Kind unverzichtbar sind – Gespräche, in denen Emotionen en masse mitschwingen, die Ihr Kind prägen –, sind Ihre Gespräche mit Ihrem Kind keinesfalls zu ersetzen durch CDs, Fernsehen, DVDs, Spiele auf dem Tablet-PC oder Smartphone.

Beginnen Sie mit Ihrem Kind frühzeitig einen Dialog, in dem Sie sich sprachlich austauschen über alles, wofür es sich interessiert – das kann unglaublich viel sein. Entfachen Sie ein Pingpongspiel aus Worten, später aus Sätzen. Etwa so:

> »Lolli lieb!«– »Ja, unsere Molly ist eine liebe Katze.« ...

> »Papa wo?« – »Papa ist bei Oma. Er kommt bald wieder!« – »Papa Oma! Papa zeigen, Buch, anschauen!« – ...

Während eines Dialogs schaut Ihr Kind Sie an und Sie greifen auf, was es sagt, erweitern das Gesagte – eine wichtige Rückmeldung, die für Ihr Kind bedeutet: Was ich sage, kommt bei dir an. Ich werde angesprochen, und das bedeutet auch: Ich werde wahrgenommen. Schenken Sie Ihrem Kind diese Aufmerksamkeit, die es unbedingt braucht. Die Zeit und Zuwendung, die Sie ihm in dieser Phase zukommen lassen, sind fundamental für seine geistige und sprachliche Entwicklung, für sein Selbstvertrauen und für seine innere Motivation, weiterzulernen und weiterzuwachsen.

ICH UND DIE ANDEREN

Liebe Mami, ich kenne dich, Papi und die anderen, die für mich da sind. Und andere Kinder. Langsam begreife ich: Sie fühlen und denken, genau wie ich.

Inzwischen bringst du mich morgens in die Kita. Ich gehe gerne in die Kita. Da ist Helene, die mit mir Bilderbücher anschaut und spielt. Die mich wickelt und die mich hinlegt, wenn ich müde bin. Und da sind die anderen Kinder. Wenn Helene mit einem anderen Kind zusammen ein Bilderbuch anguckt, will ich mitgucken. Manchmal sagt Helene dann: »Du bist jetzt nicht an der Reihe.« Das mag ich gar nicht hören, weil ich will, dass sich Helene nur um mich kümmert. Macht sie aber nicht. Dann spiele ich eben alleine mit den Autos oder den Bauklötzen.

Oft schaue ich mir an, was andere machen. Jonas guckt ein Bilderbuch an. Marie spielt mit einer Puppe. Manchmal mache ich beim Spielen nach, was sie machen: Ich fahre mit einem Auto über den Tisch, so wie das Jonas macht. Ich kullere mit einer Puppe über die Matte, die auf dem Boden liegt, so wie Marie. Anderen Kindern zuschauen und von ihnen was abgucken, Sachen miteinander vergleichen – das gefällt mir.

Mitfühlen

Manchmal holt mich Oma von der Kita ab. Auf dem Weg nach Hause gehen wir auf den Spielplatz. Dann gucken wir zu, was die anderen machen. Rutschen? Mag ich nicht. Manchmal sitzen wir einfach nur nebeneinander auf

ERSTE FREUNDE
Wie die meisten Kinder besitzt Ihr Kind sicherlich Stofftiere, die ihm beim Essen, beim Baden zuschauen, beim Abtrocknen, Wickeln, An- und Ausziehen und Spielen. Die Stofftiere sind seine allerersten Freunde. Sie sind da, wenn sie gebraucht werden: beim Gutenachtsagen. Oder wenn Ihr Kind krank ist. Oder wenn die Familie verreist. Stofftiere können trösten, sind nie schlecht gelaunt, laufen nie weg, schimpfen nie, streiten nicht, hören immer zu und machen genau das, was Ihr Kind möchte: schmusen. Zuhören. Aufpassen. Sie sind deshalb einfach unentbehrlich.

DER ROTE PUNKT IM GESICHT

Ein Klassiker unter den Kleinkindexperimenten: Ein Kind merkt, dass zwei Kindergesichter – das im Spiegel und das eigene – ein und dasselbe Gesicht sind: nämlich seines. Sieht es sich im Spiegel mit rotem Punkt auf der Nase und reagiert darauf, muss es bereits eine recht komplexe Vorstellung davon haben, wie es aussieht und dass es normalerweise keinen, aber eben jetzt einen roten Punkt auf der Nase hat. Es will den Punkt wegwischen. Das heißt: Es erkennt sich.

der Bank. Oma sagt: »Du siehst so aus, als wüsstest du, dass ich heute nur hier sitzen mag und nichts anderes!« Ich weiß es. Ich merke, wenn es ihr nicht so gut geht. Ich merke auch, wenn es Jonas im Kindergarten nicht gut geht. Wenn er weint, gehe ich zu ihm hin, gucke ihn an und stelle mich neben ihn. Aber das mache ich nicht immer.

Das bin ja ich!

Ein Spiel, das mir gut gefällt: mit dir vor dem Spiegel stehen. Wir strecken die Zunge heraus. Wir winken. Und die im Spiegel? Die strecken auch die Zunge heraus und winken. Die im Spiegel machen alles mit, was wir machen. Lächeln zurück. Gucken zurück. Wenn ich meinen Arm hebe, hebt das Kind im Spiegel auch seinen Arm. Wenn ich meinen Kopf schüttele, schüttelt es ebenfalls seinen Kopf. Irgendwas an diesem Bild im Spiegel ist anders als andere Dinge, die ich sehe. Ich komme aber nicht darauf, was das sein könnte ...

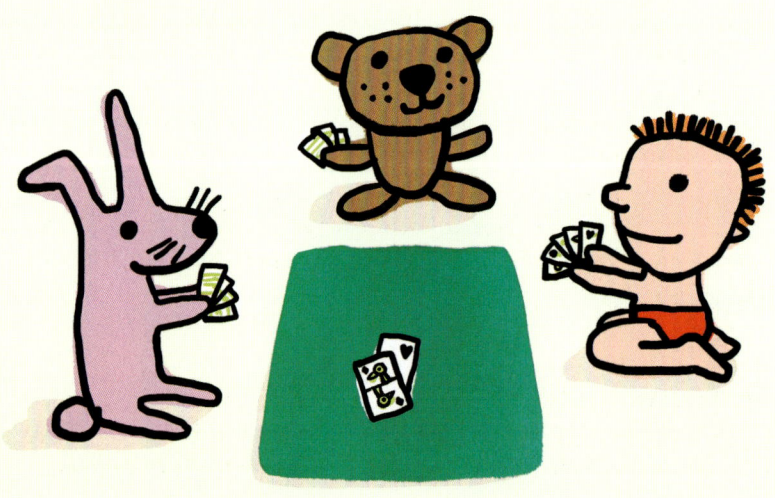

NEUE PERSPEKTIVEN,
NEUE EMPFINDUNGEN

Ihr Kind entwickelt eine Vorstellung von sich selbst und es beginnt allmählich damit, sich in die Lage anderer hineinzuversetzen.

Bei allen Fortschritten, die ein Kind bis zum Ende seines ersten Lebensjahres machte, ist es erstaunlich, dass es sich so lange nicht im Spiegel erkannt hat. Auch zu Beginn des zweiten Lebensjahres erkennt es sich noch nicht. Zwar reagiert es auf das Kind gegenüber im Spiegel, winkt ihm zu, lächelt es vielleicht an, geht sogar, wenn möglich, um den Spiegel herum mit dem Gedanken: Hat sich das andere Kind eventuell hinter dem Spiegel versteckt?

Sich selbst erkennen

Ein konkretes Bild davon, wie es selbst von anderen gesehen wird – das zeigt nämlich der Spiegel –, hatte Ihr Kind bislang nicht. Langsam kippt das Ganze. Ihr Kind wird nachdenklicher, da es zunehmend erkennt, dass diese genaue Entsprechung zwischen ihm und dem Wesen im Spiegel ungewöhnlich ist. Langsam dämmert ihm, dass das Wesen im Spiegel nicht irgendein Kind ist, sondern mit ihm zu tun haben muss: Das bin ja ich. Das muss ich sein!

Mitte bis Ende des zweiten Lebensjahres nimmt Ihr Kind damit eine weitere entscheidende Entwicklungshürde: Es gewinnt eine erste Vorstellung von der Bedeutung des Wörtchens »ich«. Interessant werden damit auch Wörter wie »mich«, »mir« und »mein« – und die entsprechenden Sandkastenspiele auf dem Spielplatz oder in der Kita: »mein Auto!« und »meine Schippe!«

Ich bin ich. Ich bin nicht so wie du – die Erfahrung, sich selbst von anderen abgrenzen zu können, ist für Ihr Kind ein inneres Großereignis, oft sogar ein inneres Erdbeben, und es ist immer auch ein Schritt zu einem ganz neuen Bewusstsein, das verkraftet und ins Gleichgewicht gebracht werden will.

»Andere fühlen anders als ich«

Aus der Sicht Ihres Kindes gab es bislang eine einzige Welt. Diese Welt war seine Kinderwelt, allein die nahm es wahr. Seine Vorstellung: Mama, Papa, Oma, Opa, Helene – alle, die ich kenne, sehen das Leben im gleichen Licht wie ich.

Diese begrenzte Sichtweise ändert sich nun langsam. Etwa vom achtzehnten Lebensmonat an dämmert Ihrem Kind: Jedes Wesen hat eigene Erlebnisse und Erfahrungen und damit verbundene Gefühle. Alles zusammen heißt: Ich erlebe das Leben auf meine eigene Art, ich sehe die Welt mit meinen eigenen Augen und damit vielleicht anders als andere. Eine Erkenntnis, die langsam reifen muss, und dieser Reifungsprozess braucht Zeit.

»ICH UND DU …«
Ihr Kind lernt also nach und nach zu unterscheiden zwischen »meinen« Gefühlen und »deinen« Gefühlen. Ist zum Beispiel ein anderes Kind in der Kita nicht gut drauf, zeigt Ihr Kind Mitgefühl – zwar nicht immer, aber oft.
Ein Kleinkind ist also kein Egomane, dessen Empfinden nur um sich selbst kreist, wie früher oft behauptet wurde. Sondern es kann spontan, ohne Hinterfragen und Bedenken, auf die Bedürfnisse anderer eingehen. Mit Vernunft und Einsicht hat dieses Handeln weniger zu tun als mit Intuition – einer Fähigkeit, die Ihr Kind mit auf die Welt gebracht hat und die es inzwischen abrufen kann.

Erste Anzeichen von Einfühlungsvermögen zeigen sich nun langsam.

MIT DEM ICH ENTSTEHT SELBSTBEWUSSTSEIN
Die Selbstsicherheit wächst mit der Selbsterkenntnis und die Selbstständigkeit wächst gleich mit. Das Gefühl, eine Identität zu haben, entsteht und festigt sich von nun an Schritt für Schritt. Aufgrund dieses wachsenden Selbstverständnisses kann Ihr Kind sich selbst ebenso wie andere besser verstehen. Die Gene, die Eltern, die Betreuer, das kulturelle Umfeld, die tagtäglichen Erfahrungen wie seine Art des Auf-die-Welt-Zugehens – alles zusammen hat großen Anteil an der Bildung des Ich, die den Blick Ihres Kindes auf die Welt so entscheidend verändert.

Prägung durch Eltern und andere

Bislang lautete das unbewusste Motto Ihres Kindes: »Mal schauen, was das Leben mir so alles bietet.« Noch hat es eine breite Sicht auf die Welt. Sein Nervensystem hat vorgefasste Urteile bisher nicht zugelassen. Ein kleines Kind geht daher offen

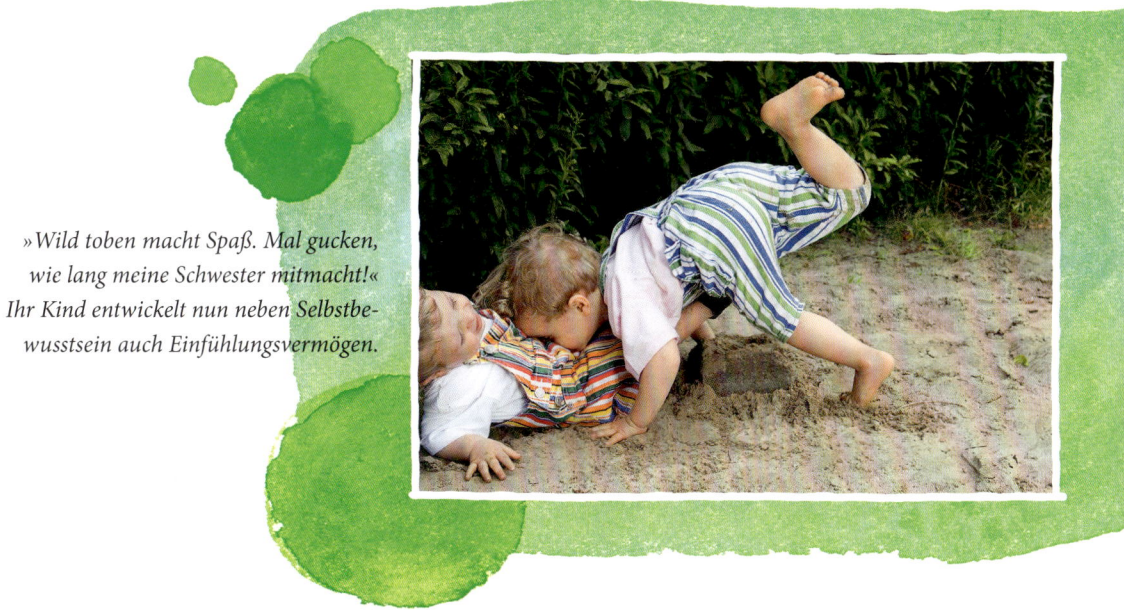

»Wild toben macht Spaß. Mal gucken, wie lang meine Schwester mitmacht!« Ihr Kind entwickelt nun neben Selbstbe- wusstsein auch Einfühlungsvermögen.

und unvoreingenommen auf das Leben zu und lässt sich gerne von ihm überra- schen. Es schaut genau hin, sammelt unterschiedliche Eindrücke, in aller Ruhe. Beobachtet seine Mitmenschen, besonders gerne andere Kinder. In der Kita hat es dazu reichlich Gelegenheit.

Mit der Zeit geht einiges von dieser kindlichen Offenheit und Unvoreingenommen- heit verloren, da Ihr Kind langsam über seinen Tellerrand hinausschauen kann, und das heißt: Es wird viel von den Einstellungen und Urteilen seiner Eltern über- nehmen, deren Wahrnehmung und Denken längst durch feste innere Konzepte und auch durch Vorurteile geprägt ist.

VORMACHEN UND NACHMACHEN

Ob sie wollen oder nicht: Mama und Papa, ebenso wie andere Erwachsene und die älteren Kita-Kinder, sind die großen Vorbilder. Was seine Vorbilder machen, macht Ihr Kind nach. Jetzt schon. Beim Putzen zum Beispiel. Beim Aufräumen. Mama und Papa vorweg, ich hinterher, heißt das Motto der Ein- und Zweijährigen. Dieses Hin und Her aus Vormachen und Nachmachen ist das brauchbarste aller Förderpro- gramme. Und warum? Kinder üben dabei nicht nur genaues Hinschauen, Zuhören, sondern versuchen nach und nach, hinter den Sinn jeder Sache zu kommen:

> Warum, wieso, weshalb tun sie dieses oder jenes?

> Was steckt dahinter?

Langsam pirscht sich Ihr Kind an diese Fragen und Antworten heran – ein Prozess, der es in seiner Entwicklung weiterbringt. Das Verhalten der Erwachsenen und der älteren Kinder gibt den roten Faden vor, an dem es sich orientiert.

WIE DU MIR …

Nicht nur das Alltagsgeschäft mit seinen verschiedenen Tätigkeiten lernt Ihr Kind per Nachahmung kennen, sondern auch die unterschiedlichen Reaktionen darauf:

> **Freude** beim Wiedersehen,
> **Wut** bei Auseinandersetzungen,
> **Ärger** über Unzuverlässigkeit.

Besonders vielschichtige Verhaltensweisen, wie etwa beim Umgehen mit Konflikten, eignet sich Ihr Kind auch in dieser Phase dadurch an, dass es genau hinschaut: Wie drücken andere Unmut aus? Wie zeigt sich Ärger? Wie wird Verhandlungs- und Kompromissbereitschaft signalisiert?

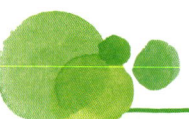

ENTWICKLUNG UNTERSTÜTZEN

FRÜH ÜBT SICH, WAS EIN JUNGE ODER MÄDCHEN WERDEN WILL

Mädchen nehmen keine Sachen weg. Das machen Jungen – solche oder ähnliche »Weisheiten« hat Ihr Kind von denjenigen übernommen, die mit ihm täglich zu tun haben. Opa spielt mit dem Enkel Fußball und erklärt, das sei Männersache. Oma will die Enkelin fürs Kuchenbacken begeistern und sieht darin eine Frauensache. Lauter Einflüsse, welche die geschlechtsbezogenen Vorstellungen eines Kindes stark beeinflussen. Wirken Sie solchen stereotypen Geschlechtszuordnungen früh entgegen. Verdeutlichen Sie Ihrem kleinen Mädchen, Ihrem kleinen Jungen von Beginn an, dass sie oder er kein Mädchen beziehungsweise Junge wie aus dem Werbekatalog sein muss: Mädchen dürfen sich schmutzig machen, Fußball spielen, laut sein, klettern und noch viel mehr. Jungen dürfen weinen, mit der Oma Plätzchen backen und Spaß an Bilderbüchern haben.

NACH WEM RICHTE ICH MICH?

Der kindliche Blickwinkel erweitert sich deutlich. Was die Großen tun und lassen, hat Modellcharakter: Genau das ist in Kinderaugen die Normalität. Wenn die Mama zum Beispiel gerne Auseinandersetzungen aus dem Weg geht oder umgekehrt bei kleinen Ärgernissen oft gleich Streit anzettelt, wird ihr Kind dieses Verhalten genau wahrnehmen. Auch Vorlieben oder Abneigungen werden oft kopiert: Vom Vater wird vielleicht die Freude am Singen übernommen, von der Mutter die Liebe zu Pflanzen oder die Abneigung dem Stadtleben gegenüber … Allerdings sind viele Verhaltensweisen und Handlungen der Erwachsenen zu komplex, um Modell für Ein- bis Dreijährige zu sein. Auch deshalb sind ältere Kinder oft die interessanteren Vorbilder.

Könnten Eltern ihrem Kleinkind hinter die Stirn schauen, käme ihnen dort sicherlich einiges bekannt vor: eins zu eins wir. Es ist so: Eltern geben viel weiter. Und diese Prägungen durchs Elternhaus sitzen und wurzeln tief.

Nachmachen, Imitieren meint übrigens nicht, dass kleine Kinder das Modell, das sie vorfinden, eins zu eins übernehmen. Es ist eher von einer Annäherung an das Modell die Rede. Es greift sich vor allem das heraus, was es als passend für sich selbst empfindet.

AUSPROBIEREN HEISST
MEIN LEBENSMOTTO

Liebe Mami, die Welt ist immer noch ein Geheimnis für mich. Lauter Fragen, immer mehr Fragen sogar, und ich suche nach Antworten.

Ursache und Wirkung, so heißt ein großes und besonders spannendes Rätsel, das ich lösen will. Dazu experimentiere ich:

> Ich schiebe den Teller mit Milchbrei langsam über die Tischkante Richtung Abgrund. Was geschieht, wenn ich weiterschiebe?

> Ich ziehe mir die Mütze vom Kopf. Nicht einmal. Zweimal. Wieder und wieder mache ich das. Ich probiere warm und kalt aus.

> Ich picke mit Daumen und Zeigefinger den Krümel vom Boden auf, stecke ihn in den Mund und probiere: Wie fühlt sich solch ein Krümel an? Wie schmeckt er?

> Ich wühle in der geöffneten Schreibtischschublade und räume sie dann aus. Die Schublade ist erst voll und hinterher leer ...

Fit und ziemlich helle

Ich kann inzwischen immer öfter selbst bestimmen, was ich tue oder lasse, und das macht Spaß, denn ich habe meine eigenen Ideen: Ich möchte Blumen gießen. Den Fernseher anschalten. Auf den Klingelknopf drücken. Nachsehen, was in der Schüssel ist. Deine Handtasche gründlich inspizieren. Ich will durch die Wohnung rennen, durch den

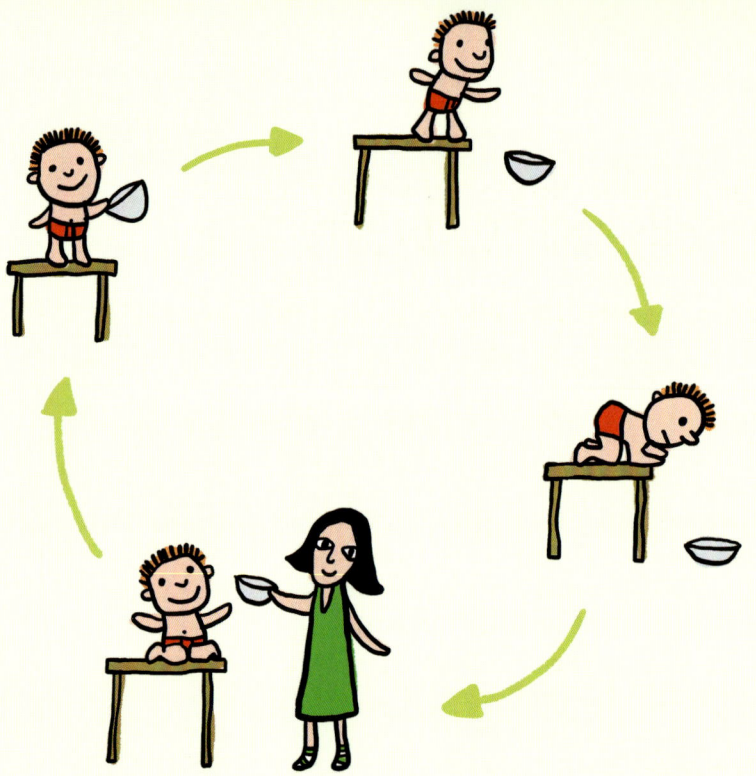

Garten strolchen - alles ein Riesenvergnügen für mich: ein sattes Gefühl. Saft aus dem Becher trinken, ohne zu kleckern. Die Keksschachtel öffnen und einen Keks herausnehmen - längst kann ich das. Ich kann noch mehr: Eine Banane aus der Obstschale holen, sie aufmachen und essen, aber nur, wenn sie weich ist. Joghurt löffeln. Zuerst noch mit reichlich viel Kleckern. Außerdem erkenne ich auf einen Blick, dass meine Quietscheente kopfüber in den Becher hineinpasst, den ich in meiner Hand halte. Und wie ist das mit dem Schlüssel, der auf der Kommode liegt? Ich weiß längst, dass er zu dem Schlüsselloch in der Kommodenschublade gehört. Aber ob es mir gelingt, ihn zu holen und in das Schlüsselloch zu stecken? Ich probiere es aus. Gelingt - ein Hochgefühl! Gelingt nicht - ich bin unzufrieden. Aber wehe, du willst mir helfen. Wie gesagt: Immer öfter will ich alleine zurechtkommen! Gelingt mir das, werde ich mit Becher und Quietscheente, mit Schlüssel und Kommode fertig, und wenn du dann mein Ausprobieren lobst, ist meine Welt in Ordnung und ich bin froh.

WO EIN WILLE, DA EIN WEG

Unabhängiger von Mama und Papa werden heißt das hochaktuelle Entwicklungsziel Ihres Kindes. Sein Drang nach Selbstständigkeit wächst.

Das absichtslose Herumgucken aus der Krabbel- und ersten Laufphase ist inzwischen weniger attraktiv für Ihr Kind. Seit es richtig laufen kann, geht es gezielter vor. Erneut zeigt sich: Kinder sind unterschiedlich. Die einen kommen zögerlich und langsam, die anderen couragiert und schnell ans Ziel. Seit sich Ihr Kind als eigenständige Person mit eigenem Willen wahrnimmt, erprobt es seine Eigenständigkeit:

> Es weiß immer genauer, was es will und was nicht, schüttelt energisch den Kopf, und das heißt zum Beispiel: »Nein, keine Nudeln!«
> Es pocht auf seine eigenen Vorstellungen: Das Puzzlespiel soll auf dem Hocker liegen und nicht auf dem Boden!
> Es beginnt, Grenzen auszutesten, und rennt weg, wenn die Zeichen abends Richtung Bettgehen zeigen, und das bedeutet: Nein, nicht ins Bett!

Die Aufbruchstimmung eines Ein- bis Zweijährigen, sein positives Lebensgefühl bekommt im Alltag immer wieder einen Dämpfer. Das ist bitter: Gerade wenn man so schön in Schwung ist, tun sich plötzlich Hindernisse auf, die sich einfach nicht überwinden lassen. Man bekommt hier ein Nein zu hören, da ein »Geht nicht!« und »Du bist noch zu klein!«. Diese Grenzen hinzunehmen fällt in diesem Alter schwer.

ENTWICKLUNG UNTERSTÜTZEN

GENUG AUFMERKSAMKEIT

Nach wie vor braucht Ihr Kind Vertraute um sich, auf die Verlass ist, die seine Entwicklung bestaunen und ihrer Begeisterung mit einem Lächeln und viel Herzlichkeit häufig Ausdruck verleihen. Diese von außen kommende Begeisterung entfacht beim Nachwuchs weitere Entwicklungsimpulse.

Wesentliche Fortschritte

Die Entwicklung Ihres Kleinkindes hat ordentlich Fahrt aufgenommen – zum Beispiel in folgenden Entwicklungsbereichen:

> **Sehen, Hören, Fühlen:** Die sinnliche Wahrnehmung hat sich weiterentwickelt.
> **Bewegung:** Ihr Kind läuft Ihnen inzwischen auf und davon.
> **Sprache:** Jetzt wird mit Wörtern jongliert.
> **Identität:** Ihr Kind baut sich vor Ihnen auf, zeigt auf sich selbst und sagt »ich« und »Arm«, wenn es zum Beispiel auf den Arm genommen werden will, um sich etwas aus einem Regal zu holen.

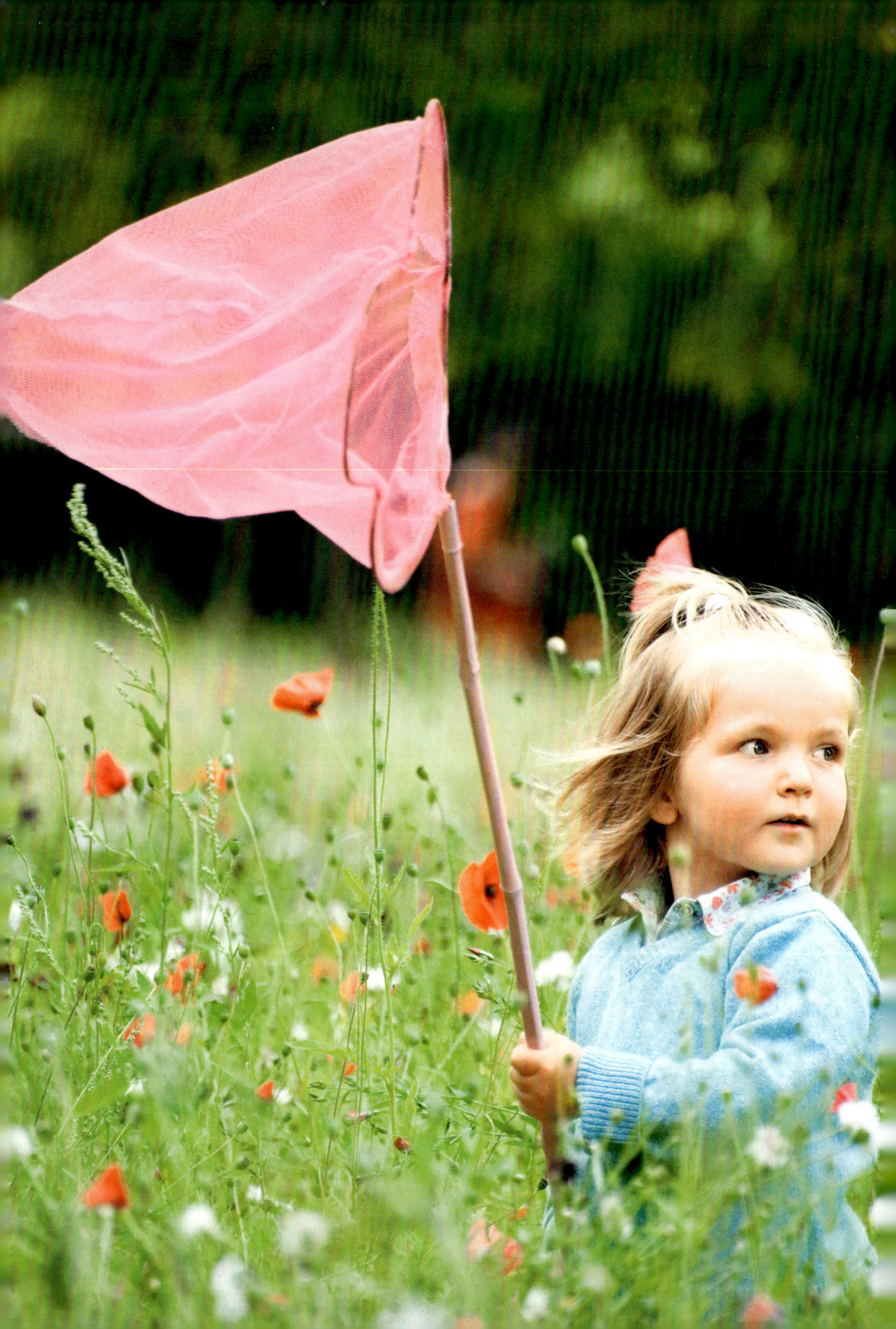

DAS DRITTE LEBENSJAHR

GROSSE FRAGEZEICHEN UND EINE MENGE ANTWORTEN

Wendezeiten. Die Arme werden schlaksiger, die Beine länger – nicht zu übersehen, dass aus dem Kindchen ein Kind geworden ist, das auf immer mehr Selbstständigkeit aus ist.

ICH HABE SCHON MEIN EIGENES KÖPFCHEN

Liebe Mami, die Dinge sollen so laufen, wie ich das will. Wenn sie nicht so laufen, kann ich ziemlich wütend werden: »Bockig« nennst du das.

Ich bin gerade aufgewacht, ich sehe mein Bett, meine Spielsachen – und höre deine Stimme: »Guten Morgen! Aufstehen!« Nach dem Aufstehen will ich mit meinen Bauklötzen spielen. Aber du sagst: »Geht nicht, wir haben es eilig! Wir müssen in die Kita!« Ich will aber nicht in die Kita, sondern ich will mit meinen Bauklötzen spielen und sonst gar nichts. Ich spiele einfach weiter. Und dann kommst du und ziehst mich an: Hose, Hemd, Schuhe … Ich gebe dir zu verstehen, dass mir das nicht gefällt, und wehre mich: Ich mag mich nicht anziehen lassen. Ich mag auch nicht frühstücken. Ich ärgere mich furchtbar.

In diesem Moment kommen Jonas und seine Mutter zur Tür herein. Jonas soll nachher mit uns in die Kita fahren. Ich mag Jonas. Er lacht mich an. Ich lache zurück und freue mich, ihn zu sehen. Trecker? Spielen? War da was? Vergessen. Ich esse mein Müsli, und dann ab in die Kita!

Ich will mehr

Ich werde sauer, wenn ich nicht darf, was ich möchte. Ins Planschbecken steigen bei Regen. Eis im Supermarkt schon an der Kasse essen. Abends länger aufbleiben. Zerplatzen meine Vorstellungen, werde ich wütend. Schon brülle ich. Will mir jemand

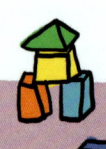

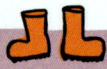

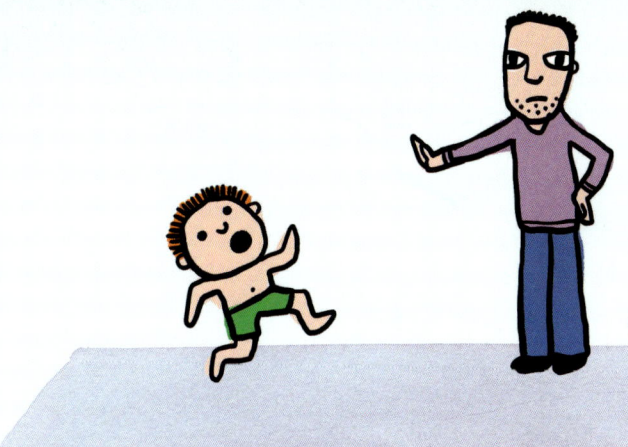

helfen, ist das auch nicht besser. Der bekommt von mir ein »Nein« zu hören, das bedeutet: Lass mich in Ruhe. Ich will loslegen, selber ausprobieren,
was das Leben mir zu bieten hat.

Wieso lässt man mich nicht?

Ich renne gerne. Ich kann inzwischen richtig schnell rennen. Ich renne aus der
Wohnung, laufe den Weg zum Gartentor hinab. Schnell und schneller. Als ich
fast unten bin, bist du auf einmal neben mir, nimmst mich an der Hand
und rufst: »Nein! Halt! Nicht weiterrennen. Da unten ist die Straße!« Woher kommst du auf einmal? Wieso hältst du mich auf? Ich will nicht aufhören zu rennen. Jetzt versperrst du mir den Weg. »Schluss!«, sagst du, und
dann: »Nicht einfach abhauen, die Straße ist gefährlich! Da fahren Autos!«
Ich bin stinksauer, enttäuscht. Du mit deinem »Nein«. Du bist blöd! Geh
weg! Ich will nicht tun, was du willst. Ich will machen, was ich will! Lass mich
in Ruhe! Ich heule laut. Ich kämpfe gegen deinen festen Griff, kann und will
nicht aufhören zu brüllen. Du kniest vor mir, nimmst mich in die Arme
und hältst mich fest. Ich will nicht festgehalten werden. Lass mich los. Ich
wehre mich gegen das Festhalten und Streicheln: Ich will nicht! Ich winde
mich. Endlich lässt du mich frei. Ich schlucke und schluchze. Auf einmal will
ich nicht mehr wegrennen, sondern bei dir bleiben. Du sagst nichts. Ich sage
nichts. Nach einer Weile streichelst du mich, sanft und ohne ein Wort zu
sagen. Jetzt höre ich zu, als du mir noch einmal erklärst, warum ich nicht
weiterlaufen darf: »Der Weg endet auf der Straße. Da fahren Autos. Du
könntest überfahren werden! Deshalb kannst du nicht einfach loslaufen!«
Deine Stimme ist wie Streicheln. Langsam ist alles wieder gut.

BEHÜTEN, ABER NICHT NUR

Wer übermäßig eingeengt wird, breitet seine Flügel gar nicht erst aus, um das Leben zu erkunden. Gehen Sie im Umgang mit Ihrem Kind nicht nur auf »Nummer sicher«! Es gilt, vorhandene Spiel- und Freiräume zu nutzen. Nur so werden aus Kindern Eroberer.

Gönnen Sie Ihrem Kind außerdem spontane Aktivitäten. Lassen Sie ihm die Freiheit, bei den Nachbarn zu spielen oder bei den Großeltern, später bei Kindergartenfreunden zu übernachten. Nicht alles muss dabei von A bis Z durchgeplant sein, nicht alles muss glattlaufen und perfekt klappen.

»Stopp« und »Halt«

Ich will ein Handtuch aus der Schublade nehmen, die offen steht, und bekomme ein lautes »Stopp« und »Halt« zu hören. Du sagst: »Nicht in der Schublade wühlen!« Ich begreife nicht, warum ich nicht an die Schublade darf, selbst wenn du es mir erklärst. Lass mich doch machen, was ich will! Nie darf ich tun, was ich will. Ich gehe wieder zur Schublade und du sagst wieder »Nein!«. Ich bekomme einen Wutanfall, schmeiße mich auf den Boden, bin verzweifelt und höre nicht mehr auf zu schreien.

Frust pur

Auf dem Spielplatz nimmt mir Bene meinen blauen Eimer weg und gibt ihn mir nicht wieder. Das verstehe ich nicht. Ich bin wütend und will Bene verhauen, aber der ist inzwischen weggelaufen. Ich bleibe im Sandkasten sitzen. Das mit dem Eimer sei nicht so wild, wir könnten uns doch abwechseln beim Spielen, sagst du. »Frag ihn, ob er dir deinen Eimer wieder gibt!« Ich kann ihn nicht fragen. Bene ist weg. Wenig später: Der Eimer ist wieder da. Bene hat ihn vor mich in den Sand geschmissen. Ich will jetzt auf deinen Arm. Mich trösten lassen. Die Sache mit dem Eimer? Schnell vergessen, wenn du mich auf den Arm nimmst.

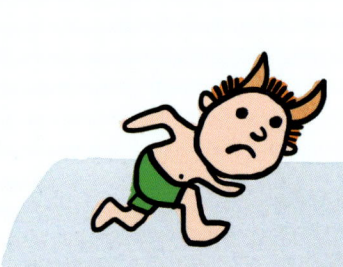
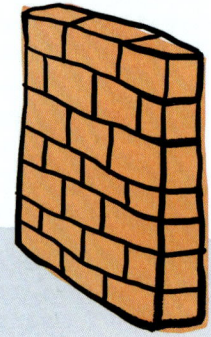

WER SAGT, WO'S LANGGEHT?

Immer deutlicher verfolgt Ihr Kind jetzt eigene Ziele. Diese Ziele müssen, so seine Sicht auf die Dinge, unbedingt erreicht werden.

»Ich will, ich will« – so heißt der innere Antrieb Ihres Kindes. Von Kopf bis Fuß strahlt es den Drang nach mehr Selbstständigkeit aus. Vor Ihnen steht ein um mehr Unabhängigkeit, mehr Freiheit und mehr Selbstbestimmung kämpfendes Wesen. Eigene Kräfte werden entdeckt nach dem Motto: Wo ein Wille ist, da ist auch ein Weg. Mit geballter Energie will Ihr Kind seine Ziele verwirklichen.

> »Ich will Pudding kochen, und das bitte sofort.« Sie meinen: Pudding kochen ja, aber erst später!
> »Ich will im Bach einen Damm bauen, und zwar jetzt.« Sie meinen: Keine gute Idee. Draußen regnet es in Strömen.
> »Ich will noch im Schlafanzug bleiben und mit meinen Bauklötzen spielen.« Sie meinen: Erst duschen und anziehen, dann zu Ende spielen.
> »Ich will nicht nach draußen in den Regen gehen.« Sie meinen, es regnet seit Tagen und frische Luft muss sein.

Damit Ihr Kind tut, was eben sein muss, brauchen Sie manchmal die Wörter, die es überhaupt nicht gern hören mag: »Du musst.«

> »Du musst dich jetzt anziehen!«
> »Du musst dich beeilen. Ich will dich in die Kita bringen!«
> »Du musst jetzt dein Malzeug vom Küchentisch räumen, denn wir essen gleich.«

Die Laune der Kinder ist besser, wenn Eltern sparsam mit den »Du-musst«-Sätzen umgehen.

Durchkreuzte Pläne

»Na klar kann ich meine Hose alleine anziehen und den Pullover alleine über meinen Kopf ziehen!« Leider klappt beides noch nicht so richtig. Die Welt will häufiger nicht so, wie Ihr Kind will:

> Der Zoobesuch endet früher als gedacht.
> An der Supermarktkasse gibt es keine Gummibären wie erwartet.

Dass ein Kind die von Ihnen vorgegebenen Verhaltensregeln allmählich zu seinen eigenen macht und sie schlussendlich befolgt, wird heutzutage als »Compliance« (Regeltreue durch Mitwirken) bezeichnet. Das klingt weniger autoritär als der frühere Begriff »Gehorchen«. Compliance will gelernt werden.

»ICH WILL, ABER ES KLAPPT NICHT!«

Jeden Tag aufs Neue kämpft und kämpft Ihr Kind um seine gerade entdeckte Eigenständigkeit, die sich so verheißungsvoll anfühlt. Misserfolge und Rückschläge lassen sich dabei nicht vermeiden und sie zeichnen lauter große Fragezeichen in das
Kindergesicht: »Warum, wieso, weshalb ist das so und nicht anders?« Diese ganzen Erfahrungen bedeuten für Ihr Kind:

> Es kann zwar viel, aber nicht genug. Oft fehlen ihm einfach noch die Worte, um
> sich verständlich zu machen, oder die motorischen Fähigkeiten und körperli-
> chen Kräfte, um etwas zu erreichen.
> Es merkt: »Meine Mutter und mein Vater sind nicht unbedingt immer der glei-
> chen Meinung wie ich.«
> Es stellt fest: »Ich hab mich überschätzt.«

Die bittere Pille, die kleine Leute schlucken lernen müssen, heißt: Mein Wille kann
Berge versetzen – aber nur manchmal. Oft stoße ich gegen Hindernisse.

Wohin mit der Wut?

Zum Drang nach mehr Selbstständigkeit
gehört der Frust, mit dem Ihr Kind kämpft,
wenn es ausgebremst wird. Und das wird
in nächster Zeit häufiger geschehen, denn
das Trotzalter ist an allen Ecken und Enden
zu spüren. Anderthalb-, Zwei-, mitunter
noch Dreijährige können enorm, sogar bis
zum Luftanhalten wütend werden. Zwischen dem achtzehnten Lebensmonat und
dem dritten Geburtstag kommt es immer
wieder zu diesen tosenden Anfällen. Tun
sich Hindernisse auf seinem Weg zu mehr
Selbstständigkeit auf, sind der Frust und
ein Gefühl von Überforderung groß.

Ihr Kind fühlt sich jetzt schnell alleingelas-
sen und ausgeliefert und es will ihm oft
nicht gelingen, diese Frusterlebnisse einfach wegzustecken. Es kann furchtbar zor-
nig werden, wenn die Welt nicht so will,
wie es selbst will. Von mächtig brodelnden
Gefühlen ist Ihr Kind dann oft gebeutelt –
von Gefühlen, die wehtun und die es nicht
beherrschen kann.

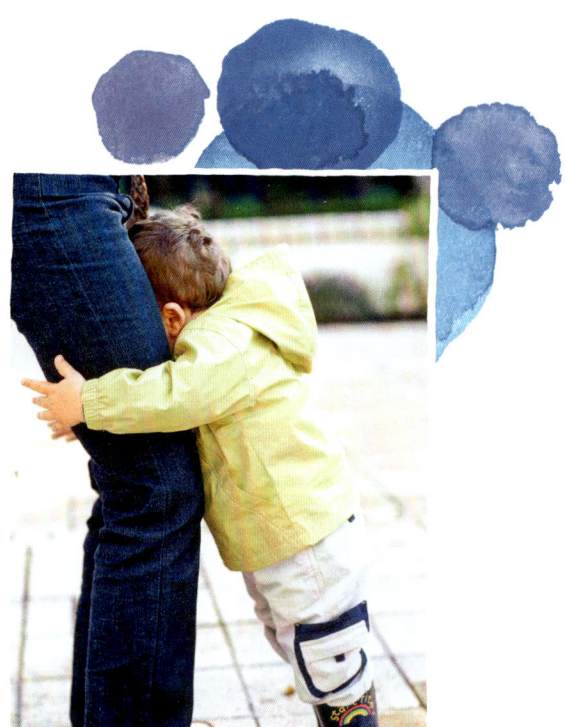

Frust und Wut: anstrengende Gefühle.
Gut, wenn Sie für Ihr Kind da sind.

RUHE BEWAHREN

Ihr Kind tobt und wütet. Es verlangt den Erwachsenen in seiner Umgebung Kraft ab, damit fertig zu werden. Was tun?

> Bitte nicht auf Wut mit Wut reagieren. Das wäre das Schlimmste.

> Steigen Sie aus der Szenerie kurz aus. Vor der Tür tief durchatmen, Kräfte und Gelassenheit sammeln und dann erst zurückkehren.

> Gehen Sie in die Knie, auf Augenhöhe zu Ihrem Kind. Nehmen Sie es bei den Schultern oder in den Arm, aber nur wenn es die Berührung jetzt mag. Körperkontakt hilft in diesem Alter oft mehr als Reden bei solch einem mächtigen, beunruhigenden Gefühlssturm.

> Führen Sie Ihrem Kind mit wenigen Worten seine Gefühle vor Augen. Spiegeln Sie ihm seinen Frust wider: »Du willst losrennen, freust dich, dass du so gut rennen kannst, und darfst plötzlich nicht mehr weiterrennen. Na klar bist du dann wütend und ärgerlich!«

> Nehmen Sie die Verzweiflung, den Frust Ihres Kindes ernst – das ist wichtig für seine emotionale Entwicklung.

> Reden Sie später mit Ihrem Kind kurz über die Ursache seines Frusts: »Du kannst nicht einfach wegrennen! Das geht nicht!« Danach kommen Sie kurz und knapp auf die Gefahren zu sprechen und warum Sie Ihr Kind davor schützen müssen.

> Ermahnen bringt wenig und Schimpfen nichts: Das geht bei Kindern zum einen Ohr rein, zum anderen wieder raus.

Die Folge: Zoff. Kräche. Schmollen. Trampeln, Türenschlagen und fürchterliches Geschrei. Getobe: Riesenanspannungen entladen sich. Wieder und wieder. Kein Grund zur Sorge: Es ist normal, dass in diesem Alter ordentlich gewütet wird und die Gefühle verrückt spielen. Das reicht von Zorn, Trotz, Bockigkeit bis zu bodenloser Verzweiflung und Verunsicherung. Jedenfalls ist jetzt der Teufel los, es geht mächtig hoch her, so wild wie bei Rumpelstilzchen.

Mama ist böse!

Wird Ihr Kind richtig wütend, kennt es nur ein Gefühl: Mama (oder Papa) ist böse. Es weiß nicht, ob und wie es je wieder gut mit Ihnen sein kann. Es mangelt ihm (noch) an der Vorstellung, dass Sie ein anderes Mal andere Eigenschaften zeigen könnten, als nur die blöde Bremse zu sein, die seinen Freiheitsdrang kappt.

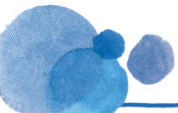

COACH GESUCHT

Immer wieder werden Sie als »Coach« gebraucht, der sagt, wie es weitergeht, wenn sich Ihr Kind in die Bredouille manövriert hat, wenn etwa der selbst gebaute Bauklotzturm zusammenkracht, sinnbildlich für die großen Erwartungen. Ein »Coach« hilft, wenn gewünscht, mit Hinweisen wie: »Schau mal, dein Bauklotzturm hält besser, wenn er unten breiter und oben schmaler ist!« Väter, die oft einen Sinn fürs konstruierende Spielen haben, sind in solchen Situationen besonders gefragt.

Verstärkt wird sein Unverständnis durch sein mangelndes Zeitgefühl. Es lebt noch ganz im Hier und Jetzt. Für Ihr wütendes, trotzendes Kind, das anders will, als Sie wollen, sind Mutter und Vater in solchen Momenten lästige Hindernisse, die es zu überwinden gilt. Die Liebe zu Ihnen steht in solchen Momenten einfach nicht im Vordergrund – das kommt später wieder!

MIT STARKEN GEFÜHLEN KLARKOMMEN

Emotionen beflügeln uns oder legen unser Denken lahm. Die eigenen Gefühle in den Griff bekommen, »sich zusammenreißen«: Wie soll das bei einem kleinen Kind funktionieren? Freude, Wut, Trauer, Zorn, Verzweiflung – diese Gefühle steigen überfallartig aus tiefster Tiefe hoch, wie aus dem Nichts. Es ist nicht zu verstehen für Ihr Kind, woher diese innere Anspannung kommt, was sie soll, was sie ausmacht und warum sie sich manchmal so wuchtig zeigt.

Glücklicherweise berappeln sich alle Zwei- bis Dreijährigen im Laufe der Zeit: Ihr kochendes Innenleben kühlt sich langsam ab. Mit der Entwicklung der Fähigkeit zur Selbstkontrolle im Gehirn entsteht langsam mehr Einsicht – ein von innen gesteuerter Reifungsprozess. Bis zum Ende des dritten Lebensjahres können die meisten Kinder ihre Emotionen besser kontrollieren und damit wächst ihre soziale, emotionale und kognitive Kompetenz weiter. Sie begreifen jetzt langsam, dass sie nicht nur immer allein bestimmen können, sondern sich ab und zu fügen müssen, um zu tun, was andere von ihnen wollen – weil das meist besser für sie selbst ist. Sie lernen auch, unangenehme Erfahrungen und Gefühle wie Ärger, Wut, Verzweiflung zu regulieren und zu überwinden. Dieser Prozess beansprucht Zeit, Mühe, Aufwand, und ihn anzugehen und mit der Zeit besser hinzubekommen stellt einen wesentlichen Schritt in der sozial-kognitiven Entwicklung dar.

Wohin mit der Wut? Ihr Kind versucht, mit Gefühlsstürmen fertig zu werden.

MEINE EIGENEN IDEEN

Liebe Mami, ich bin da, wo du bist. Ich schaue dir zu und mache mit. Ich ahme dich nach und entwickle gleichzeitig meine eigenen Ideen.

Nachmachen, was du vormachst – damit bin ich beschäftigt, seitdem ich auf der Welt bin. Eine Apfelsine mit der Hand stoppen, wenn sie über den Tisch rollt. Mit einem feuchten Tuch einen Stuhl abwischen. Einen Schal aus dem Schrank holen. Im Sessel sitzen und ein Buch aufklappen. Durch den Garten laufen und Blätter aufsammeln. Ich laufe mit dir mit und tue, was du tust. Aber ich habe auch eigene Pläne im Kopf.

> Auf dem Spielplatz kann ich im Sand tiefe Löcher buddeln. Mit der Schippe? Mit den Händen geht das auch. Oben fühlt sich der Sand fein, trocken und warm an, unten gröber, feuchter und kälter – erstaunlich. Aus dem Sand, den ich von unten hochhole, kann ich besser einen Berg bauen als aus feinem, trockenem.

> Ich kann auf eine Rutsche steigen und hinunterrutschen. Ich schaue bei den anderen Kindern ab, wie ich rutschen und wie ich unten abspringen muss.

> Ich kann in eine große Pfütze springen und mit meinen Gummistiefeln durch das Wasser pflügen.

> Ich kann auf den umgekippten Baumstamm klettern und drüberbalancieren.

Meist stehst du neben mir und passt auf, dass nichts schiefläuft. Du schaust zu, wenn ich Marmelade aus dem Schrank hole. Wenn ich beim Kuchenbacken Eier und Zucker mit dem Schneebesen verrühre. Manchmal hilfst du mir. Ich fühle mich gut, wenn du mich lobst: »Das kriegst du ja super hin!«

ENTWICKLUNG UNTERSTÜTZEN

LOB SOLL EHRLICH SEIN

Ihr Kind erhält Bestätigung aus seinem eigenen Tun – das gute Ergebnis stärkt seine Motivation. Versuchen Sie nicht dauernd, mit Lob das gewünschte Verhalten zu fördern! Loben Sie Ihr Kind lieber ehrlich und wenn Ihnen wirklich danach ist: Wenn Sie begeistert sind von Ihrem Kind. Wenn Sie mitschwingen bei seinem Tun. Sagen Sie ihm konkret, was Ihnen gefällt: »Gut, dass du Johannisbeeren für den Nachtisch gepflückt hast!«

ZIEMLICH UNTERNEHMUNGSLUSTIG

Jedes Kind testet in dieser Entwicklungsphase sein Können und ist mächtig stolz auf all das, was ihm gelingt. So kann es weitergehen!

»Schau mal, was ich kann!« X-mal am Tag führt ein Zwei- bis Dreijähriges vor, was es schon alles schaffen kann, beispielsweise beim Hoch- und Tiefbau im Sand, bei Auseinandersetzungen mit anderen Kindern, beim Rennen, Klettern, Hüpfen … Und selbstverständlich will es möglichst alleine buddeln, herumlaufen und springen, essen, seine Kleidung an- und ausziehen und andere Kinder kennenlernen. Genau das Richtige für ein Kind in diesem Alter, denn dabei sammelt es seine eigenen Erfahrungen. Gut, sich mal nicht in Mamas oder Papas Spur zu bewegen. Einmal mehr wird deutlich: Kinder wollen nicht nur nachahmen, Vorbilder vor der Nase haben, sondern sie wollen sich von allein und aus sich selbst heraus entwickeln und die Welt erkunden. Die Erwachsenen müssen nicht ständig aktiv werden und ihnen die Augen öffnen für die Schönheiten und Attraktivitäten der Welt: »Schau mal, wie interessant, spannend, wie ungewöhnlich …« Das muss einfach

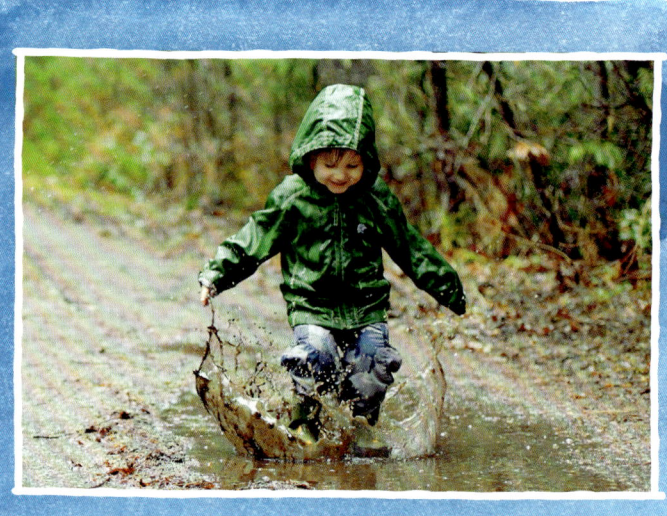

Immer in die Vollen! Ihr Kind will erkunden und zeigen, was es kann – und was es sich schon so alles traut.

nicht sein. Abenteurer und Eroberer entdecken von sich aus immer wieder neue Sachen und in jedem Kind steckt ein Abenteurer und Eroberer.

Durchblick ist gefragt

Immer öfter zeigt Ihr Kind jetzt, dass es schon einen erstaunlichen Durchblick hat: Liegen zum Beispiel ein richtiges Handy und ein Spielzeughandy vor ihm, ein abgebrochener Buntstift und ein funktionierender Filzstift, ein Becher mit Loch und eine heile Tasse, gibt es wahrscheinlich das Teil weiter, das noch brauchbar ist – egal, was andere sagen: Weitergereicht wird das richtige Handy, wenn telefoniert werden soll. Der funktionsfähige Stift, wenn geschrieben werden soll. Die heile Tasse, wenn Wasser in das Gefäß gegeben werden soll. Wer ihm aufmerksam zuschaut, der bewundert sein breit gefächertes Wissen und seinen Durchblick, den es inzwischen in ganz unterschiedlichen Lebensbereichen hat. Unmerklich, wie von selbst, hat Ihr Kind gründlich dazugelernt.

ENTWICKLUNG UNTERSTÜTZEN

WENN ES MIT DER GRAMMATIK NOCH HAPERT

In einem Gespräch merken Sie vielleicht, dass Ihr Kind einen schwierigen Satz nicht zustande bringt, weil ihm das Muster dieses Satzes, seine Grammatik, noch fremd ist. Was tun? Korrigieren? Lieber nicht. Beeinflussen Sie Ihr Kind eher auf sanfte Art, etwa mit einem Satz wie: »Du meinst das Richtige. Sagst du es mir noch einmal mit anderen Worten?« Und dann wiederholen Sie vielleicht »Ihren« Satz (mit der richtigen Grammatik).

Dieses Beispiel aus dem Bereich Sprechenlernen lässt sich auch auf andere Entwicklungsbereiche übertragen. Es gilt das Motto: Nicht belehren oder korrigieren, sondern einfach vormachen, wie es richtig geht.

WENN DIE SÄTZE NUR SO SPRUDELN

Zu dem neuen Können und Wissen zählt auch, dass Ihr Kind nach und nach lernt, erste »Kurz«-Geschichten zu erzählen – noch in Bruchstücken, aber immerhin. Seine Sätze sprudeln anfangs vielleicht noch etwas holperig, aber dennoch munter, sein Wortschatz beeindruckt Sie, selbst wenn seine Aussprache noch zu wünschen übrig lassen sollte. Die Sprachfähigkeit Ihres Kindes wächst weiter in rasantem Tempo. Wie bei allen Entwicklungsaufgaben geht es auch hier bei dem einen Kind rascher, bei dem anderen gemächlicher, ganz individuell.

MÄRCHEN UND IHRE WIRKUNG

Obwohl sie längst nicht alles verstehen, mögen viele Kinder in diesem Alter bereits erste kurze Märchen hören. Sie lieben diese Geschichten, weil beim Erzählen Emotionen mitschwingen, und sie lauschen der Stimme des Erzählers fasziniert, die mal rau, mal weich klingt, mal flüstert, mal säuselt, geheimnisvoll klingt, aufgeregt oder entspannt. Wird die »Märchenstunde« (in dieser Anfangsphase sind es wohl eher ein paar Märchenminuten) zum Ritual, vermittelt sie Ihrem kleinen Zuhörer

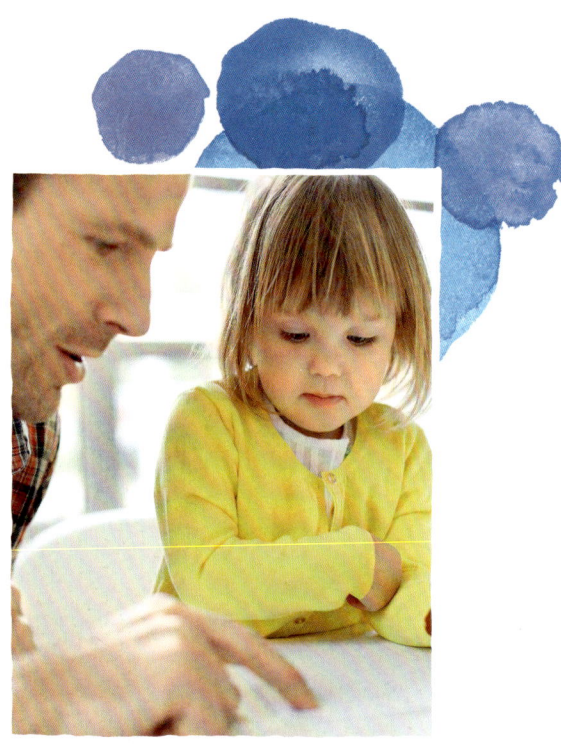

Neue Welten tun sich für Ihr Kind beim Vorlesen und Zuhören auf!

viel Halt, Geborgenheit, Wärme und Nähe. Kinder lieben Wiederholungen – und merken es sofort, wenn Sie ein vertrautes Märchen mal abkürzen oder verändern!

Jetzt werden erste Schritte zu einem üppigen Vorstellungsvermögen getan: Beim Zuhören kann man in andere Welten abtauchen. Neue Horizonte eröffnen sich beim Lauschen – genau das erlebt Ihr Kind jetzt. Die Bilder und Vorstellungen, die beim Vorlesen in ihm aufsteigen, lassen sich nur erahnen, zuweilen ablesen an seiner Mimik und seiner Körperhaltung. Was für Märchen gilt, gilt auch für Lieder, für Reime. Neben Klang und Rhythmus wird nun der Inhalt immer interessanter.

Entsteht jetzt das Gedächtnis Ihres Kindes?

Welche Erlebnisse bleiben einem kleinen Kind im Gedächtnis? Ab wann kann es sagen: »Was ich gestern gesehen habe, weiß ich noch heute«? Seit seiner Geburt hat Ihr Kind immer differenziertere Strukturen seines Gedächtnisses ausgebaut. Es weiß inzwischen, wie sich Gegenstände und Objekte im Raum verhalten, wie Personen sprechen und welche Verhaltensregeln gelten.

Das Gedächtnis Ihres Kindes wird nun sichtbarer für andere. So lernt es im Laufe der Zeit, dass es wiederhaben möchte, was einmal da war: Am Abend gibt es Abendessen, und genau das möchte es am Abend haben.

Ab ungefähr anderthalb Jahren kann es Handlungen nachahmen von Menschen, die weder im Moment anwesend sind noch am Tag vorher da waren.

Das Lernen durch Nachahmung bekommt immer größeres Gewicht. Nachgeahmt wird Modellverhalten, das Ihrem Kind attraktiv erscheint. Der kanadische Lernpsychologe Albert Bandura (siehe auch Seite 81) bezeichnete dies als soziales Lernen.

Das Gedächtnis Ihres Kindes ist zunehmend stärker an die Sprache gekoppelt. Gedächtnisforscher teilen es auf in folgende »Abteilungen«:

> semantisches Gedächtnis, in dem auf immer differenziertere Weise allgemeines Wissen und Fakten über Welt und Wirklichkeit gespeichert werden,

> episodisches Gedächtnis, in dem zunehmend differenziertere biografische Inhalte (was habe ich heute alles gemacht?) gespeichert werden.

ICH HINTERLASSE
SPUREN AUF DER WELT

Liebe Mami, ich habe einen dicken Stift, mit dem ich auf Papier male. Seht mal her: Ich kann malen! Ich kann sogar richtig gut malen!

Ich male gerne. Ich kritzle einfach und schnell darauflos mit meinem dicken, weichen Stift und ich staune: Wie von selbst entsteht auf meinem Papier ein buntes Bild - ein Bild, das ich alleine gemalt habe. Ich male weiter: mehr Striche, mehr Kringel ... Striche sind einfacher zu malen als Kreise und Kringel. Und was passiert, wenn ich einen anderen Stift nehme und eine andere Farbe ausprobiere? Ich nehme einen neuen, dünnen Stift in die Hand und male neue Striche, neue Kringel in einer neuen Farbe. Dann nehme ich wieder den dicken, weichen Stift. Damit geht's besser. Wenn ich feste aufdrücke, sehen die Striche anders aus, als wenn ich nur leicht drücke.

ENTWICKLUNG UNTERSTÜTZEN

MITMACHEN

Ein stolzes Gefühl für ein Kind, eigene Bilder vorzeigen zu können. Seine Freude am Malen wächst noch, wenn Sie sagen: »Freut mich, dass dir das Malen so viel Spaß macht!« Wenn Sie eventuell mitmalen (falls erwünscht). Erlebt Ihr Kind Ihre eigene Freude am Malen mit, wirkt das sicherlich ansteckend. Übrigens malen kleine Kinder gerne mit ihrem Finger auf einem Tablet-PC. Nicht schlecht, was dabei nach und nach herauskommt! Aber auch Buntstifte, Wachsmalkreiden, Fingerfarben, Wasserfarben und Co. verlieren nie ihren Reiz.

ZEICHNEN, MALEN, SPUREN LEGEN

Der Drang zu malen hat auch mit dem Drang zu tun, sichtbare Spuren in der Welt zu hinterlassen: »Ist von mir!« Kinder wollen selbst tätig sein und wirken.

Ihr Kind malt geschwungene Kritzel in Gelb, Blau und Rot, setzt kraftvolle Schwünge, bringt energische Zickzacklinien aufs Papier. Jedes Bild ein Ausdruck seiner Persönlichkeit. Man erkennt sofort, mit wie viel Lust und Laune es seine Kritzelbilder zeichnet. Jedenfalls malen die meisten Kinder ihre ersten Bilder mit Inbrunst und Begeisterung. Ihr Gefühl dabei: »Einfach gut, was ich hier zustande bringe.« Hoch konzentriert, bereits mit einer Menge motorischem Geschick und viel Köpfchen sind sie bei der Sache. Die gemalten Bilder dokumentieren einen voranschreitenden Entwicklungsprozess.

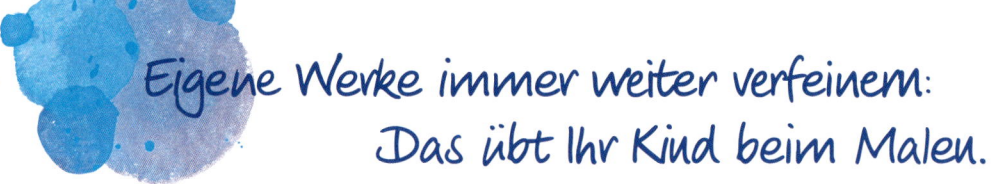

Eigene Werke immer weiter verfeinern: Das übt Ihr Kind beim Malen.

Bilder sind Botschaften

Die Kritzelbilder, gestische Formen und Übungen mit Stiften und Papier, die Kinder produzieren, sind in der Anfangsphase weniger der Versuch, die Welt oder ihre eigenen Ideen konkret abzubilden. Sie sind vielmehr ein Stück Selbsterfahrung: »Ich habe Schwung. Ich habe Energie.«

Mit fortschreitenden Malkünsten interpretieren Kinder ihre Kritzeleien dann. Sie geben ihnen eine Bedeutung – oft eine, auf die andere beim Betrachten der Kritzelbilder nicht unbedingt kommen würden.

Gekritzeltes, Gemaltes hat immer eine Wirkung: Bilder sind Botschaften. Zeichen, die bei anderen ankommen und später, wenn sich aus den Kritzeleien Formen entwickeln, auch verstanden werden. Denn in der Zeit nach dem dritten Geburtstag wird in der berühmten »Kopffüßlerphase« aus einem Kreis mit Strichen »Mami mit Händen und Füßen«. Das erkennt doch jeder!

MALEN NACH LUST UND LAUNE

Auch beim Malen gilt wieder, was stets gilt beim Thema Entwicklung: Jedes Kind hat seine eigenen Vorlieben und Abneigungen. Manche Kinder malen am liebsten mit Buntstiften, andere mit Wachsmalkreiden, mit Wasserfarben, mit Filzstiften … Und später malen die einen lieber Blumen, Sonnen und Häuser, die anderen fantastische Maschinen.

Mit der Zeit können sie auch das Material wählen, das am besten zu ihrer Stimmung passt oder für das, was sie malen wollen, am besten geeignet ist. Stellen Sie Ihrem Kind einfach Material, Unterlage, Zeit und Freiraum zur Verfügung, ob am Küchentisch oder auf dem Kinderzimmerfußboden.

Sie können zusammen mit Ihrem Kind seine Bilder zu deuten versuchen, wenn es möchte. Interpretieren Sie aber nicht zu viel hinein, etwa wenn ein Bild mal etwas düsterer ausgefallen ist. Spannend: Lauschen Sie Ihrem Kind, wenn es malt. Oft gibt es dabei Laute von sich, erzählt Geschichten, ändert das Bild wieder. Schwingen Sie mit, fragen Sie auch mal nach, ohne aber beeinflussen zu wollen! Ein Malbuch oder Malen mit Schablonen darf ruhig ab und zu mal sein, wenn Ihr Kind das ausprobieren will. Aber selten!

Mithilfe ihrer Bilder nehmen Kinder Kontakt auf, sie kommen mit anderen ins Gespräch. Mit Ihnen. Mit den Kita-Betreuern und mit anderen Kindern.

Körperliches, geistiges, seelisches Wachstum, die Entfaltung von Fantasie und Gestaltungskraft können Sie bereits aus Kinderbildern herauslesen – erst recht natürlich aus späteren Bildern. Deshalb erfreuen sich nicht nur Eltern an von ihren Kindern gemalten Bildern, sondern auch Fachleute, die dadurch mehr über das Innenleben eines Kindes und seine Sicht der Welt erfahren.

DIE KINDLICHEN »SCHAFFENSPHASEN«

Die wichtigsten Malschritte, die ein Kind im Laufe der Vorschulzeit macht:

> Erster Schritt: Kritzelbilder.
> Zweiter Schritt: Kopffüßler.
> Dritter Schritt: Erzählbilder.
> Danach immer wirklichkeitsgetreuere Bilder.

Die meisten Kinder hantieren gerne mit Papier und Stiften oder mit Farbe und Händen und staunen über die Bilder, die sie zustande bringen. Mädchen bringen ihre Vorstellungen in der Regel lieber zu Papier als Jungen. Möglicherweise ist das aber auch ein Produkt der Erziehung nach Geschlechterrollen.

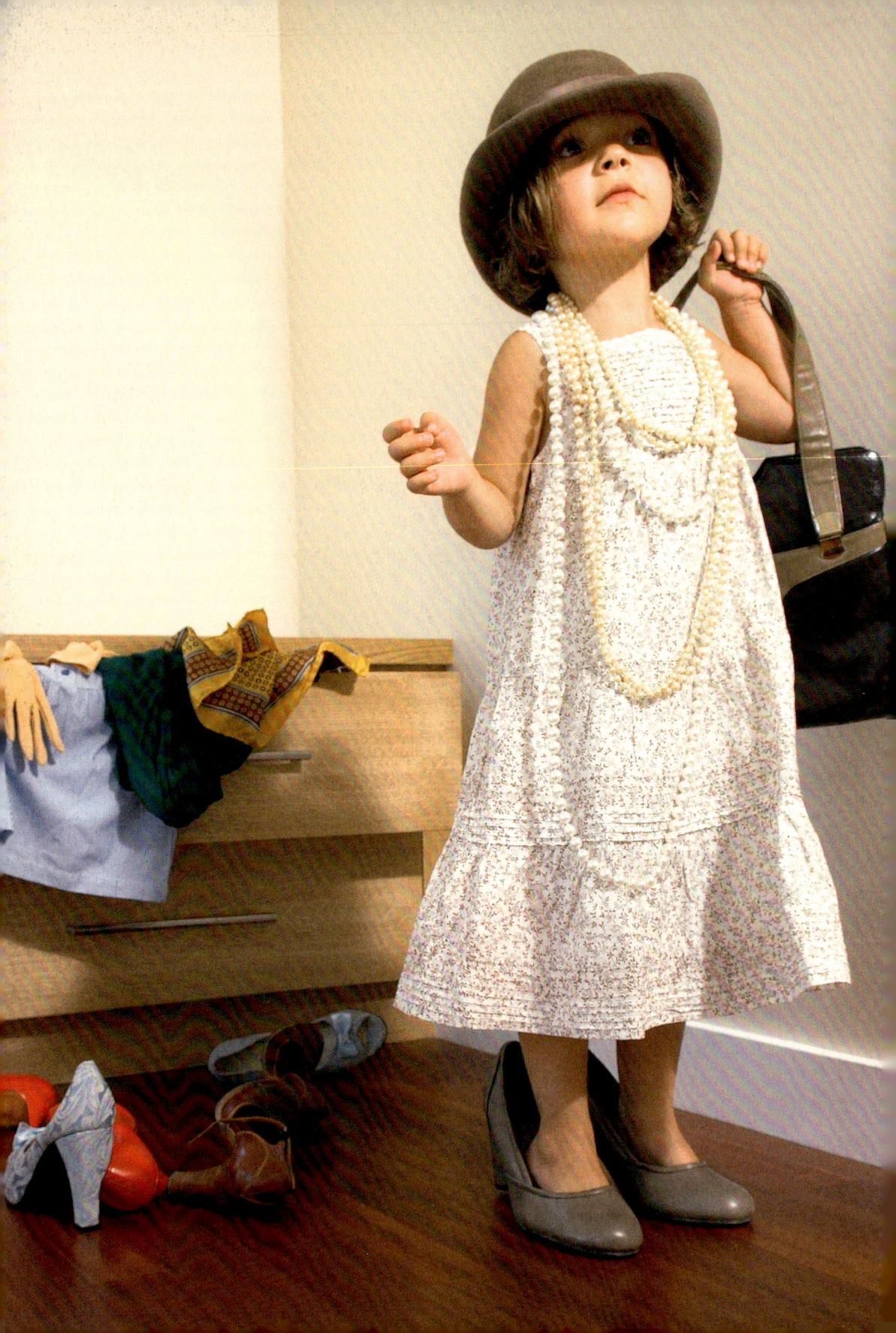

DAS VIERTE LEBENSJAHR

SO TUN ALS OB – SPIELEND DIE WELT ERKUNDEN

Jetzt wird am liebsten rund um die Uhr gespielt. Alleine. Mit Mama. Mit Papa. Immer mit im Spiel: Fantasie und Kreativität.

ICH STELLE MIR VOR ...

Liebe Mami, mir fällt viel ein beim Spielen. Ich probiere meine Ideen aus und tauche ab in fantastische Welten – auch ganz alleine.

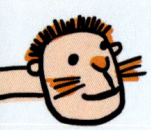

Ich kann malen, tanzen, singen, basteln, bauen ... Am liebsten spiele ich. Ich sitze gerne mit meinem Teddy in unserem Versteck unterm Tisch. Oder ich koche in meiner Kinderküche. Oder ich baue Türme aus Bauklötzen. Manchmal spielst du mit. Willst du das Pferd sein und ich bin der Reiter? Ich spiele nicht nur gerne, sondern erzähle auch gerne Geschichten.

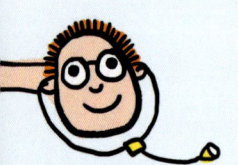

Meine Lieblingsgeschichten und -filme

Soll ich dir erzählen, was ich heute alles in der Kita erlebt und gehört habe? Die Oma von Miriam war da. Miriam mag keine Tomaten! Jonas hat den anderen Kindern beim Schlafen die Nase zugehalten. Da sind sie aufgewacht. Der Elefant kann trompeten und mit Wasser spritzen. Der Affe kratzt sich immer und springt auf den Tisch. Die Hühner gackern herum, ärgern den Hahn.

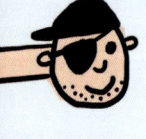

Ich gucke mir manchmal Videos aus dem Internet an, ich mag besonders gern Filme von Tieren, die in den Bergen und im Wald leben. Am besten gefallen mir die mit Rehen und Hirschen. Die gucke ich immer wieder an.

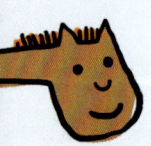

Mein Lieblingsvideo ist das von einem ewig langen Zug, der durch die Landschaft rast, durch Tunnel und Bahnhöfe. Papa erzählt mir, woher der Zug kommt und wohin er fährt und dass der »ICE« heißt. Wir spielen auch zusammen Eisenbahn mit Warten und Einsteigen und Aussteigen und Koffer-hinter-uns-Herziehen und Schaffner und Lokomotivführer.

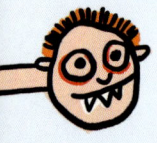

Auf Mamas Tabletcomputer spiele ich manchmal mit Autos. Feuerwehrauto, Polizeiauto, Krankenwagen, Laster kann ich mit meinem Finger in Bewegung setzen und sie machen auch Geräusche: Sie fahren, brummen und hupen: »Tüttüttüt«. Hinterher spiele ich mit meinen Autos. Die fahren dann durchs Zimmer, brummen und machen auch »Tüttüttüt«.

WENN DEN GEDANKEN FLÜGEL WACHSEN

Die Fantasie bekommt langsam Flügel. Mit der Fantasie kann man die Wolken vom Himmel holen, Ihr Kind nutzt seine Fantasie ausgiebig.

Mit der Zeit kann ein Drei- bis Vierjähriges seine Erfahrungen und Erlebnisse immer deutlicher in Worte fassen und ein Gefühl für sich selbst als Mittelpunkt dieser Eindrücke entwickeln. Dabei ist hilfreich, neben seiner Intelligenz und Konzentrationsfähigkeit: die Fantasie. Wissenschaftler betrachten die Fantasie als wichtiges Werkzeug, mit dem Kinder sich die Welt aneignen (siehe Seite 160).

Immer detailreicher

Bei einem kleinen Kind hält sich die Fantasie noch in engen Grenzen: Bei ihm bellt der Hund. Und im Garten blüht eine Rose. Viel mehr ist da nicht. Wenn es seine ersten Geschichten erzählt, sind diese Erzählungen schlicht und einfach, aus unserer Sicht zuweilen sprunghaft und ohne dramatischen Aufbau. Eben altersgemäß. Aber das ändert sich schon im Laufe des dritten Lebensjahres und weiter im vierten Lebensjahr. Jetzt fangen die Kinder an, »ihre« Geschichten mit eigenen Ideen und Höhepunkten anzureichern. Schritt für Schritt verändert sich das Ganze. Aus dem bellenden Hund wird nun einer, der in den Wald abhaut. Aus der im Garten blühenden Rose wird eine besonders große, rote Rose, die mit ihren Dornen sticht. Aus der Schneeflocke wird ein weit gereister Stern.

FANTASIE SICHTBAR GEMACHT

Die Kinder beginnen zu fabulieren, sie schmücken ihre kleinen Geschichten aus und bringen ihre Fantasien zu Papier. Eine Freude, ihnen zuzuhören und zuzuschauen. Bestimmt kein Zufall, dass gleichzeitig mit dem Knospen und Sprießen der Fantasie mehr Farbensinn entwickelt wird. Jedes Kind lernt auf seine eigene Art, mit Farben umzugehen, geprägt durch seinen speziellen kulturellen Hintergrund. Malt das eine Drei- bis Vierjährige bald farbenprächtige, intensive Bilder, geht ein anderes mit Farben eher zurückhaltend um. Was für den Farbensinn gilt, betrifft auch die Fantasie. Das eine Kind schwelgt in seinen erdachten Welten, das andere interessieren eher Tatsachen.

MIT KINDERAUGEN GESEHEN

Im Familienalltag, im Kindergarten, in der Natur – überall sucht und findet ein kleines Kind Zutaten für seine Fantasie. Viele Eltern wünschen sich, die Welt einmal mit den Augen ihres Kindes sehen zu können. Was nehmen diese neugierigen, hellwachen Kinderaugen in dieser Entwicklungsphase wahr? Spüren sie vielleicht auf, was die Erwachsenen in ihrer Alltagsroutine aus den Augen verloren haben?

In eigene Welten eintauchen

Längst nicht alle Erwachsenen können sich für die kindliche Fantasie begeistern. Jean Piaget, Altmeister der Entwicklungspsychologen, meinte, die nimmermüde, manchmal ausufernde Fantasie von Kindern sei eine Fehlanpassung, die sich später von selbst gebe. Er beschreibt es als den Übergang von der sensomotorischen (Reize, Reflexe, Bewegung, Wahrnehmen) zur präoperationalen Intelligenz, durch die vermehrt innere Bilder und sprachlicher Ausdruck zum Tragen kommen. Das Kind erkenne noch keine kausalen Zusammenhänge und glaube, dass alles, was es für real hält, ein eigenes Leben hat. Piaget nannte das »magisches Denken«.

Fachleute sehen das Thema Fantasie und die entsprechenden Spiele heute in einem etwas anderen Licht. Sie reden nicht länger vom »verwirrten« Kind, das die Realität nicht sehen kann. Aus ihrer Sicht ist das Fantasieren, das magische Denken kein Spleen, kein vorübergehendes Unvermögen, sondern eine kostbare Mitgift, die sich von nun an Jahr für Jahr verfeinert und lebenslang bereichern kann.

In der Fantasie gelten eigene Regeln. Es gibt kein »Du darfst ...« oder »Du darfst nicht ...«. Die Gedanken sind frei, und darüber können sich bereits Drei- bis Vierjährige freuen, die im Kopf gerne Berge versetzen. Denn in der Fantasie ist alles möglich – das ist ja das Unglaubliche.

> Da wird vom Opa und seiner Katze gesprochen. In Wirklichkeit hat der Opa keine Katze. In der Fantasie schon. Wo ist das Problem?

> Da wird von Suse aus der Kita erzählt, die immer weint. Suse weint aber gar nicht.

Banales Geschehen, außergewöhnliche Erfahrungen: In der Fantasie ist alles gleichwertig, alle Details sind für Ihr Kind jetzt von Bedeutung: jedes Wort, jeder Satz. Der Alltag ist Übungsraum, die Fantasie Hilfsmittel beim Üben.

ENTWICKLUNG UNTERSTÜTZEN

GESCHICHTEN ERFINDEN

Bei kleinen Kindern sind Bücher mit sogenannten Wimmelbildern gefragt, in denen es von Menschen, Tieren, Fahrzeugen ... nur so wimmelt. Unglaublich viele Details sind hier zu sehen, etwa zu Themen wie »Stadt« oder »Strandleben«. Bislang hat Ihr Kind hier Hunde, Katzen, Vögel und Ähnliches gesucht. Jetzt mag es vielleicht auch kleine Geschichten zu den Bildern erzählen. Sie sind dabei in erster Linie als Zuhörer gefragt und erst in zweiter Linie als jemand, der selbst neue Geschichten zu den Bildern erfindet und Anregungen zum Weitererzählen liefert.

WÜNSCHEN HILFT MANCHMAL

Übrigens beamen sich nicht nur kleine Kinder, sondern auch Erwachsene dauernd in andere Welten. Innere Monologe nehmen viel Raum in unserem Leben ein und wir registrieren es kaum. X-mal am Tag klinken wir uns innerlich aus der Realität aus. Deshalb ist es kaum erstaunlich, dass Kinder sich auch später noch, wenn ihr Realitätssinn längst gewachsen ist, mit viel Fantasie den Alltag ausmalen:

> Ich stelle mir vor, ich hätte einen kleinen Bruder und der würde ...

> Ich stelle mir vor, wie ich den, der mich heute geärgert hat, zurückärgern kann.

Fantasien sind also viel mehr als ein von Unreife zeugender Spleen. Sie dienen zum Beispiel auch der Wunscherfüllung, dem Erreichen von Zielen.

ENTWICKLUNG UNTERSTÜTZEN

FANTASIE GLEICH FLUNKEREI?

Manch einer tut die gerade erwachende Fantasie eines kleinen Kindes als Flunkerei ab, zeigt kaum Verständnis für Gedankenzauberei und Denkakrobatik, sondern verkörpert eher Vernunft, Pragmatismus und versucht, dem Kind seine Fantasie mit Sätzen madig zu machen wie »Hör doch auf zu spinnen!«, »Komm mal wieder auf den Boden!« oder »Baust du schon wieder Luftschlösser?«. Besser: Spinnen Sie mit. Lassen Sie sich auf die besonderen Gedankenspaziergänge Ihres Kindes ein.

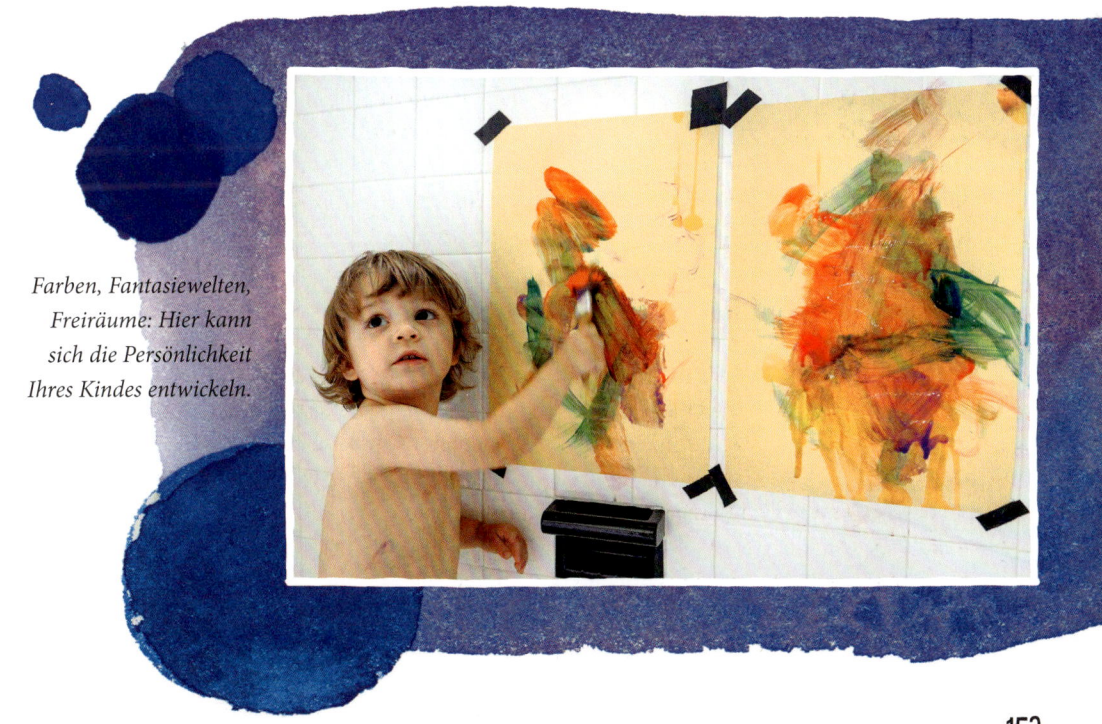

Farben, Fantasiewelten, Freiräume: Hier kann sich die Persönlichkeit Ihres Kindes entwickeln.

ICH KANN SPIELEND BERGE VERSETZEN

Liebe Mami, am allerliebsten spiele ich zurzeit mit meinem Teddy oder meiner Puppe. Manchmal spiele ich auch gerne mit dir.

Heute hat Teddy Geburtstag. Ich habe ihm einen Geburtstagstisch gedeckt. Der blaue Bauklotz ist Kuchen, der gelbe ein Geschenk. »Du musst das Geschenk jetzt auspacken!«, sage ich und drücke es ihm in die »Hände«. Ich bin jetzt Herr Fischer und habe einen Laden. Der Küchenschrank ist mein Laden. Meine Puppe Anna kauft bei Herrn Fischer ein. »Eine Flasche Milch!«, sagt sie. Ich gebe Anna eine Pappschachtel. »Danke für die Milch«, sagt sie. Ich wohne oft im Wald. Unser Flur ist der Wald, unter der Treppe ist meine Hütte. Der Hase kommt zu Besuch. Er sagt: »Schön hier im Wald!« Meine Plastikmännchen sind Feuerwehrleute, die im Feuerwehrhaus sitzen und warten, dass es brennt. Da hören sie die Sirene. Ich rufe: »Feuer!« Ich bin heute ein Drache, der hinter dem Sofa lebt. Ich esse Wurst. Der Bauklotz ist die Wurst. Du bist ein Löwe und willst die Wurst klauen. Der Drache gibt die Wurst aber nicht her. Was machen wir nun? Mir fallen immer neue Spiele ein.

ENTWICKLUNG UNTERSTÜTZEN

DAS RICHTIGE SPIELZEUG

Kinder, die spielen, brauchen Spielzeug. Blätter, Steine, Pappe, Hölzchen, Kisten und Kästen ... Vieles ist geeignet, was man nicht unbedingt im Spielzeuggeschäft kaufen kann. Was oft unbeachtet in der Ecke, im Garten herumliegt oder sich im Papiermüll wiederfindet. Darüber hinaus ist klassisches Spielzeug, wie etwa Stofftier, Puppe oder Spielfiguren, angesagt. Bieten Sie nicht zu viele Spielsachen an, denn Spielzeug in Fülle lähmt eher, als dass es bereichert.

DIE WIRKLICHKEIT AUSHEBELN

Ihr Kind ist ein Entdecker und Erfinder. Es erfindet ruppige und sanfte Spiele, die geprägt sind vom ständigen Wandel seiner Erlebnisse.

Heute gilt Kinderspiel nicht mehr als reiner Zeitvertreib, sondern als wichtiger Baustein einer gesunden seelischen und sozialen Entwicklung. Als-ob-Spiele, Rollenspiele – lauter Lieblingsbeschäftigungen im Vorschulalter. Beim Spielen werden ...

> Wünsche verwirklicht,
> Naturgesetze ausgehebelt,
> erste kurze Handlungsverläufe ersonnen,
> verschiedene Spielelemente verknüpft,
> Alternativen zur Wirklichkeit erfunden und ausprobiert.

Als-ob-Spiele und Rollenspiele

In diesem Alter probiert Ihr Kind ganz verschiedene Spiele aus:

> Eine Vierjährige spielt Prinzessin und der Wohnungsflur ist ihr Schloss: Bei Als-ob-Spielen wird der Spieler zu einer anderen Person oder ein Gegenstand verändert seine Bedeutung und es werden Alternativen zu den bisherigen Erfahrungen entwickelt.

> Ein Dreijähriges ist als Frau Müller von nebenan unterwegs. Frau Müller trinkt Tee mit der anderen Nachbarin, der Rosi. Wer macht mit, wer mimt die Rosi? Beim Rollenspiel wird gemeinsam mit anderen in verteilten Rollen gespielt. Der große Bruder soll der Löwe sein und ich bin der Elefant. Die Oma und ich fahren Motorrad ...

> Bei dem Klassiker »Mutter, Vater, Kind« will kaum ein Zwei-, Drei-, Vierjähriges das Kind sein. Die Mamarolle oder die Paparolle ist attraktiver, weil man da bestimmen darf.

Spielt ein Erwachsener mit, bemüht sich ein Kind automatisch, »vernünftiger« zu denken, »schlauer« zu reden. So wie es Erwachsene eben tun, auch wenn das weniger Spaß zu machen scheint.

MIT WEM MAG ICH SPIELEN?

Puppen, Stofftiere und kleine Plastikfiguren sind derzeit als Mitspieler sehr beliebt, weil sie widerspruchslos machen und sagen, was sie sollen, weil sie immer anpassungsfähig und deshalb gut zu gebrauchen sind: ideale Sparringpartner.

Sind andere Kinder auch ideale Sparringpartner? Das Zusammenspiel lässt noch zu wünschen übrig. Zum einen haben gleichaltrige Mitspieler ihren eigenen Kopf und wollen ihre Vorstellungen durchsetzen. Damit entstehen lästige Reibungspunkte. Zum anderen will es einem Kind dieses Alters noch nicht gelingen, beim Spielen klare Regieanweisungen zu geben oder sich selbst daran zu halten. Statt Zusammenspiel entsteht deshalb öfter ein Nebeneinanderspiel. Beispiel Telefonspiel: Der eine telefoniert mit seiner Mama. Der andere telefoniert mit Papa. Aber die beiden telefonieren nicht miteinander, nicht zusammen. Das wird sich jedoch später ändern, wenn es auf den vierten Geburtstag zugeht.

HEUTE LÖWE, MORGEN KÖNIG

Ihr Drei- bis Vierjähriges beginnt nun, mit den verschiedenen Facetten, die eine Rolle in sich birgt, zu spielen. Es entdeckt mithilfe seiner Fantasie, was im Spiel alles möglich ist: Holzfiguren können sprechen und streiten. Hunde können fliegen und reden. Es gibt sogar Kröten, die tanzen und singen. Väter hüpfen als Kängurus herum und dazwischen wirbelt ein kleines Mädchen im rosa Prinzessinnengewand. Ein in sein Spiel versunkenes Kind wird zum Hexer, der alle Mitspieler in die Figuren verwandelt, die gerade gebraucht werden: in Polizistinnen, Verkäufer, Lastwagenfahrer ...

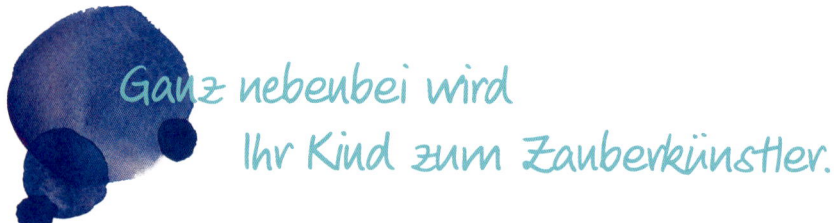

Ganz nebenbei wird Ihr Kind zum Zauberkünstler.

Ihr Kind probiert beim Spielen verschiedene Verhaltensmuster aus: Wie verhält sich welche Figur in dieser oder jener Situation? Seine Gedanken breiten die Flügel aus, heben vom Boden ab, schweben über der Erde, schlagen Purzelbäume und doppelte Saltos. Requisiten und Symbole werden natürlich auch gebraucht: Ein Kissen wird zum Bett, eine Schachtel zum Salamibrot, ein länglicher Bauklotz zum Schneidemesser.

Manche Kinder verzichten hin und wieder auch ganz auf Requisiten, sie malen sich stattdessen in ihrer Vorstellung aus, was eine Fantasiefigur erlebt, und erzählen es dann: »... und da fällt die Maus tief in den Brunnen hinein. O Schreck.«

DIE WELT, WIE SIE MIR GEFÄLLT – ODER AUCH NICHT

So-tun-als-ob-Spiele und Rollenspiele verleihen die Macht, das Leben mithilfe von Fantasie und Einfallsreichtum so umzugestalten, wie man es gerne hätte. Kühne Ideen werden jetzt wahr – ohne jede Mühe. Ihr Kind beginnt, die Welt nach seinen Vorstellungen zu verändern, und begreift dabei eine Menge vom Leben.

Beim Erzählen und Spielen zählt nur der Augenblick und nichts anderes. Ein kleines Kind glaubt, dass sich seine Gedanken und Gefühle unmittelbar auf die Wirklichkeit auswirken: Stellt sich ein Drei-, Vierjähriges zum Beispiel vor, unter seinem Bett liege ein Krokodil, so erlebt es das Tier in diesem Moment ganz real: Das Krokodil liegt tatsächlich unter dem Bett! Ob es freundlich oder gefährlich ist, entscheidet sich ebenfalls in der Fantasie Ihres Kindes (siehe auch Seite 162). Ist sein Spiel beendet, so endet damit auch der Gedankenflug und die Wirklichkeit tritt wieder in Kraft. Ruck, zuck, wie auf Knopfdruck, wird umgeschaltet von Spiel auf normales Leben.

Früher dachten Fachleute, dass Kinder in diesem Alter noch nicht genau zwischen Fantasie und Wirklichkeit unterscheiden können, die Grenzen zwischen Einbildung und Realität zuweilen verschwimmen lassen und deshalb auch vor Gericht als Zeugen nicht geeignet sind. Heute weiß man es besser: Nur ganz selten fällt es Kindern schwer, zum Beispiel im Halbschlaf oder wenn sie Fieber haben, Einbildung und Wirklichkeit auseinanderzuhalten.

Spielen heißt lernen

Mit nicht endendem Forscherdrang macht Ihr Kind beim Spielen das nach, was Sie und andere im Leben vormachen. Dabei kommen übernommene Vorstellungen, Maßstäbe, Werte zum Einsatz und Ausdruck. Beim Spielen schwingt oft die Frage mit: Was halte ich eigentlich von dieser Welt?

So-tun-als-ob-Spiele, Rollenspiele, mit Fantasie und Grips das Leben erkunden – alles zusammen verleiht Ihrem Kind die Macht, das Leben in Gedanken so umzuformen, wie es seinen Wünschen entspricht. Beim Spielen erfindet und probiert es Alternativen zur Wirklichkeit aus. Dadurch entdeckt ein Drei- bis Vierjähriges immer wieder neue Perspektiven der Realität. Mit der Zeit lernt es so besser zu verstehen, was in seinem Umfeld alles vor sich geht.

ENTWICKLUNG UNTERSTÜTZEN

ORIENTIERUNGSPUNKTE

»Habe ich erfunden« und »Habe ich nicht erfunden« – beim Spielen versucht Ihr Kind, die Balance zwischen beiden Polen zu halten. Wenn Sie mitspielen, können Sie ab und zu kurze Orientierungsmarken setzen wie beispielsweise »Ich bin jetzt ...« oder »Ich tue jetzt so, als ob ...«. Ihr Kind nimmt solche von Ihnen gesetzten Markierungsvorschläge zur Kenntnis, wenn sie ins Spiel passen und ihm helfen, sich besser zurechtzufinden oder den Handlungsrahmen weiter zu spannen.

Die im Folgenden beschriebenen Kompetenzen, welche Kinder allmählich immer souveräner beherrschen, fassen Fachleute unter dem Oberbegriff der Rollenübernahmefähigkeiten zusammen. Noch als Fünf- oder Sechsjährigem wird es Ihrem Kind großes Vergnügen bereiten, seine sich täglich verfeinernden Rollenübernahmekompetenzen spielerisch zu erproben.

ERSTE SKEPSIS: »DAS HABE ICH DURCHSCHAUT!«

Parallel entwickelt sich auch Skepsis: Es ist nicht alles so, wie es scheint. Diese Einsicht wächst bei den meisten Kleinen in der zweiten Hälfte des vierten Lebensjahres heran, in Verbindung mit einem Reifungsschub im Stirnhirn oder präfrontalen Kortex, wie Hirnforscher diese Region nennen. Entwicklungspsychologen sprechen hier gern von einem Quantensprung in der Entwicklung des Verstandes, vergleichbar mit der Entdeckung des Ich, die ungefähr zwei Jahre vorher stattfand.

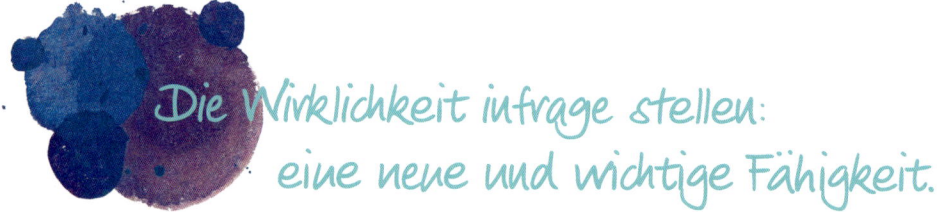

Die Wirklichkeit infrage stellen: eine neue und wichtige Fähigkeit.

DEZENTRIEREN: HIER ICH, DORT DU

Knapp Vierjährige begreifen allmählich, dass ihre Sicht von der Welt sich von der anderer Menschen unterscheidet. Sie lernen zu »dezentrieren«, wie Jean Piaget sagte. Er konnte schon in den dreißiger Jahren des vergangenen Jahrhunderts mit seinem Drei-Berge-Experiment beweisen, dass Kinder im Alter von ungefähr vier Jahren in der Lage sind, die Sichtweise eines anderen Kindes einzunehmen: Seine Versuchskinder saßen vor einem aus Pappmaschee gebauten Bergmassiv, in dem sich ein kleinerer vor einem mittelhohen vor einem großen Berg auftürmte. Die Kinder wurden aufgefordert, die Sicht eines anderen Kindes zu übernehmen, das sich ihnen gegenüber auf der anderen Seite des Bergmassivs befand. Viele Vierjährige waren schon in der Lage, die richtige Antwort zu geben! Sie stellten fest, dass das andere Kind nur den großen Berg wahrnehmen würde, weil dieser die beiden kleineren Berge überragte und dadurch verdeckte. Fünf- und Sechsjährige lösen diese Aufgabe fast alle richtig.

Dezentrieren zu können bedeutet aber auch: Vierjährige können sich zunehmend besser vorstellen, dass ihr Gegenüber nicht unbedingt dasselbe wissen muss, was sie wissen, oder dass der andere nicht weiß, was sie gerade tun wollen – und umgekehrt. Dezentrieren in diesem Sinne bedeutet also, sich vorstellen zu können, was in einer anderen Person, in deren Innenwelt, vor sich geht – und sich sicher zu sein, dass sich die eigene Innenwelt von der des anderen Menschen unterscheidet. Diese Fähigkeit, die später weitgehend automatisch abläuft, ist fundamental für jede Form von Kommunikation und Verständigung zwischen Menschen.

SPASS AN TRICKS UND MOGELEIEN

Jetzt haben Kinder auch zunehmend Spaß an Spielen, bei denen getrickst und gemogelt oder mit Überraschungseffekt gearbeitet werden darf. Dem seit Generationen beliebten Spiel »Schnick, Schnack, Schnuck« können sie immer mehr abgewinnen. Auf drei, also bei »Schnuck«, bildet die Hand gleichzeitig mit der des Mitspielers »Schere« (zwei gespreizte Finger),

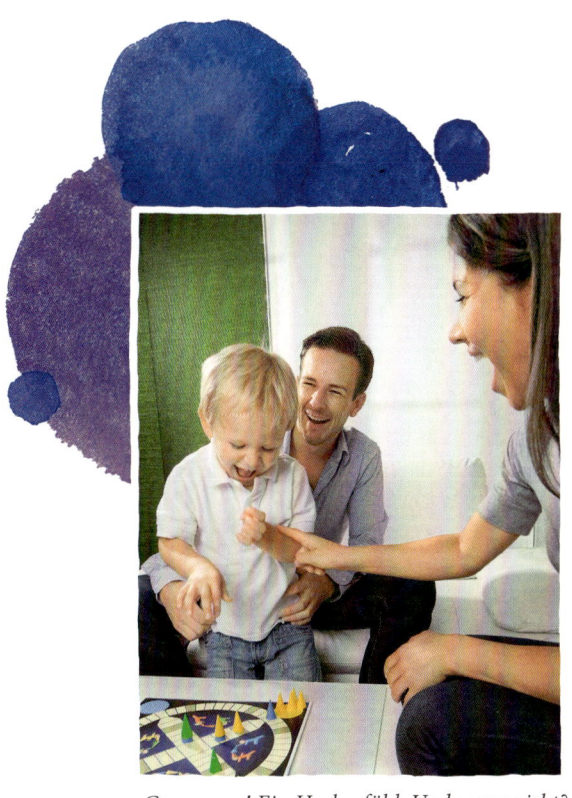

Gewonnen! Ein Hochgefühl. Und wenn nicht? Dann heißt es: neues Spiel, neue Chance.

»Papier« (flache Hand) oder »Stein« (Faust). Schere gewinnt gegen Papier, das sie zerschneidet, wird aber vom Stein zerstört, der seinerseits in Papier eingewickelt wird und somit gegen Papier verliert. Der Reiz des Spiels ist, dass man nicht weiß, aber einzuschätzen versucht, wofür sich der Mitspieler entscheiden wird.

SPIELE SIND AUCH GEFÜHLSSACHE

Beim Spielen schwingen immer Gefühle mit. Das können auch mal belastende sein wie Wut, Ärger und Traurigkeit. Kämpft ein selbstsicheres, sicher gebundenes Drei- oder Vierjähriges beispielsweise mit Ängsten, drückt es das in der Regel beim Spielen aus. Sorge, dass andere kein Verständnis zeigen könnten? Die kennt es meist nicht. Wer eine gute Beziehung zu seiner Familie, seinem Umfeld hat, zeigt (noch) ohne Scheu, wie ihm zumute ist. Die Wurzel solch einer positiven Entwicklung sieht der Psychotherapeut und Kinderpsychiater Karl Heinz Brisch in der ersten Liebesbeziehung von Kindern: Sie können auf eine sichere Bindung zurückgreifen, sie sind sich sicher, dass sie sich auf ihre Eltern und in der Kita auf ihre Gruppenerzieherin zu hundert Prozent verlassen können.

Erfahrungen und Eindrücke bekommen Struktur

Nach und nach entsteht ein klareres Bewusstsein, das Kindern hilft, ihr inneres Durcheinander aus tausend unterschiedlichen Erfahrungen und Eindrücken zu strukturieren: das Leben zu ordnen. Sie lernen, ihr Verhalten besser zu kontrollieren, ihr Vorstellungsvermögen, ihre Einbildungskraft besser zu nutzen, um mit der Welt und ihren Anforderungen besser zurande zu kommen. Fantasiereiches Spielen schärft die Wahrnehmung, bereichert die Sprache, fördert die Menschenkenntnis, die Kreativität, die Ausdauer, das soziale Verhalten – ein Fitnessprogramm, das gedankliche Höhenflüge ermöglicht und Köpfchen verlangt. Ihr Kind entwickelt Fähigkeiten, die sein Leben erleichtern und die Lebenslust heben.

MEHR STRUKTUR BEDEUTET AUCH VERLUSTE

Erwachsene bewundern oft, wie mühelos Kinder neue Welten erfinden. Diese Leichtigkeit wird sich in den folgenden Jahren allerdings verlieren. »Wir fokussieren immer schärfer, blenden immer mehr Dinge aus – auch spannende«, sagt die US-amerikanische Psychologin Alison Gopnik. Wenn wir nur noch auf bestimmte Details achten, die uns wichtig erscheinen, verlieren wir etwas vom großen Ganzen. Und auch die Kreativität bleibt zu einem Teil auf der Strecke. Denn sie zeichnet sich gerade dadurch aus, dass sie Verbindungen herstellt, Zusammenhänge aufspürt zwischen Dingen, die auf den ersten Blick unvereinbar erscheinen.

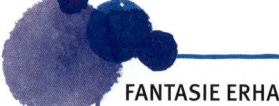

ENTWICKLUNG UNTERSTÜTZEN

FANTASIE ERHALTEN

Bieten Sie Ihrem Kind ausreichend Gelegenheit, seine Vorstellungskräfte zu stärken, seine Fantasie zu entdecken und zu pflegen.

> Bei Rollenspielen: Kind wird das Kasperle, Papa das Krokodil. Die beiden streiten und kämpfen miteinander.
> Beim Geschichtenerzählen: Hinter den sieben Bergen lebt ein grünes Ungeheuer. Erst erzählt das Kind, dann Mutter oder Vater und jeder spinnt den Handlungsfaden weiter.
> Beim Malen: Wer malt einen Baum? Wer malt einen kleinen, wer einen großen? Wer einen Baum ohne Blätter, wer einen mit Blättern?

Egal ob Erzähltalent, Spiellust, Malkünste, Kreativität – alles muss langsam mit dem Kind wachsen. Das dauert seine Zeit und hin und wieder macht behutsame Unterstützung Sinn. Aber denken Sie daran, immer Ihrem Kind den Taktstock zu überlassen.

ECHT ODER UNECHT?

Liebe Mami, an Ostern kommt der Osterhase und an Weihnachten kommt der Weihnachtsmann. Ob es die wirklich gibt?

Der Osterhase wohnt mit anderen Hasen im Hasenland. Die Hasen haben das ganze Jahr über frei. Nur kurz vor Ostern müssen sie Eier anmalen, die sie in Körbe packen, zu den Kindern bringen und morgens verstecken, bevor alle aufwachen. Der Weihnachtsmann fährt in seinem roten Mantel in seinem Schlitten, dann stapft er nachts durch den Schnee zu jedem Haus und bringt die Geschenke für die Kinder. Man kann ihm sogar Briefe schreiben an seine Postadresse! Aber ob das alles wirklich so ist? Jonathan aus der Kita sagt: »Es gibt keinen Osterhasen!« Dass es Monster und Zwerge in echt nicht gibt, weiß ich. Schneewittchen aus dem Märchen gibt es auch nicht. Und was ist mit dem Weihnachtsmann? Was mit dem Osterhasen? Die gibt es! Da bin ich mir ganz sicher.

Plötzlich kreischt das Nachtgespenst

Nachts weiß ich manchmal nicht, ob ich wach bin oder träume. Ich sitze im Bett. Auf meiner Bettdecke hockt eine Hexe. Ich weine, ich schreie. Du kommst und beruhigst mich: »Alles in Ordnung! Keine Angst!« Ich bin wach und träume trotzdem weiter. Die gruselige Hexe verschwindet einfach nicht. Aber dann ist sie doch weg und ich weiß, dass ich in meinem Bett sitze und keiner da ist, vor dem ich Angst haben muss. Gut, wenn du bei mir bist, mich feste in den Arm nimmst und drückst.

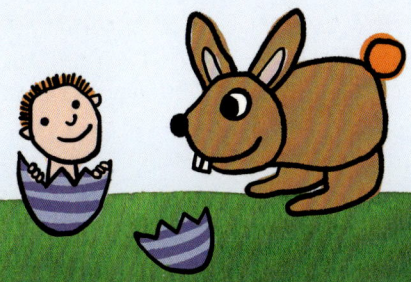

WENN DER NACHTSCHRECK KOMMT

Gedanken, Gefühle – bei einem kleinen Kind ist im Kopf eine Menge los. Die Gedanken fahren Karussell, die Gefühle spielen verrückt.

Seine Erlebnisse und Eindrücke, die es in seiner Fantasie »weiterverarbeitet«, können Ihr Kind sogar bis in den Schlaf, bis in seine Träume verfolgen. Es wacht deshalb in manch einer Nacht plötzlich aus dem Schlaf auf, sitzt – seltsam entrückt wirkend – senkrecht, schreckensstarr und schweißgebadet in seinem Bett, Unverständliches murmelnd. Ihr Kind sieht etwas, das in Wirklichkeit nicht zu sehen ist. Es weint. Weiß nicht, wo es eigentlich ist: mitten in einem bösen Traum – oder ist das, was es gerade erlebt, gruselige Wirklichkeit mit Hexe?

In solchen Momenten lässt Ihr Kind sich wahrscheinlich nur schwer beruhigen. Die Schreckensbilder bleiben in seinem Blickfeld: Ungeheuerliches ist zum Greifen nahe. Schrank, Fenster, Stuhl, Licht – reale Elemente werden entweder ausgeblendet oder in diesen seltsamen Wachtraum eingebunden. Der Vorhang wird zum Einbrecher, die Lampe wird zum Monster.

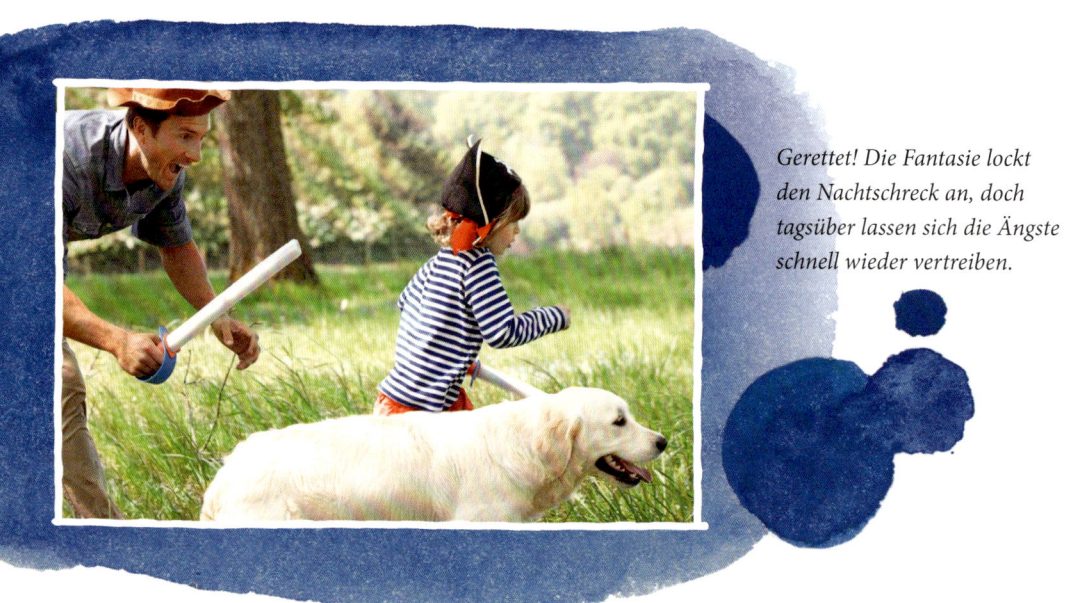

Gerettet! Die Fantasie lockt den Nachtschreck an, doch tagsüber lassen sich die Ängste schnell wieder vertreiben.

GESPENSTER VERTREIBEN, ABER WIE?

Ein Kind vom Gegenteil seiner Wahrnehmung überzeugen? Keine Chance. Wenn nachts unheimliche Wesen durch Traum und Wirklichkeit geistern, braucht jedes Kind Unterstützung:

> Nehmen Sie seine Angst ernst.
> Trösten kann helfen.
> Zeigen Sie Verständnis. Durch Anerkennung verdeutlichen Sie: Du hast etwas Wirkliches erlebt, aber eine andere, eher innere Art von Wirklichkeit.
> Überprüfen Sie gemeinsam, ob sich »etwas« unter dem Bett versteckt, hinter dem Kopfkissen oder Vorhang. Das Nachschauen nimmt ein Stück von der Angst, hilft dem Kind, auf Abstand zu seiner Wahrnehmung zu gehen.
> Entfernen Sie, wenn möglich, was Angst bereitet. Sieht Ihr Kind in einem Kissen den Kopf einer Hexe, kommt das Kissen eben weg.
> Später die Tür einen Spalt offen stehen und das Licht brennen lassen.
> Morgens am besten gleich draußen an der frischen Luft bewegen! Auch das Geplauder am Frühstückstisch über Alltagsthemen nimmt die Benommenheit des nächtlichen Schreckens von Ihrem Kind.
> Später auf den Traum noch einmal zurückkommen und bei Tageslicht über vergangene Schrecken reden. Das nimmt diesen die Macht.

Glücklicherweise verziehen sich die Nachtgespenster in aller Regel nach einer Weile und Ihr Kind kann die Welt wieder so wahrnehmen, wie sie ist: eine Welt mit einem Vater, der am Bett sitzt, tröstet und sein Kind in den Arm nimmt. Mit einer Mutter, die sagt: »Wir sind ja da!« Alles ist gut!

Verzauberte Innenwelt

Diese besonderen Nachtschrecken sind bei gar nicht so wenigen drei- bis vierjährigen Kindern eher die Regel als die Ausnahme. Man nimmt an, dass sie mit dem reifenden Nervensystem in Verbindung stehen. Auch manche Erwachsene haben ja ab und zu Alpträume – und was ist am nächsten Morgen? Alles wie weggeblasen. Gespenster? War da was? Vielleicht fühlt man sich noch benommen oder verstört, aber am Frühstückstisch verfliegen die nächtlichen Schatten vollends.

Auch tagsüber scheinen manche Kinder zu träumen. Sie richten ihren Blick zuweilen lieber nach innen als nach außen, denn nicht immer ist das von Interesse für sie, was die Welt ihnen gerade zu bieten hat. Manchmal erreicht man sie dann, wenn man über einen »Vermittler« mit ihnen spricht, etwa mit einer Handpuppe.

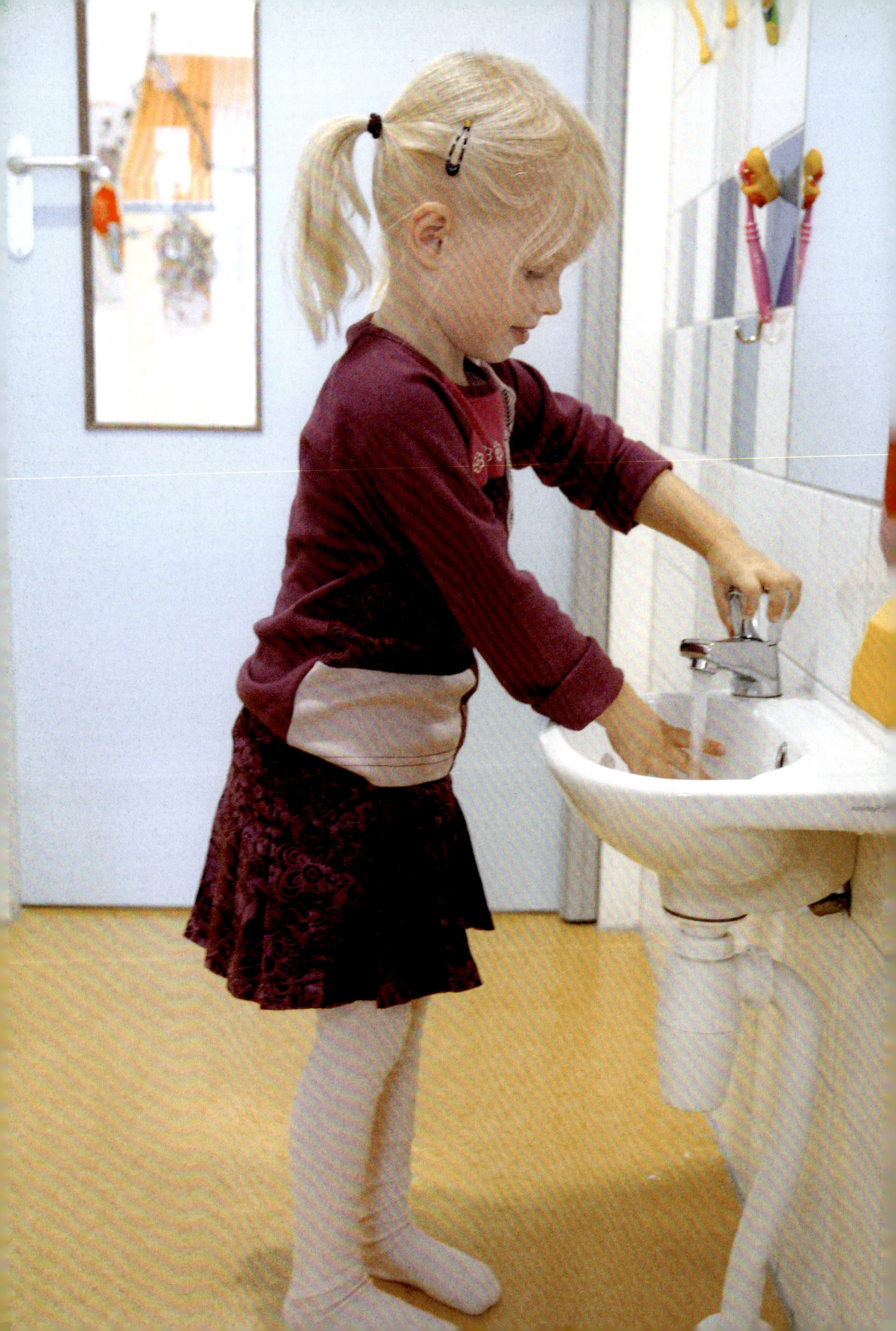

DAS FÜNFTE LEBENSJAHR

SCHRITT FÜR SCHRITT
SELBSTSTÄNDIGER

Die Welt ergründen heißt die Maxime eines hellwachen Vorschulkindes. Und zwar möglichst selbstständig und auf eigene Faust. Ein paar Anregungen dürfen sein. Aber mehr auch nicht.

ICH WILL VIEL ERZÄHLEN UND FRAGEN

Liebe Mami, die Tür geht auf, du kommst in den Kindergarten herein und holst mich ab. Ich fange sofort an dir zu erzählen, was ich erlebt habe.

Eigentlich wollten wir heute Morgen aus Schachteln, die wir gesammelt haben, Autos basteln. Ich habe mich schon gefreut. Ich bastle gerne. Aber wir haben dann doch nicht gebastelt. Wir sind lieber auf den Spielplatz gegangen. Ich fand das nicht gut. Ich wollte lieber einen Lastwagen aus Schachteln basteln. Draußen spiele ich am liebsten in der letzten Ecke vom Spielplatz, ganz hinten unter den Büschen. Da kann ich mich gut verstecken und Buden bauen. Jonas und Miriam sind da auch gerne. Hörst du mir überhaupt zu? Du hast die große Tasche dabei, gehen wir jetzt einkaufen? Kaufst du mir ein Eis? Warum sehen Hunde so verschieden aus und Katzen eher gleich? Warum heißt Hamburg eigentlich Hamburg, gibt's da eine Burg? Erleben die Kinder auf dem Land andere Sachen als die in der großen Stadt? Heute früh war ein Elefant im Kindergarten zu Besuch. Der Elefant kommt oft. Erst steht er im Garten. Dann klopft er mit seinem Rüssel an die Tür. Als ich ihm die Tür aufgemacht habe, hat er sich zu uns an den Tisch gesetzt und eine Kiwi gegessen.

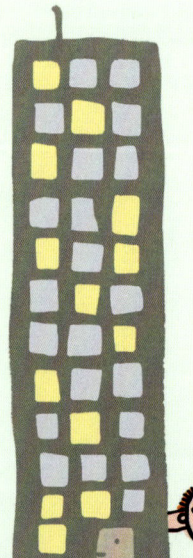

ENTWICKLUNG UNTERSTÜTZEN

ZUHÖREN

Eine Übung für Erwachsene: Bei der Sache bleiben, zuhören, ihrem Kind das Gefühl geben: Wir nehmen dich wahr. Wir interessieren uns dafür, was du erlebst. Aber nicht rund um die Uhr: Zwischendurch macht jeder sein eigenes Ding. Das zu akzeptieren muss Ihr Kind üben, auch im Hinblick auf die Schule.

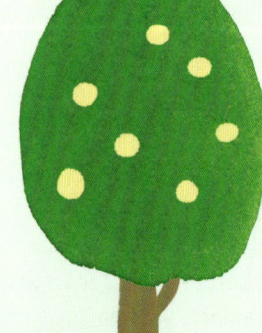

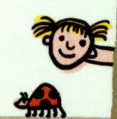

EIGENE WELTEN

Wieder wird das Leben bunter. Im Kindergarten lernt und erlebt man Neues. Davon erzählt Ihr Kind gerne und will wissen: Interessiert euch das?

Wenn Kinder erzählen – und die meisten erzählen gerne –, vergewissern sie sich, ob ihnen überhaupt zugehört wird. Seismografisch genau nehmen sie wahr, wenn die Erwachsenen nicht so interessiert an ihren Erlebnissen und Erzählungen sind, und finden das gar nicht gut, denn ihnen ist jedes Erlebnis wichtig, auch wenn es in den Augen der Erwachsenen alltäglich ist.

Unterschiedliche Erlebnisräume

Nicht nur Menschen beeinflussen die kindliche Entwicklung wesentlich: Wer als Kind mit Tieren, Matsche, Pfützen, Gebüsch aufwächst, wer oft mit nackten Füßen über Steine, Sand, Gras rennt und mit dem Rad zum Nachbarn fährt, entwickelt eine andere Beziehung zu seiner Umwelt als derjenige, der sich vorwiegend mit Stofftieren, Plastikbällen und Computerspielen beschäftigt, mit Schuhen über Asphalt, Teppichboden und gepflasterte Höfe läuft und mit dem Auto gefahren wird.

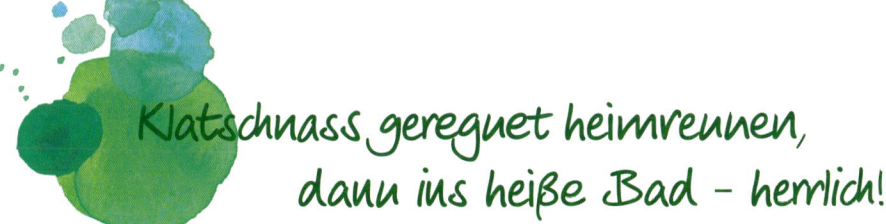

Klatschnass geregnet heimrennen,
dann ins heiße Bad – herrlich!

HINTERM HORIZONT GEHT'S WEITER

Häuser, Landschaften, Tiere, Pflanzen – Ihr Kind ist sich längst nicht nur seines engeren Umfelds bewusst, sondern auch seiner weiteren Umgebung. Es will zunehmend über seinen Tellerrand hinaussehen und wissen: Was spielt sich dahinter und da hinten ab? Was gibt es im weiteren Umkreis zu sehen, zu riechen, zu hören? Bei der Kindergartenfreundin zu Hause? Bei den Nachbarn? Da wo Oma und Opa wohnen? In dem Ort, wo Ferien gemacht werden?

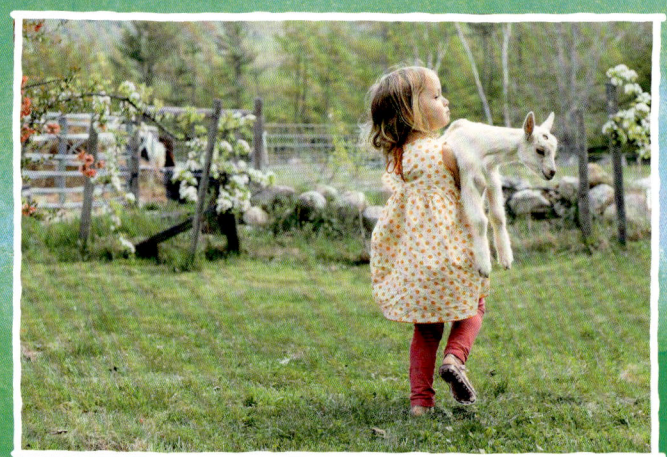

Ob Ihr Kind auf dem Land oder im Großstadtdschungel aufwächst, beeinflusst sein Erleben, seine Erfahrungen.

Denkend und fühlend werden immer wieder neue, von Kind zu Kind unterschiedliche Eindrücke gesammelt und gespeichert.

> In den Augen des einen Kindes wirken die Landschaften freundlich, leuchtet der Himmel blau, strahlen die Häuser hell, freuen sich die Menschen ihres Lebens.
> In den Augen eines anderen zeigt sich die Welt grauer oder gar trübe. Sie nehmen die Sonne nicht wahr, sondern die Wolken, den Schimmel, den bröckelnden Putz an den Häusern, die ernsten, verschlossenen Gesichter der Menschen.

Die Realität hat viele Facetten. Die Wahrnehmung der Wirklichkeit ist Interpretations- und Gefühlssache – auch schon bei Kindern. Ihre auf die Welt mitgebrachte Veranlagung sowie die Umwelteinflüsse, vor allem durch vertraute Personen, greifen dabei ineinander. Man spricht hier von Wechselwirkungen der Erbanlagen und der Umwelteinflüsse. Im Rahmen der Epigenetik wird zudem erforscht, inwieweit sich Vorlieben und (Denk-)Gewohnheiten der Eltern auch genetisch, also durch Vererbung aufs Kind übertragen können (siehe Seite 13).

PERFEKT MUSS NICHTS SEIN

Die meisten Kinder mögen keine perfekt gestalteten Spielplätze und -räume, sondern sie gestalten ihre Spielwelten lieber selbst, wissen verwunschene Winkel und fast vergessene Ecken zu schätzen, mögen Vertrautes in ihrem Umfeld und lieben gleichzeitig Neues, Interessantes: Wind, der mal sanft, mal kräftig bläst, Licht, das mal dämmrig, mal hell leuchtet, Temperaturen, die mal niedrig, mal hoch sind, Spielplätze, die mal schattig und mal sonnig sind. Sie schätzen das Hin und Her aus hell und dunkel, trocken und nass, laut und leise, kalt und warm, schnell und langsam ... Abwechslung soll sein.

Das Fragealter

An allem – wirklich allem – sind Kinder in diesem Alter interessiert. Ihr Kind fragt Ihnen Löcher in den Bauch und fängt in aller Früh damit an. Im Fragealter – und das zieht sich hin – will ein Vier- bis Fünfjähriges Wissen ansammeln. Immer mehr Wissen. Immer mehr Zusammenhänge verstehen. Es will hinter die Fassade der Dinge schauen: Was verbirgt sich hinter Wörtern und Sätzen? Jetzt kommen sämtliche Fragewörter zum Einsatz: Warum bleiben die Rotkehlchen im Winter hier? Wozu sind die Schafe da? Warum haben wir Vollmond und Halbmond? Wo steht der kleine Wagen am Himmel? Warum kochst du Kürbissuppe? Wie lebten die Saurier? Warum gibt's Überschwemmungen? Warum blüht der Goldregen in diesem Jahr nicht? Sind die Zebras mit den Pferden verwandt? Versteht ein Vogel, was der andere Vogel sagt? Sind die Babykängurus nachts im Beutel der Mutter? Wozu haben wir die Augen zu, wenn wir nachts schlafen?

DAS ALLGEMEINWISSEN WÄCHST

Mit jeder Antwort, die es bekommt, wird Ihrem Kind die Welt vertrauter. So weiß es im Kindergartenalter längst, dass Parken im Parkhaus Geld kostet. Dass es Handschuhe für die linke und welche für die rechte Hand gibt. Dass es andere Sprachen als seine Muttersprache gibt und so weiter und so weiter. Es blickt messerscharf durch und schaut genau hin: Vier- bis Fünfjährige gehen das Leben offensiv an, lassen sich kein X für ein U vormachen.

DIREKTE, OFFENE FRAGEN

Ein Vier-, Fünfjähriges entwickelt seine eigene Sichtweise auf die Dinge des Lebens, baut sie aus, kann seine Meinung inzwischen klarer in Worte fassen und macht davon gerne Gebrauch:

> »Warum sagst du, dass ich oft mit Bauklötzen spiele? Stimmt nicht. Mit meinem Technikbaukasten spiele ich viel lieber!«
> »Du sagst, ich gehe gerne in den Kindergarten! Tue ich aber nicht.«

Solche Kommentare sind nun möglich, weil Ihr Kind erkennt, was eine eigene Sichtweise überhaupt ist. Daher kann es seine Meinung strukturierter vorbringen. Je älter, je selbstständiger es wird, desto öfter bekommen Sie von ihm zu hören: »Ich sehe das anders!« Kinderfragen gehen jetzt zudem häufiger ans Eingemachte:

> Warum sagst du danke für ein Geschenk, wenn's dir gar nicht gefällt?
> Warum bist du schlecht gelaunt, wenn wir einen Ausflug machen?
> Warum ärgerst du dich, mit mir in der langen Warteschlange zu stehen?

Eine zentrale Übung heißt: Fragen stellen. Antworten kritisch unter die Lupe nehmen. Nur wer seine eigene Sichtweise erkennt und ernst nimmt, kann sich zu einer eigenständigen Person entwickeln. Im Moment finden wichtige Vorübungen statt.

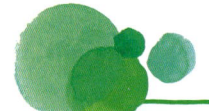

BEGEISTERUNG: MOTOR DER WEITERENTWICKLUNG

Kinder zeigen uns das, was sie produzieren, meist mit viel Schwung und Überzeugung. Kein Wunder, denn oft sind ihre Produkte »ofenfrisch«, gerade erst von ihnen persönlich erfunden:

> die Wolkenkratzersandburg mit eingebautem Kullerrohr,
> die aus Plastikresten, die vom Feuerwerk am See übrig geblieben waren, zusammengeklebte Raketen-Abschussrampe,
> der selbst zusammengerührte Schokopudding,
> das Universum der in vielfältige Tätigkeiten verwickelten Plastikmännchen.

Lassen Sie sich von dieser Freude am eigenen Erfindungsreichtum und an der eigenen Leistungsfähigkeit anstecken. Ermöglichen Sie Ihrem Kind neue Aktivitäten, für die es sich begeistern kann. In der Küche beim Kochen und Backen. Im Garten beim Laubsammeln und Unkrautzupfen. Im Keller beim Werkeln mit Werkzeug. Im Wald beim Tannenzapfen-, Bucheckern- und Eicheln-Suchen, im Park beim Kastanien-, Haselnüsse- und Kleeblätter-Finden. Im Kinderzimmer beim Bauen, Zusammenstecken und Schrauben ...

IM FORSCHUNGSLABOR

Überlegungen anstellen, die entsprechenden Fragen stellen, nach Antworten suchen – das ist das eine. Das andere: Ein Vier-, ein Fünfjähriges forscht intensiv. Wie funktioniert die Pendeluhr im Flur? Wie sieht die Saftmaschine von innen aus? Und wie ist das mit der Spülmaschine? Was nicht niet- und nagelfest ist, wird gerne untersucht, auseinandergenommen und erprobt – jedenfalls häufig. Darauf sollten Sie sich einrichten.

Hat Ihr Kind Lust, ein Haus zu basteln, zeigt sich beim Basteln sein Wissen. Schon lange weiß es, wie eine Schere funktioniert, wozu Klebstoff dient, wie man Pappe knickt und dass am Rand immer etwas überstehen muss zum Kleben, dass ein Haus vier Wände, Türen, Fenster und ein Dach hat und wie man solch ein Gebilde mit Pappstreifen stabilisiert. Im fünften Lebensjahr staunen Sie über die ständig wachsende Experimentierfreude Ihres Kindes. So viel Neugierde, oft auch Ausdauer auf einmal – bewundernswert.

WAS WILL ICH? WAS NICHT?

Wenn es gut drauf ist, nimmt ein Vier-, Fünfjähriges konzentriert eine Menge neuer Informationen auf, unterscheidet sie von früheren Erlebnissen, findet auch Gemeinsamkeiten und stellt Verbindungen her mit gespeicherten Erfahrungen.

Es interpretiert die neuen Zusammenhänge – und damit wächst sein geistiger, sozialer und emotionaler Horizont weiter und weiter. Es lernt durch sein alltägliches Machen und Tun, Raten, Fragen, Beobachten, Entscheiden: Das will ich und jenes nicht. Brauch ich nicht. Will ich nicht. Brauch ich schon. Will ich schon.

Ihr Kind lotet seine Wahrnehmungen und Erfahrungen immer bewusster aus. Gleichzeitig fragt es sich beständig, ohne dass ihm das überhaupt bewusst wird: Entsprechen meine Erlebnisse meinen Erwartungen? Werde ich von anderen wahrgenommen und akzeptiert? Stoße ich auf Verständnis? Komme ich zurecht? Ist das eingetreten, was ich wollte, und ist es genau so, wie ich es wollte? Gerade die Ergebnisse dieser ihm selbst nicht bewussten Selbstbefragungen prägen sich ein, bestimmen seine Gefühle, tragen dazu bei, wie es sich selbst und seine Umwelt erlebt. Sie formen seine Persönlichkeit und seinen Charakter.

Neue Verknüpfungen der Nervenzellen bilden sich im Gehirn vor allem dann, wenn ein Kind von sich aus aktiv wird, »selbstbildend«, »selbstwirksam« so heißen die entsprechenden Begriffe (siehe Seite 81).

Magisch-Mystisches

Im Vorschulalter haben Kinder ein magisch-mystisches Weltbild (Entwicklungspsychologen sprechen vom »magischen Denken«, siehe auch Seite 152) und oft das Bedürfnis, sich jenseits der Wirklichkeit mit Kräften zu umgeben und auseinanderzusetzen, die nicht von dieser Welt sind, nur in ihrer Fantasiewelt leben: mit einer Monstermaus, die zaubern kann. Mit dem goldenen Huhn, das spricht. Mit einem Zwergdrachen, der im Fuchsbau wohnt. Mit einem Riesen, der Bäume ausreißt. Mit einem unsichtbaren Freund, der sie auf Streifzügen begleitet.

Vorschulkinder reden mit Schnecken, als seien sie ihre engsten Freunde.

Diese fantastischen Vorstellungen, Träumereien und Spiele sind Ausdruck einer gesunden Einbildungskraft. Kinder im Vorschulalter denken in Bildern: Sieht die Bettdecke in ihrem unteren Teil nicht aus wie ein Krokodil? Und die Birke im Garten, ähnelt die nicht einem alten, gebeugten Mann? Die Kinder lassen Dinge lebendig werden und geben ihnen eine Seele.

DAS GIBT ES DOCH GAR NICHT, ODER DOCH?

»Mein Kind spricht mit Bauklötzen und schimpft seinen Trinkbecher aus – ist das normal oder zu abgefahren?«

Nicht wenige Eltern reagieren verunsichert auf das magische Denken ihrer Kinder. »Was tun?«

> Lassen Sie sich gemeinsam mit Ihrem Kind auf die Magie von Geschichten ein – ob beim Vorlesen, beim Spielen oder beim Fernsehen. Tauschen Sie sich aus über Ihre Gefühle und Gedanken.

> Beim magischen Zauber stören Mitspieler allerdings auch öfter. Mit ihren imaginären Begleitern wollen Kinder oft gern allein sein.

> Gönnen Sie Ihrem Kind Phasen, in denen es sich langweilt und in den Tag träumt. Aus Tagträumen kann Kreativität erwachsen.

> Nehmen Sie Abstand davon, Ihrem Kind sein magisches Denken ausreden zu wollen. Keine Chance, dagegen anzukommen.

Kinder in dieser Entwicklungsphase sprechen nicht selten mit unsichtbaren Freunden, die sie durch den Alltag begleiten. Das kann Frau Möwe sein oder der dicke Gorilla. Oder eine andere Fantasiefigur, der sie einen Namen geben und die für vieles zuständig ist und für manches verantwortlich gemacht werden kann. Auch für einen zerbrochenen Teller, der ihnen beim Abtrocknen aus der Hand geglitten ist. Gleichzeitig wissen sie in dieser sogenannten »magischen Phase« durchaus, was »echt« und was »unwirklich« ist. Das aber immer ganz genau auseinanderdividieren? Warum denn?

KEINE ANGST VOR DER ANGST

Das Material, die Bilder und Symbole, mit dem sie ihr magisches Denken füttern, finden Vier- bis Fünfjährige zumeist in Märchen, in Bilderbüchern, auch in Computerspielen und im Fernsehen. Und was ist, wenn diese seltsamen Gruselgestalten und Ungeheuer und anderen seltsamen Wesen, die durch Kinderfantasien geistern und über mächtige Kräfte verfügen, Ängste auslösen? Die magisch-mystische Welt gilt als Bereicherung. Kinder brauchen geheimnisvolle Bilder und Geschichten ...

> gerade weil darin ihre Ängste zum Ausdruck kommen. Ängste, die Kinder von Natur aus haben und die in der Regel etwas ganz Normales sind, sagen Fachleute übereinstimmend.

Für Kinder im Kindergarten- und Vorschulalter typisch sind Realängste (zum Beispiel vor der Dunkelheit, vor Abgründen und großen Höhen oder unerklärlichen Geräuschen). Etwas später kommen Sozialängste dazu (zum Beispiel die Angst, von anderen ausgelacht oder in der Gruppe isoliert zu werden). In magischen Bildern thematisieren Kinder, was sie umtreibt. Sie brauchen diese geheimnisvollen Bilder und Geschichten.

> weil ihnen damit das »Baumaterial« angeboten wird, das sie brauchen, um ihre Fantasie weiterzuentwickeln (siehe Seite 152 und Seite 171). Manchmal sind sie wochenlang von einem bestimmten Buch oder einem Bild fasziniert.

VON PURZELBAUM BIS HAMPELMANN

Liebe Mami, am liebsten flitze ich durch die Gegend. Schnell. Schneller. Das ist das Beste! Das ist viel besser als Stillsitzen.

Zu Hause renne ich viel. Springe die Treppe rauf, laufe in der Wohnung erst einmal durch alle Zimmer. Ruhig gehen? Ich renne lieber oder hüpfe. Wenn ich nicht nach draußen kann, springe ich auf dem Sofa herum, bis du rufst: »Hör auf! Unser Sofa hält deine Hüpferei nicht aus!« Was ich mache, wenn ich Ruhe geben soll? Im Sessel hocken und Bilderbuch anschauen? Lieber nicht. Das macht meine Schwester gerne. Ich nicht. Ich werde kribbelig und nörgle bald: »Kann ich im Hof schaukeln?«

Wenn ich in die Schule komme, gehe ich in den Fußballverein. Leider dauert es noch, bis ich zur Schule komme. Ich werde bestimmt ein guter Fußballer. Jede Woche freue ich mich auf den Sportverein. Am Donnerstagnachmittag gehe ich zum Turnen. In der Turnhalle tobe ich gemeinsam mit anderen. Hier dürfen wir rumrasen. Später turnen wir. Die Turnübungen gefallen mir. Fast alle. Wenn Papa frei hat, joggen wir. Manchmal renne ich schneller als er. Danach bin ich fertig und will nicht mehr toben. Dann ruhe ich mich auf dem Sofa aus.

Zu Hause übe ich Purzelbaum. Vorwärts kann ich schon. Rückwärts noch nicht. Mein Opa hat mir erklärt, was eine Kerze ist: auf dem Rücken liegen, dann die Beine zusammen und hoch damit. Meine Kerze sieht wackelig aus. Wenn Opa gute Laune hat, spielen wir »Hampelmann«: Beine grätschen, Arme zur Seite. Beine zusammenschlagen und Arme über dem Kopf. Hüpfen wir länger herum, ist er aus der Puste und ich auch.

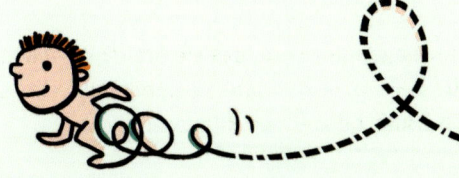

BEWEGUNG MACHT EINEN RIESENSPASS

*Ab durch die Mitte, über Stock und Steine –
kein Berg ist zu steil, kein Klettergerüst zu hoch.
Und auch die Feinmotorik macht große Sprünge.*

Die allermeisten Kinder sind jetzt nach wie vor in ihrem Bewegungsdrang nicht zu bremsen. Sie rennen gerne. Laufen Kurven mit oder ohne ausgebreitete Arme. Tippeln auf Zehenspitzen und staksen auf den Fersen durch die Gegend. Rollen lang ausgestreckt einen Hügel hinunter. Drehen sich ganz schnell im Kreis und wieder zurück – und schütten sich aus vor Lachen, wenn sie sich dann ins Gras fallen lassen und warten, bis das »Drehen« im Kopf aufhört. Ihre überschäumende Lust an der Bewegung beginnt morgens früh und macht oft erst abends Pause.

Auf einem Bein stehen? Kein Problem. Manches Kind kann sogar schon auf einem Bein hüpfen. Rückwärtslaufen. Mit viel Schwung und beiden Füßen zugleich Treppen rauf- und runterspringen. Und klettern? Auch gut. Gleichgewicht und Körperbeherrschung spielen längst mit, im Normalfall jedenfalls.

ENTWICKLUNG UNTERSTÜTZEN

WICHTIG: VIEL BEWEGUNGSFREIHEIT

Kinder brauchen jetzt und später jede Menge Auslauf. Was tun, wenn sie kaum wissen, wohin mit ihrer Energie?

> Auf den Sportplatz, in die Turnhalle, auf den Spielplatz. Toben. Körperbeherrschung lernen.
> Bei Gelegenheit: eine Runde Ballspielen auf der Wiese im Park.
> Mit anderen Sportlern zusammenkommen. Im Sportverein. Beim Karatetraining. Im Schwimmbad …
> Am Wochenende für ein besonders spannendes Bewegungsprogramm sorgen mit Ball-, Reifen-, Ringspielen, Wettläufen, Hindernisläufen, Klettertouren, Springübungen.
> Gemeinsam radeln am Abend, am Wochenende. Am besten auf kleinen Straßen und Wegen mit wenigen Autos.
> Mit anderen zusammen in den Klettergarten und neben Geschick und Körperbeherrschung auch Mut und Selbstvertrauen trainieren.
> Zu Hause zu flotter Musik tanzen und herumspringen, Tänze erfinden.

Früh übt sich

Die ersten Lebensjahre sind prägend, auch was die Entwicklung der Grobmotorik betrifft. Die motorische Entwicklung leidet aber heutzutage oftmals, weil sich viele Kinder zu wenig bewegen.

Die Gründe dafür sind vielfältig, besonders gewichtig sind sicher das Verschwinden von gefahrenarmen Spiel- und Bewegungsräumen und dass Eltern aufgrund beruflicher Belastungen oft weniger Zeit für und Lust auf gemeinsame Aktivitäten haben. Da haben elektronische Medien und der Fernseher leichtes Spiel als »Ersatzbeschäftigungen« der Kinder.

Der Bewegungsmangel habe Folgen, klagen Ärzte und Entwicklungspsychologen. Haltungsschäden und Rückenschmerzen seien vorprogrammiert. Auch Koordinationsprobleme seien an der Tagesordnung, der Gleichgewichtssinn vieler Kinder funktioniere nicht perfekt: Selbst im Grundschulalter könne manch ein Kind noch nicht balancieren, rückwärtsgehen, auf einem Bein hüpfen ... und dieses Manko könne sich auch auf die geistige Leistungsfähigkeit sowie auf das Verhalten generell auswirken.

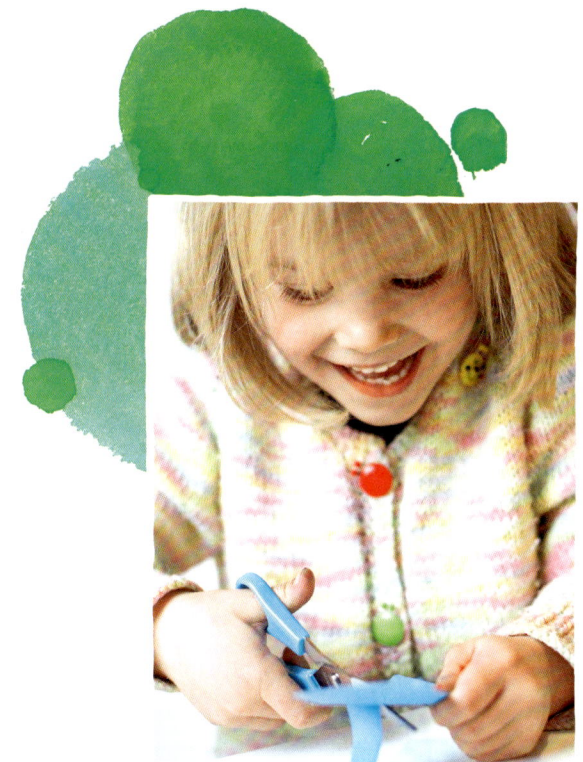

Toll, was so alles entsteht, wenn Ihr Kind mit seinen Händen immer besser umsetzen kann, was ihm im Kopf vorschwebt.

Auch die Hände spielen mit

Die Feinmotorik hat sich ebenfalls enorm weiterentwickelt. Locker und lässig werden jetzt bereits Türme aus mehr als zehn Bauklötzen gebaut und die Türme bleiben sogar stehen – bis sie mit Getöse und Geschrei umgeworfen werden.

Wie geschickt die Hände, wie geschickt die Finger Ihres Kindes inzwischen hantieren, das zeigt sich auch beim Basteln und Malen. Aus Papier einen Hasen ausschneiden oder aus einem gefalteten Papierstreifen eine Männchenkette? Geht. Und Perlen auffädeln – nicht nur ein Geschicklichkeitsspiel, sondern auch eine Geduldsprobe? Auch das ist machbar.

Beim Malen liegt der Stift meistens bereits so in der Hand, wie er liegen soll (im Dreipunktgriff mit dem Zeigefinger, dem Daumen und dem Mittelfinger als Stütze). Und wenn beim selbst gemalten Auto mal die Räder fehlen, werden sie hinterher dazugemalt. Kreise zeichnen ist nämlich ebenfalls kein Problem mehr.

SPIELEN MIT DEN
KINDERGARTENKUMPELN: DER HIT!

Liebe Mami, im Kindergarten spiele ich gerne mit meinen Freunden. Aber nicht alle Kinder dort sind meine Freunde. Nicht mit allen will ich spielen.

Wenn wir im Kindergarten draußen spielen, rennt oft einer zum Klettergerüst, klettert hoch, sitzt oben und brüllt uns an, wir sollen wegbleiben. Seine Freunde dürfen aber mit auf das Gerüst. Die machen immer genau das, was er sagt. Wenn er sagt, sie sind Seeräuber auf einem Segelschiff, ist er der Kapitän und seine Freunde sind Matrosen. Wenn er sagt, sie sind Feuerwehrmänner auf einer Feuerwehr, ist er der Chef und seine Freunde müssen löschen. Irgendwann kommt Marie und sagt: »So geht das nicht!« Sie ist unsere Kindergärtnerin und sagt, warum das so nicht geht. Ich will kein Freund von dem sein und immer nur das tun, was er sagt. Ich gehe lieber zur Schaukel oder zur Wippe. Am liebsten spiele ich mit den kleineren Kindern im Kindergarten. Die mag ich. Wenn wir im Sandkasten sitzen, sage ich meistens, was wir machen. Wir gießen mit der Gießkanne Wasser in den Sand. Wir buddeln Löcher in den Sand. Wir bauen Burgen mit vielen Treppen und Balkons. Die verzieren wir dann mit Steinen. Zum Schluss graben wir noch Tunnels hinein, das ist gar nicht so leicht, weil die Burg dann manchmal einstürzt. Aber wenn es klappt, versuchen wir uns durch den Tunnel die Hand zu geben.

VORURTEILEN DEN WIND AUS DEN SEGELN NEHMEN

Jungen und Mädchen haben ihre Vorstellungen davon, was ein Junge und was ein Mädchen zu tun und zu lassen hat. Wenn Erwachsene althergebrachte Rollenklischees mit Belehrungen knacken wollen wie »Auch Jungen spielen mit Puppen!« oder »Immer dieses Rosa bei Mädchen – das nervt!«, sind sie auf dem Holzweg, denn Kinder wollen sich nicht von ihrer Sichtweise abbringen lassen. In ihrer Welt sind die Jungen eben Jungen und die Mädchen Mädchen. Das vermittelt sowohl Jungen als auch Mädchen ein Gefühl von Identität, von Sicherheit. Ihre Vorurteile dem anderen Geschlecht gegenüber wurzeln tief. Evolutionspsychologen gehen davon aus, dass nicht nur die weitverbreiteten Rollenvorstellungen, sondern auch die genetischen Anlagen dabei eine Rolle spielen. Jedenfalls sind die geschlechtsspezifischen Rollenzuweisungen von Anfang an allgegenwärtig. In den Köpfen der Eltern, in der Kita und im Kindergarten, im Fernsehen und in anderen Medien. Lassen Sie Ihrem Kind seine Sicht. Am wichtigsten ist, dass Sie es in jedem Fall so lieben und akzeptieren, wie es ist. Trösten Sie Ihren Sohn, wenn er weint. Lassen Sie Ihre Tochter wild sein und herumbrüllen. Nehmen Sie aber auch »Mädchen-Rosa« und »Jungs-Kämpfe« gelassen hin. Gehen Sie in Ihrer Partnerschaft fair und respektvoll miteinander um: das beste Vorbild für Ihr Kind.

Mit Jungen spiele ich lieber!

Zusammen spielen macht mehr Spaß als alleine spielen. Ich mag den Kindergarten und ich mag meine Freunde. Am liebsten spiele ich mit Jungen, weil ich auch ein Junge bin. Wenn ich meinen Geburtstag feiere, lade ich nur Jungen ein. Mit Mädchen spiele ich nicht so gerne, weil Mädchen oft weinen und keine Lust auf die Spiele haben, die ich mag. Mädchen sind nicht so spannend wie Jungen, finde ich. Mit meiner Schwester spiele ich gerne. Wenn ihre Freundinnen kommen, bleibe ich aber in meinem Zimmer.

SELBST IST DAS KIND:
ES GEHT SEINEN WEG

Ihr Kind will sein Leben gestalten, möchte es selbst in die Hand nehmen. Selbstständig werden ist ein langfristiger Prozess.

Stark, kompetent, aktiv, flexibel kommt Ihr Kind in seiner Entwicklung weiter, wenn alles gut läuft: Die Fähigkeit, mit anderen in Kontakt zu kommen, wächst. Erste Freundschaften entstehen. Ihr Kind entwickelt Verantwortungsbewusstsein. Nutzt Freiräume. Die Freiräume, die Kinder heute nutzen können, sind allerdings rar geworden. Sie können in der Regel nicht einfach und völlig unkompliziert in die Welt hinausmarschieren, um sich das Leben näher anzuschauen.

> Ein Kind, das auf dem Land aufwächst, verfügt meist über mehr Freiräume als ein Stadtkind, kann nach dem Kindergarten vielleicht in der Nachbarschaft herumtoben, schnell mit Rad oder Roller beim besten Freund vorbeischauen, Katze und Hund besuchen, und das sogar in Eigenregie.

> Wer in der Stadt lebt, kann nicht einfach loslaufen, allein um die Häuser ziehen oder sich in der Nachbarschaft vergnügen: zu gefährlich aus Sicht der meisten Eltern. Das ist heute vielfach die Realität.

Es macht viel mehr Freude, die Welt zusammen mit anderen zu entdecken.

Wie funktioniert das Zusammenleben?

Ihr Kind nimmt bewusster wahr, dass sein Vater anders ist als seine Mutter, der Bruder anders als die Schwester. Es lernt, sich anzupassen oder abzugrenzen, seine Aktivitäten entsprechend zu planen. Wo stehe ich? Was mag ich, was nicht? Mit wem kann ich mehr anfangen? Mit wem weniger?

Die Auseinandersetzung mit den unterschiedlichen Rollen und Positionen trägt dazu bei, dass es eine Ahnung davon bekommt, was Autonomie, was Selbstständigkeit heißen könnte. Es gibt verschiedene Formen von Autonomie, die ein Kind im Laufe seiner Kindheit erobert. Die Entwicklung zieht sich bis ins Jugendalter hin.

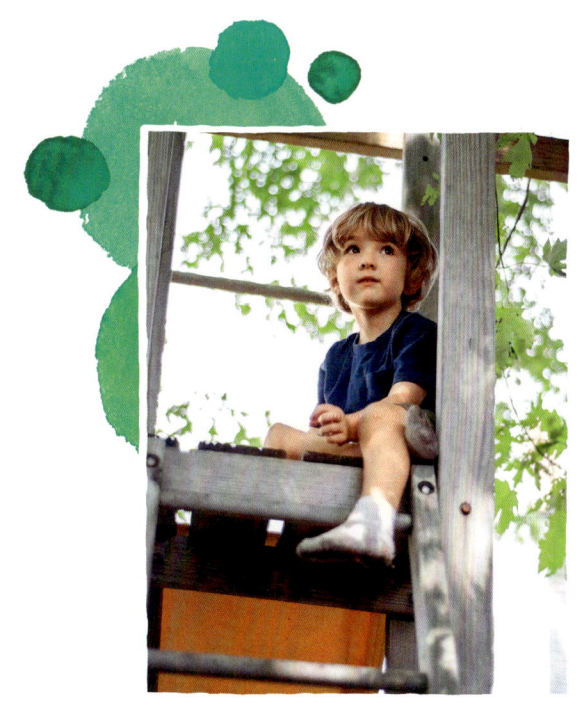

Auch mal alleine sein Ding machen, das ist für Ihr Kind wichtig. Ebenso wie das gemeinsame Weltentdecken.

> **Verhaltensautonomie** bedeutet: Das Kind kann etwas alleine. Schuhe zubinden. Jacke zuknöpfen ...

> **Handlungsautonomie** bedeutet: Das Kind kann eine Handlung planen und selbst immer wieder durchführen, ohne ermahnt zu werden. Zum Beispiel ein Bild malen und seine Sachen danach wieder aufräumen. Den Tisch decken. Später: Hausaufgaben erledigen.

> **Moralische Autonomie:** Das Kind erlebt moralische Wertvorstellungen als verpflichtend und versucht, ihnen zu folgen – aus eigener Motivation: Nicht lügen. Nicht klauen. Nicht schlagen ...

> **Emotionale Autonomie:** Das Kind kann seine Fähigkeiten, seine Emotionen selbst regulieren oder sich Hilfe holen, wenn es sie braucht. Beim Streitschlichten zum Beispiel.

> **Kognitive Autonomie:** Das Kind wird sich zunehmend klar darüber, dass sich seine Weltsicht von der anderer Personen unterscheidet.

In jedem einzelnen der genannten Entwicklungsbereiche wächst es weiter.

Das Ich – manchmal etwas zu dick aufgetragen

Was möchtest du anschauen? Lieber dieses Buch oder lieber jenes? Sollen wir zusammen den Sternenhimmel angucken? Nicht wenige Eltern neigen dazu, eventuelle Wünsche vorwegzunehmen, und überfordern ihr Kind mit allzu üppigen Wahlmöglichkeiten. Die Folge sind anspruchsvolle Kinder, daran gewöhnt, immer und überall die volle Ladung Aufmerksamkeit zu bekommen. Bleibt diese Aufmerksamkeit einmal aus, wird sie massiv eingefordert, denn diese Kinder wissen mit sich allein und ihren Gefühlen oftmals nicht so viel anzufangen. Der Gemeinsinn, den wir mit auf die Welt bringen, entfaltet sich gar nicht erst oder versickert.

Viele sind deshalb schon als Vier-, Fünfjährige unfähig, gemeinsame Pläne zu entwickeln. Hoch im Kurs steht stattdessen: Ich will dies und jenes, am besten alles selber machen. Allein! Ohne andere. Ich will ... Ich kann ... Die Lust auf ein Wir-Gefühl hält sich in Grenzen.

Diese Art von Gemeinsinn erfahren solche Kinder kaum. Dabei fällt es eigentlich nicht schwer, dieses Gefühl zu entwickeln, denn aus den Fähigkeiten, mitzuempfinden mit anderen und sich in ihre Sichtweise hineinzuversetzen, kann fast nebenbei eine soziale Gesinnung entstehen. Allerdings nur dann, wenn es der Erziehung gelingt, den zuweilen stark ausgeprägten Eigensinn eines Kindes in Gemeinsinn umzumünzen: Welche anderen Kinder entsprechen mir und warum ist das so? Mit wem gerate ich aneinander und warum kommt es zu Auseinandersetzungen? Erst in der Kita, später im Kindergarten lernen Kinder, sich auf Gleichaltrige einzulassen oder sich abzugrenzen, wenn es sein muss. Frühzeitig sammeln sie hier grundlegende Erfahrungen im Umgang mit anderen Kindern: wichtige Lektionen im Zusammenleben, die fit für die Schule machen.

Teilen, tauschen, geben und nehmen – Kinder haben normalerweise im Vorschulalter genug Erfahrung und Vertrauen in andere, um sich auf soziales Verhalten einzulassen. Sie wissen längst: Halte ich mich an Abmachungen, tun es vielleicht auch die anderen, und dann werden wir miteinander klarkommen.

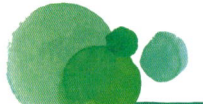

SOZIALES VERHALTEN ÜBEN

Manche Kinder bringen es mit auf die Welt, sind schon als Babys freundlich, zugewandt und bekommen deshalb den Zuspruch, der ihr Verhalten bestätigt. Wie kann man soziales Verhalten fördern? Ihr Kind braucht:

> Vertraute, mit denen es Konflikte besprechen kann. Sicher gebundene Kinder sind dafür eher zu haben als unsicher gebundene (siehe Seite 62).
> positives Feedback, Anerkennung sozialen Verhaltens, Lob.
> neben seiner Mutter und anderen Frauen auch seinen Vater und andere Männer als Vorbilder und Ansprechpartner. Väter dürfen Gefühle zeigen und über Gefühle reden, sollten sich auch für soziale Dinge zuständig fühlen. Jungen und Mädchen brauchen sie als Vorbild.
> Sensibilisierung: Menschen beobachten, Verhaltensweisen anschauen, darüber sprechen, neben den Interessen, Bedürfnissen und Wünschen anderer auch die eigenen sehen und befriedigen.

SELBERMACHEN STEHT
BEI MIR HOCH IM KURS

Liebe Mami, im Kindergarten haben wir heute Spiralnudeln mit Tomatensauce und Petersilie gekocht. Alles selbst gemacht.

Wir haben zusammen gekocht: Nudeln mit Tomatensauce. Jeder hat vorsichtig Nudeln in heißes Wasser geworfen und die Nudeln mit einem Kochlöffel umgerührt, während sie weich wurden. Zwischendurch haben wir manchmal mit dem Kochlöffel eine Nudel aus dem Topf genommen, gepustet und probiert. Vorher haben wir Tomaten in Stückchen geschnitten. Unsere Kindergärtnerin hat Zwiebeln gehackt und in eine Pfanne mit ein bisschen heißem Öl gegeben. »Vorsichtig! Heiß!«, hat sie gesagt, damit wir aufpassen. Unsere Tomatenscheiben haben wir dann zu den Zwiebeln getan. Ich habe Salz dazugegeben und Pfeffer. Die Tomaten mussten auch umgerührt werden, bis sie weich waren und sich aufgelöst haben. Als die Nudeln fertig waren, hat die Kindergärtnerin das Wasser abgegossen. Wir haben die Nudeln auf Teller verteilt und die Tomaten dazugegeben. Dann haben wir Petersilie drübergestreut und alles aufgegessen.

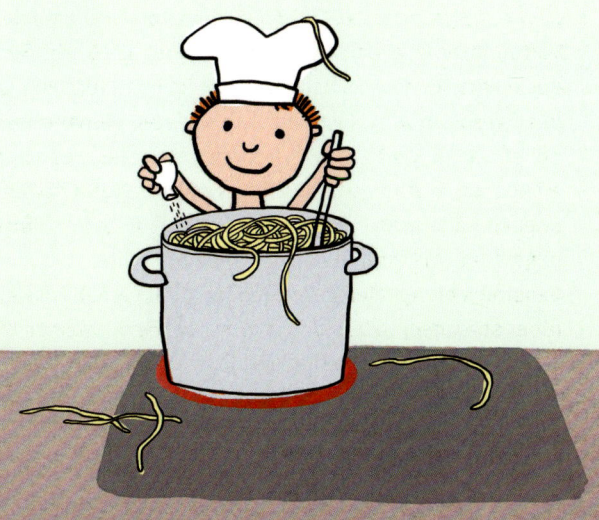

KREATIVITÄT

So können Sie den Ideenreichtum Ihres Kindes fördern und anregen:

> Keine Unterbrechungen beim Spielen, beim Malen, beim Basteln.
> Bieten Sie Ihrem Kind hin und wieder neues Spielmaterial an, aber überschütten Sie es nicht damit.
> Machen Sie zusammen einen Ausflug in den Park, Wald, ins Naturkunde- oder Technikmuseum ... Kreative Kinder brauchen Denkanstöße.

Spiele erfinden – ein tolles Gefühl!

Selbermachen geht auch beim Spielen. Ich habe mir ein Spiel ausgedacht, das ich alleine machen kann oder zusammen mit anderen. Spielst du mit? Ich habe es ausprobiert: Es funktioniert! Ich zeige es dir: Der rote Becher ist der König, der blaue die Königin, der gelbe der Prinz und der grüne die Prinzessin. Wir stellen bunte Plastikbecher auf den glatten Fußboden. Ich zeige dir, wie es geht: Ich stoße den ersten Becher an, dann den zweiten, dritten, vierten Becher. Welcher Becher rutscht am weitesten über den Boden? Wer gewinnt – König, Königin, Prinzessin oder Prinz? Und wer gewinnt bei dir? Vielleicht denke ich mir noch mehr Spiele aus.

Wer ist zuerst im Ziel?

Wettlauf mit Hüpfen. Wir stellen uns am Weg nebeneinander auf und rennen um die Wette über die Wiese, wenn du »los« sagst. Ich will unbedingt gewinnen. Ja klar, die anderen wollen auch gewinnen, aber ich bin schneller als sie. Bei »los« hüpfe ich so schnell, wie ich kann: mit beiden Beinen zugleich. Ich gewinne. Das ist super! Habe ich mir schon gedacht, dass ich schnell bin. Und was sagen die anderen jetzt? Sie wollen noch mal hüpfen und diesmal schneller sein.

SPIELEND FÜRS LEBEN ÜBEN

Spielen soll Spaß machen. Manchmal ist das nicht so einfach, und zwar dann, wenn es ums Gewinnen und Verlieren geht.

Ist freies oder geregeltes Spielen wichtiger für die kindliche Entwicklung? Viele Fachleute plädieren für das freie Spielen. Aber nicht alle sind dieser Meinung. Die Befürworter sagen: Ein Kind braucht Freiräume beim Spielen, um eigene Ideen entwickeln und einbringen zu können: Um das weiterzuentwickeln, was es seit Babyzeiten schätzt: das Gespür seiner Selbstwirksamkeit (siehe Seite 81). Spielt es alleine, übt es zum Beispiel, Aufgaben allein zu lösen und eventuelles Scheitern aufgrund von Nicht-Können zu akzeptieren. Wenn es zusammen mit anderen spielt, kann es lernen, sich mit ihnen zusammenzutun, sich abzustimmen. Sie sehen im freien Spiel einen Motor, der die Entwicklung antreibt: der kreative Kräfte freisetzt, Selbstständigkeit in Gang setzt. Wenn man die Kinder nur lässt, sie nicht drängt und – wie schon gesagt – nicht unter Zeitdruck setzt.

Braucht das Spielen ein Ziel?

Die Skeptiker sagen dagegen: Einfach vor sich hinspielen ist nicht das, was Kinder weiterbringt. Sie weisen darauf hin, dass Kinder nichts dagegen haben, wenn Erwachsene gezielt Ideen einbringen. Im Gegenteil. So staunen sie zum Beispiel, wenn beim Schattenspiel mithilfe von Transparentpapier aus grauen Schatten farbige werden. Alleine darauf kommen? Wohl eher nicht. Sie sagen: Kindern falle weniger ein, als man glaube, wenn man sie einfach machen lässt. Sie seien in diesem Alter kaum fähig, aus dem freien Spiel ihrer Kräfte etwas zu machen, und blieben deshalb beim Spielen oft unter dem Niveau ihrer altersgemäßen Entwicklung. Aus freien Aktivitäten entstehe dann ein eher gelangweiltes Vor-sich-hin-Spielen statt eines Feuerwerks an Kreativität: Beim Spielen mit Wasser und Sand wird stereotyp Kuchen gebacken. Beim Spielen mit Autos werden ebenso stereotyp Autorennen veranstaltet. Machen dagegen Erwachsene mit, vergrößert sich die Chance, dass aus Larifarispielen, gewürzt mit einer Prise Chemie, Mathe und Physik, aufregendere Spiele werden, die Kinder zum Staunen bringen.

BLOSS KEIN ENTWEDER-ODER!

Und was sagen die Kinder zu dieser Debatte? Sie wollen sicherlich kein Entweder-oder, sondern von jedem ein bisschen: mal freies Spiel, mal Spielen nach

Spielregeln. Mal unter sanfter Anleitung von Erwachsenen, mal ohne. Der Mittelweg, eine gute Mischung scheint einmal mehr das Sinnvollste zu sein.

Gut dosierte soziale Unterstützung

Im Bereich der frühkindlichen Bildung haben im vergangenen Jahrzehnt Pädagogen und Entwicklungspsychologen Erziehungsprogramme erarbeitet, in denen unter anderem das Konzept des »Scaffolding« eine wichtige Rolle spielt. Durch das Scaffolding (wörtlich übersetzt: Gerüstbau) oder die soziale Stützung soll Kindern geholfen werden, einen Entwicklungsschritt zu gehen, den sie von sich aus wohl erst etwas später gehen würden. Den Kindern werden dabei nur kleine Tipps oder Hinweise zur Verfügung gestellt, auf die sie von sich aus nicht kommen würden. Ihnen soll dadurch die weitgehend eigenständige Lösung eines Problems ohne direkte Anleitung ermöglicht werden.

OBERBEGRIFFE ALS ANREGUNG

Dafür ein kleines Beispiel: Manchen Kindern im Kindergartenalter gelingt es noch nicht, Gegenstände und Objekte ihrer Wahrnehmungswelt gleichzeitig nach mehr als einem Oberbegriff zu ordnen. Mit den vielen Knöpfen, die sie in Omas Nähkasten finden, beschäftigen sie sich gerne, bilden lange schlangenförmige Gebilde oder ordnen die Knöpfe von sich aus entweder nach der Größe oder nach der Farbe in entsprechende kleine Häufchen. Erst wenn sie direkt aufgefordert werden, jetzt einmal alle kleinen UND weißen Knöpfe für sich und alle großen UND schwarzen Knöpfe für sich auf einen Haufen zu legen, gelingt das den meisten Kindern, zuweilen nach einer kleinen Pause des Nachdenkens. Manche kommen dann auch von sich aus auf die Idee, weitere Häufchen zu bilden mit großen und kleinen (oder mittelgroßen) braunen (oder roten oder blauen) Knöpfen und so weiter.

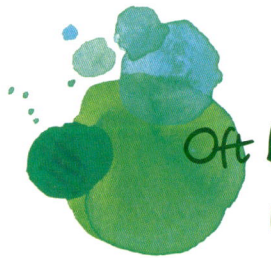

Oft braucht es nur eine kleine Anregung, um Kinder auf große Ideen zu bringen.

Die direkte Aufforderung an sie hat einen (in der Regel dauerhaften) Entwicklungsschub in Gang gebracht, der sie in ihre »Zone der proximalen Entwicklung« überwechseln ließ. Lew Vygotski, ein bekannter russischer Entwicklungspsychologe, dessen Schaffen in der zweiten Hälfte des vergangenen Jahrhunderts in der Fachwelt Aufsehen erregte und dessen Einfluss bis heute anhält, bezeichnete mit dieser Zone den Bereich, der in der individuellen Entwicklung als Nächstes ansteht. Schon zwanzig Jahre früher hatte der Entwicklungspsychologe Jean Piaget von »dosierter Diskrepanz« als pädagogischem Prinzip gesprochen, das er einsetzen wollte, um in Kindern einen kleinen kognitiven Konflikt in Gang zu bringen, den sie schlussendlich aber – eingebaut in ein Überraschungs- oder Aha-Erlebnis – selbstständig erfolgreich lösen konnten.

Wettkämpfe: immer reizvoller

Ehrgeiz, Wettbewerb, Siegen – Wettspiele rücken, neben dem freien Spiel, zunehmend ins Blickfeld Ihres Kindes. Die Frage heißt jetzt: Wer ist der Schnellste, der Cleverste, der Gewinner beim Wettspiel, das jetzt zunehmend ins Blickfeld rückt? Wer schneidet am besten ab? Regelspiele motivieren zum Weitermachen, Durchhalten, Gewinnenwollen. Im Vorschulalter sind neben Computerspielen immer noch Spielklassiker gefragt, wie etwa das unverwüstliche »Mensch ärgere dich nicht« mit leicht verständlichen Regeln. Wettspiele, Gesellschaftsspiele mit Gewinnen und Verlieren – ein Aufbautraining, bei dem Kinder üben, Frust auszuhalten, wenn sie verlieren, nicht aufzutrumpfen beim Gewinnen. Es geht auch um Gefühle: Bin ich neidisch? Kann ich mich mitfreuen, wenn ein anderer gewinnt? Oder platze ich vor Neid wie Rumpelstilzchen?

REGELN EINHALTEN: WICHTIG FÜRS GANZE LEBEN

Regelspiele erinnern an Regelwerke – Abmachungen, Verträge –, mit denen Ihr Kind lebenslang zu tun haben wird. Regeln einhalten: Bei Gesellschaftsspielen und Wettkämpfen bekommt Ihr Kind eine Ahnung davon, was das bedeutet. Ich muss mich beim Spielen an Regeln halten, die anderen müssen das ebenso – ein eindeutiges Gebot bei vielen Spielen. Dieses Muss macht vielen Vier-, Fünfjährigen zu schaffen. Wieso muss ich? Durch Übung wächst nach und nach die Einsicht, dass die Regeln den Reiz an der Sache ausmachen: Alle ordnen sich unter und tun ihr Bestes – ein soziales Lehrstück. Auch dieser Lernprozess ist noch lange nicht abgeschlossen. Manch ein Erwachsener arbeitet noch daran.

Die Schule kommt in Sicht

Langsam lernt Ihr Kind vorauszudenken und entwickelt ein Zeitgefühl, ein Gespür für das, was in der Zukunft geschehen wird. Jetzt ein Lieblingsspiel in vielen Familien: über die Schule reden, die langsam, noch weit entfernt am Horizont, in Sicht kommt – ein Grund zur Vorfreude für neugierige, wissbegierige Kinder im Vorschulalter. Es kommen neue, aufregende Zeiten auf Sie und Ihr Kind zu.

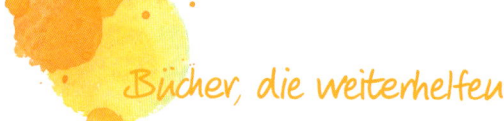

Bücher, die weiterhelfen

WEITERE RATGEBER AUS DEM GRÄFE UND UNZER VERLAG

Bannenberg, Thomas: **Yoga für Kinder** (Übungsbuch mit DVD)

Bohlmann, Sabine: **Die Familienschatzkiste.**

Gebauer-Sesterhenn, Birgit u. a.: **Das große GU Baby-Buch** und **Die ersten 3 Jahre meines Kindes**

Glaser, Ute: **Die Eltern-Trickkiste** und **Noch mehr Ideen aus der Eltern-Trickkiste**

Hüther, Prof. Dr. Gerald/Nitsch, Cornelia: **Wie aus Kindern glückliche Erwachsene werden**

Juul, Jesper: **Vier Werte, die Kinder ein Leben lang tragen**

Kast-Zahn, Annette: **Jedes Kind kann Regeln lernen** und **Gelassen durch die Trotzphase**

Neuberger-Schmidt, Maria: **Kindern liebevoll Grenzen setzen**

Nitsch, Cornelia: **Vornamen**

Nitsch, Cornelia/Hüther, Gerald: **Kinder gezielt fördern**

Pulkkinen, Anne: **PEKiP. Babys spielerisch fördern** und **PEKiP. Die 50 schönsten Spiele**

Richter, Robert/Schäfer, Eberhard: **Das Papa-Handbuch**

Rogge, Jan-Uwe/Bartram, Angelika: **Warum Raben die besseren Eltern sind** und **Wie Sie reden, damit Ihr Kind zuhört & wie Sie zuhören, damit Ihr Kind redet**

Voormann, Christina; Dandekar, Govin: **Babymassage**

BÜCHER ANDERER VERLAGE

Arendt, Helena: **Naturgeschenke: 100 Ideen zum Gestalten mit Kindern;** Haupt

Bruner, Jerome: **Wie das Kind sprechen lernt;** Huber

Eliot, Lise: **Was geht da drinnen vor?** und **Wie verschieden sind sie?;** Berlin Verlag

Faber, Adele/Mazlish, Elaine: **So sag ich's meinem Kind: Wie Kinder Regeln fürs Leben lernen;** Oberstebrink

Gopnik, Alison: **Kleine Philosophen;** Ullstein

Kasten, Prof. Dr. Dr. Hartmut: **0–3 Jahre. Entwicklungspsychologische Grundlagen** und **4–6 Jahre. Entwicklungspsychologische Grundlagen;** Cornelsen

Kohn, Alfie: **Liebe und Eigenständigkeit;** Arbor

Largo, Remo H.: **Babyjahre** und **Kinderjahre;** Piper

Piaget, Jean: **Meine Theorie der geistigen Entwicklung;** Beltz

Pöppel, Ernst/Wagner, Beatrice: **Von Natur aus kreativ;** Hanser

Sarah Wiener Stiftung (Hrsg.) u. a.: **Landschaft schmeckt. Nachhaltig kochen mit Kindern;** Beltz

Sommer, Eva u. a.: **Basteln mit den Allerkleinsten: Kleben, klecksen und gestalten;** Frech

Adressen, die weiterhelfen

FAMILIE UND ERZIEHUNG

Bundeskonferenz für Erziehungsberatung
e. V. Der Fachverband für Erziehungs-,
Familien- und Jugendberatung
Herrnstraße 53, D-90763 Fürth
www.bke.de
*Mit bundesweiter Beratungsstellen-Such-
funktion.*

www.liga-kind.de
*Auf der Website der Deutschen Liga für das
Kind finden Sie zahlreiche Tipps und Infos
rund um Familie und Erziehung.*

www.ane.de
*Der Arbeitskreis Neue Erziehung e. V. unter-
stützt Eltern mit vielen Informationen und
hilfreichen Medien.*

www.familienhandbuch.de
*Tipps und Hilfe in allen Familien- und Erzie-
hungsfragen.*

www.vamv.de
*Im Bundesverband alleinerziehender Mütter
und Väter engagieren sich viele Alleinerzie-
hende. Sie finden hier viele Informationen zu
Steuern, Recht sowie zu familienpolitischen
Aktivitäten.*

www.vorteil-kinderbetreuung.de
*Informationen des Bundesministeriums für
Familie, Senioren, Frauen und Jugend zu
Kinderbetreuung und weiteren Themen.*

Österreich

Österreichische Kinderfreunde
Rauhensteingasse 5, A-1010 Wien
www.kinderfreunde.at

*Größte österreichische Familienorganisation
mit rund 600 Ortsgruppen und Servicestel-
len, bietet viele Infos zu Erziehung und Familienalltag.*

Schweiz

Amt für Jugend und Berufsberatung
Dörflistrasse 120, Postfach, CH- 8090 Zürich
www.lotse.zh.ch
*Infos zu Erziehungs- und Familienthemen,
Veranstaltungskalender nach Gemeinden.*

KREATIV SEIN UND DIE WELT ERFORSCHEN

www.kindermuseum-muenchen.de
*Wechselnde Ausstellungen zum Experimen-
tieren und Staunen.*

www.haus-der-kleinen-forscher.de
*Eine Bildungsinitiative verschiedener For-
schungseinrichtungen und Institutionen mit
einer Fülle erprobten Materials zur Förderung von Kindern.*

www.bzzpeek.com
*Ein schön gemachtes Webprojekt zum Lau-
schen, Lachen und Mitmachen: Kinder aus
aller Welt imitieren hier Tierstimmen, techni-
sche Geräusche und mehr.*

www.il-canto-del-mondo.de
*Netzwerk zur Förderung des Singens im All-
tag für alle Generationen, mit Gruppen vor
Ort in vielen Städten.*

www.lernwelt.at
*Lernen, Entdecken, Gestalten: viele interes-
sante Projekte, Veranstaltungen, Kontakte,
Buchtipps, Interviews …*

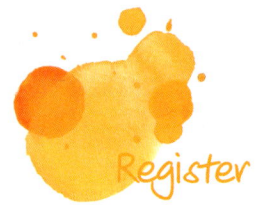

Register

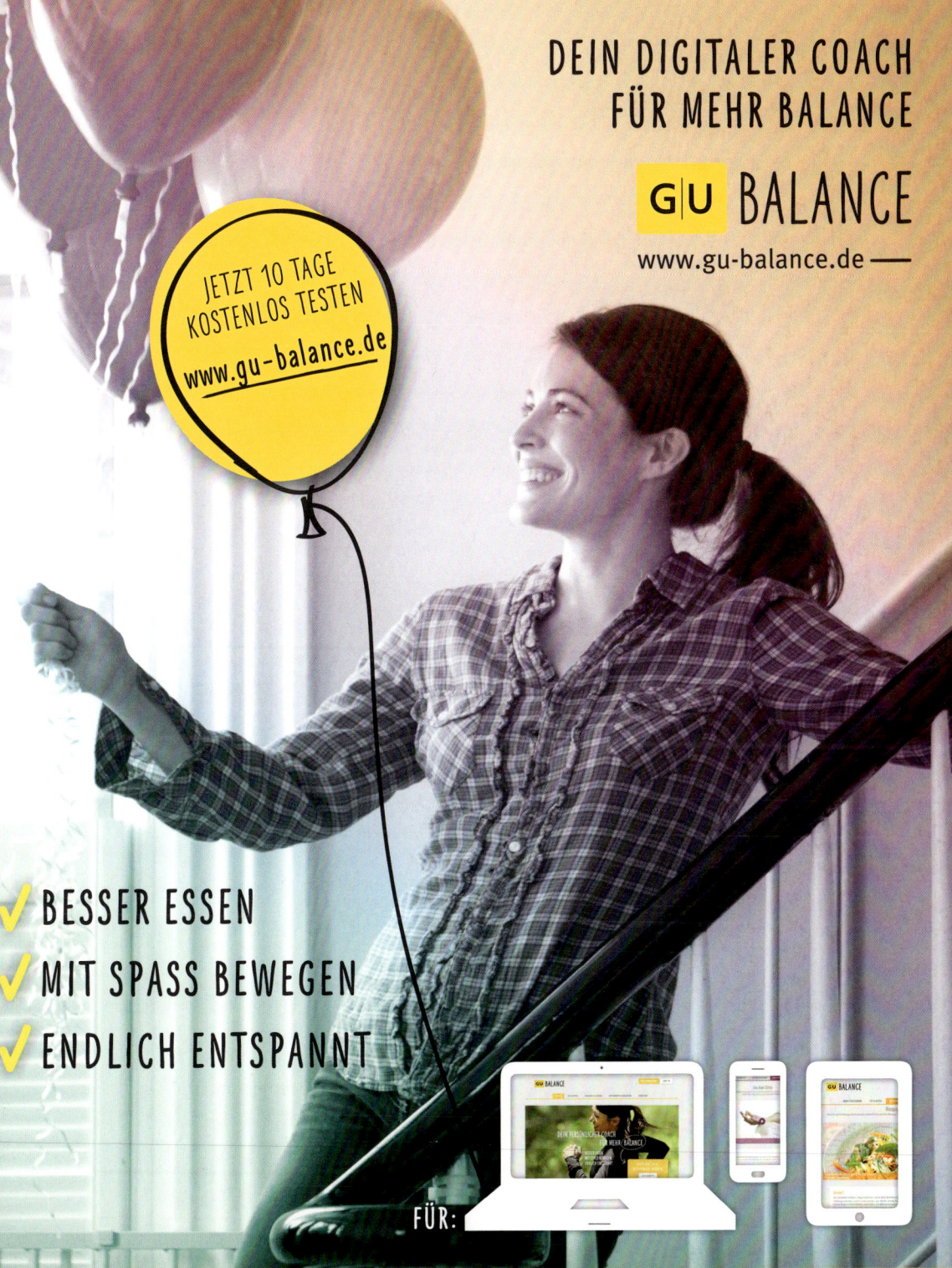

ÜBER DIE AUTOREN

Cornelia Nitsch hat Soziologie studiert und war viele Jahre lang Redakteurin bei verschiedenen Elternzeitschriften. Heute arbeitet sie als freie Journalistin und erfolgreiche Autorin von Elternratgebern.

Prof. Dr. Dr. Hartmut Kasten ist Entwicklungspsychologe, Frühpädagoge und Familienforscher. Er war lange am Staatsinstitut für Frühpädagogik in München tätig, ist inzwischen emeritiert und hat eine außerplanmäßige Professur für Psychologie an der Universität München inne. Professor Kasten hat zahlreiche Fachbücher und Zeitschriftenartikel zu entwicklungspsychologischen Themen veröffentlicht.

IMPRESSUM

© 2014 GRÄFE UND UNZER VERLAG GmbH, München

Projektleitung: Reinhard Brendli
Lektorat: Barbara Kohl
Bildredaktion: Nadia Gasmi

Umschlaggestaltung und Layout: independent Medien-Design, Horst Moser, München
Herstellung: Susanne Mühldorfer
Satz: Cordula Schaaf
Lithos: Longo AG, Bozen
Druck: aprinta, Wemding
Bindung: m.appl, Wemding
ISBN 978-3-8338-3333-5

1. Auflage 2014

www.facebook.com/gu.verlag

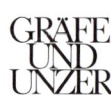

Ein Unternehmen der
GANSKE VERLAGSGRUPPE

Bildnachweis

Illustrationen: Ann-Cathrin Raab (Aquarellflächen: independent Medien-Design)

Fotos: A1 Pix: S. 96, 138; Alimdi: S. 127; Corbis: S. 16, 20, 34, 45, 46, 50; F1 online: S. 6, 30, 53, 61, 148, 159, 164; Fotolia: S. 14, 84; Getty: Cover, S. 120, 142; Glow Images: S. 39; iStockphoto: S. 41; Masterfile: S.87; Mauritius Images: S. 75, 106, 144, 175; Picture Press: S. 76, 110; Plainpicture: S. 4, 25, 90, 132; Shotshop: S. 162; Stocksy: S. 69, 153, 168, 179

Syndication: www.jalag-syndication.de

Umwelthinweis

Dieses Buch ist auf PEFC-zertifiziertem Papier aus nachhaltiger Waldwirtschaft gedruckt.

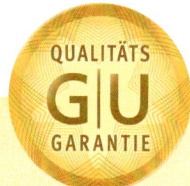

DIE GU-QUALITÄTS-GARANTIE